教育部临床能力认证系列丛书

教育部医学教育临床教学研究中心

中国医学生临床技能操作指南

第 2 版

主　编　陈　红

副主编　朱正纲　肖海鹏
　　　　何庆南　迟宝荣
　　　　贾建国

人民卫生出版社

图书在版编目（CIP）数据

中国医学生临床技能操作指南/陈红主编. —2版. —北京：人民卫生出版社，2014

ISBN 978-7-117-18723-7

I. ①中… II. ①陈… III. ①临床医学 – 指南 IV. ①R4-62

中国版本图书馆 CIP 数据核字（2014）第 040591 号

人卫社官网　www.pmph.com	出版物查询，在线购书	
人卫医学网　www.ipmph.com	医学考试辅导，医学数据库服务，医学教育资源，大众健康资讯	

中国医学生临床技能操作指南
第 2 版

主　　编：陈　红

出版发行：人民卫生出版社（中继线 010-59780011）

地　　址：北京市朝阳区潘家园南里 19 号

邮　　编：100021

E - mail：pmph @ pmph.com

购书热线：010-59787592　010-59787584　010-65264830

印　　刷：中国农业出版社印刷厂

经　　销：新华书店

开　　本：787 × 1092　1/16　　印张：25

字　　数：624 千字

版　　次：2012 年 3 月第 1 版　　2014 年 3 月第 2 版
　　　　　2018 年 9 月第 2 版第 13 次印刷（总第 17 次印刷）

标准书号：ISBN 978-7-117-18723-7/R · 18724

定价(含光盘)：56.00 元

打击盗版举报电话：010-59787491　E-mail：WQ @ pmph.com
　　（凡属印装质量问题请与本社市场营销中心联系退换）

编 委
（以姓氏笔画为序）

王　仲（清华大学北京清华长庚医院）

王　颖（北京大学第一医院）

王子莲（中山大学附属第一医院）

王建六（北京大学人民医院）

王绍武（大连医科大学）

王深明（中山大学附属第一医院）

方小玲（中南大学湘雅二医院）

冯　琪（北京大学第一医院）

朱正纲（上海交通大学医学院附属瑞金医院）

向　阳（北京协和医院）

刘闰男（中国医科大学附属第一医院）

刘培淑（山东大学齐鲁医院）

齐建光（北京大学第一医院）

孙长怡（首都医科大学宣武医院）

杜　鹃（中国医科大学附属盛京医院）

李广平（天津医科大学第二医院）

李海潮（北京大学第一医院）

肖海鹏（中山大学附属第一医院）

吴　燕（北京大学人民医院）

吴丽萍（汕头大学医学院）

吴剑宏（华中科技大学同济医学院附属同
济医院）

邱贵兴（北京协和医院）

何庆南（中南大学）

邹　扬（上海交通大学附属第六人民医院）

迟宝荣（吉林大学）

张大华（北京大学第一医院）

张晓蕊（北京大学人民医院）

陈　红（北京大学人民医院）

陈　勋（中山大学孙逸仙纪念医院）

陈　慧（四川大学华西临床医学院/四川大
学华西妇产儿童医院）

陈永红（北京大学第一医院）

陈仲强（北京大学第三医院）

陈江天（北京大学人民医院）

陈建军（北京大学第一医院）

陈晓理（四川大学华西临床医学院）

林　梅（天津医科大学总医院）

周　晖（中山大学孙逸仙纪念医院）

郑树森（浙江大学医学院附属第一医院）

郝洪升（山东大学齐鲁医院）

侯红瑛（中山大学附属第三医院）

姜冠潮（北京大学人民医院）

姚　强（四川大学华西临床医学院/四川大
学华西妇产儿童医院）

贾建国（首都医科大学宣武医院）

徐　勇（天津医科大学第二医院）

黄晓波（北京大学人民医院）

崔满华（吉林大学第二医院）

鹿　群（北京大学人民医院）

蒋雨平（复旦大学附属华山医院）

曾超美（北京大学人民医院）

熊盛道（华中科技大学同济医学院附属同
济医院）

樊　洁（首都医科大学宣武医院）

魏　来（北京大学人民医院）

魏嘉平（首都医科大学宣武医院）

3

第1版 序 一

　　"医学教育应该培养什么样的人才"、"如何实现医学教育的改革和发展"是当前医学教育的两个重要课题。结合医学教育的办学规律和医学教育国际发展趋势,医学教育人才培养及改革发展的要求已经明确提出,即要大力加强医学人文建设,加强医师职业精神培养;重视实践环节,强化实践能力培养。

　　在当前医疗卫生体制改革的形势下,面对中央的要求、人民的期待和医学发展的新趋势,我们需清醒地认识到中国医学教育还不能完全适应深化医药卫生体制改革的需要。医学教育规模、结构有待优化,医学教育人才培养质量有待提高,尤其是医学生职业素质及实践能力亟须提高。

　　医疗卫生事业关系着人民群众的切身利益,医学人才与人民生命健康息息相关,在我国深化医疗卫生体制改革的艰巨任务中,培养具有高尚职业素质和精湛临床操作技能的优秀医疗卫生人才尤为重要。其中,强化实践能力培养,加强临床技能培训是医疗卫生人才培养的关键和基础,是保证临床医疗质量的根本。为培养合格医学人才,需推进人才培养模式改革,做到德育为先,能力为重。实践教学是保障医学教育质量的重要环节和必要手段,也是当前医学教育人才培养质量的薄弱环节。高等医学教育要深化临床实践教学改革,推进实践教学内容和实践模式的改革,强化实践教学环节,提高医学生临床综合思维能力和解决临床实际问题的能力。精湛的临床实践技能对于成为一名优秀的医生来讲至关重要。一本好的临床技能培训书籍,就如同一名好的指导教师,给予医学生正确的导向。教育部临床能力认证系列丛书《中国医学生临床技能操作指南》,由教育部医学教育临床教学研究中心专家组编写,并且邀请国内知名临床医学专家为其中的内容修订把关。编者们将经典的临床操作与国内外最新临床医疗操作进展相结合,全面详实地整合了涵盖内、外、妇、儿数十种临床操作技能。整本书内容严谨、科学、准确,实用性强,既规范了医学生临床技能操作,又强调了医学生要扎实地掌握基本操作技能。此指南凝集了众多知名医学教授数十载的临床经验和智慧,对探索提高医学生临床实践技能水平的途径和方法具有重大意义,不失为配合我国临床医学教育改革与发展的一本好书。

　　然而,指南的诞生不是最终目的和结果,而是医学教育改革的开始和尝试,是强化医学生临床技能操作理念和实战的先锋。希望以此《中国医学生临床技能操作指南》为契机,进一步加强高等医学教育的临床实践教学工作,创新实践教学体系,进一步推动我国整体医学教学理念、教学方法、教学内容等体系的改革,强化医学生的职业素质、临床实践能力的培养,全面提高医学人才培养质量。

全国人大常委会副委员长

韩启德

二〇一二年二月

医学教育承载着培养高素质、创新型医疗卫生人才的重要使命。随着我国医药卫生事业的不断发展和医药卫生体制改革的不断深入,对高等医学教育体制改革提出了更高的要求。进一步推进医学教育综合改革,全面提高医学教育质量,培养优秀的医疗卫生人才,是医学教育改革发展最核心、最紧迫的任务。

医学教育综合改革要求医学教育工作者深入贯彻落实教育规划纲要精神和医药卫生体制改革意见,遵循医学教育规律,着力于医学教育发展与医药卫生事业发展的紧密结合,着力于人才培养模式和体制机制改革的重点突破,着力于医学生职业道德和临床实践能力的显著提升,全面提高医学人才培养质量。

我们必须认识到,医学教育实践性很强,实践教学是保障医学教育质量的重要环节和必要手段,全面提高医学生的临床操作能力,是我国医药卫生事业发展的基础和教育质量持续改进的生命线。高等医学教育要深化临床实践教学改革,这就要求医学教育工作者在医学教育改革工作中,不仅要注重医学课程体系、教学方法、教学模式等的创新改变,更要注重推进实践教学内容和实践模式的改革,强化实践教学环节,提高医学生的临床综合能力。一名合格的医生,扎实的医学知识和精湛的临床技能是必备的专业修养,是适应现代医学发展所必需的、基本的职业能力。在当前形势下,我国亟需一本能规范指导医学生临床技能操作的教材,教育部临床能力认证系列丛书《中国医学生临床技能操作指南》的面世,很好地填补了目前国内医学教育在这方面的不足,是具有重大改革和创新意义的成果。

教育部临床能力认证系列丛书凝结了我国众多知名临床专家的心血和智慧,将数十年积累的临床操作规范精粹于此。《中国医学生临床技能操作指南》有助于规范医学生的临床操作,提升医学生的临床实践能力,引导医学生将理论学习与临床实践相结合,加强医学生综合素质的培养。此指南承载着专家们对新一代医学生深厚的期望。

《中国医学生临床技能操作指南》的出版是一个信号、一种导向,强调了医学生扎实地掌握基本技能操作是医学教育的核心,进一步强化了临床技能培养在医学教育中的重要地位。指南的编写是规范医学生临床技能的先驱和尝试,是提高医学生临床实践能力和综合素质培养的助推器,为建立标准的临床操作培训体系起到示范的作用。

教育部临床能力认证系列丛书的成功诞生仅仅是一个开始,高等医学教育工作者要以此为起点,不断深入下去,推动医学教育和临床教学的改革,不断提高医学教学质量,提高医学生临床实践工作能力及综合素质,为发展医药卫生事业和提高人民健康水平提供坚实的人才保证。

教育部部长助理
林蕙青
二〇一二年二月

《中国医学生临床技能操作指南》再版前言

　　为了推动高等医学院校临床实践教学改革,建立客观化、规范化临床技能操作质量标准,提高临床医学教育教学质量,培养优秀的医学人才,提升医疗质量,保障医疗安全,教育部医学教育临床教学研究中心于2012年组织全国医学教育领域专家编写了教育部临床能力认证系列丛书之一——《中国医学生临床技能操作指南》。本书可供临床医学专业本科阶段医学生临床见习和临床实习使用,也适用于广大住院医师培训与考核。该书旨在规范医学生的临床技能,使医学生的临床操作行为科学化、规范化、系统化、标准化,使参与临床技能教学的老师能够有章可循、有据可依。本书强调扎实掌握临床基本技能操作是培养医学人才的核心目标,力求确立临床技能培养在高等医学人才教育和培养中的核心地位,建立临床实践教学的示范工程,构建临床技能培养标准化体系,深化临床实践教学改革,推进实践教学内容和实践模式的发展,加强医学生自主学习的能动性,提高医学生临床综合思维能力和解决实际问题的临床操作能力,为我国医疗卫生事业培养高质量的医学人才。本书一经发行即受到全国高等医学院校的普遍欢迎,是全国高等医学院校临床实践教学的标准教材,是教师和医学生的临床培训指南。与此同时,作为全国高等医学院校大学生临床技能竞赛的指定参考用书,在连续四届的全国高等医学院校大学生临床技能竞赛中发挥了核心指导作用。经过两年多的使用,全国各高等医学院校广大师生对本书给予了高度评价,并提出了宝贵的修改意见。为了顺应高等医学院校临床实践教学改革的需要,应广大师生的强烈要求,教育部医学教育临床教学研究中心再次组织全国医学教育领域相关专家,对全书各章节进行了严格的修订并再版。

　　全书仍然保持第1版的编写风格,包括临床基础的60项临床技能,同时结合国内外医学进展,根据我国医学生临床教学要求,适当修改并增减了一些章节,内容科学严谨、重点突出、条理清晰、简明扼要、实用性强,易于学生理解、掌握和应用,便于学生及时查阅。编写中对操作过程中的重点、难点、易混淆处、临床易错处作出重点批注,有画龙点睛的效果,使本书更加贴近临床医学生的思维方式和学习过程。同时配套视听教材,便于师生学习掌握。最后,在此书出版之际,我们对为《中国医学生临床技能操作指南》第1版付出辛勤劳动并做出巨大贡献的全体编委致以衷心的感谢!

陈　红

二〇一四年二月

目 录

第 1 章

胸腔穿刺术（液体）
Thoracentesis

一、目的

1. 诊断作用：抽取少量胸腔内液体标本检测，以明确胸腔积液病因。

2. 治疗作用：抽出胸腔内液体，促进肺复张；胸膜腔内给药，达到治疗作用。

二、适应证

1. 胸腔积液需要明确诊断。

2. 大量胸腔积液产生呼吸困难等压迫症状，抽出液体促进肺复张，缓解症状。

3. 胸膜腔内给药。

三、禁忌证

对有凝血功能障碍或重症血小板减少者应慎用，必要时可补充一定量的凝血因子或血小板，使血液的出凝血功能得到部分纠正后，再行胸腔穿刺。

四、操作前准备

1. 患者准备

（1）测量生命体征（心率、血压、呼吸）。

（2）向患者解释胸腔穿刺的目的、操作过程、可能的风险，确认患者无穿刺禁忌、无利多卡因过敏。

> 术前沟通、确认知情同意很重要。

（3）告知需要配合的事项（操作过程中避免剧烈咳嗽，保持体位，如有头晕、心悸、气促等不适及时报告）。

（4）签署知情同意书。

2. 材料准备

（1）胸腔穿刺包：内含弯盘 2 个、尾部连接乳胶管的 16 号和 18 号胸腔穿刺针各 1 根、中弯止血钳 4 把、孔巾 1 块、巾钳 2 把、棉球 10 个、纱布 2 块、小消毒杯 2 个、标本留置小瓶 5 个。

> 检测穿刺管路的通畅性与气密性。

（2）消毒用品：2.5% 碘酊和 75% 酒精，或 0.5% 碘伏。

（3）麻醉药物:2% 利多卡因 5ml。

（4）其他:5ml 和 50ml 注射器各 1 个、500ml 标本容器 2 个、胶布 1 卷、1000ml 量筒或量杯 1 个、有靠背的座椅 1 个、抢救车 1 个、无菌手套 2 副。

　3. 操作者准备

（1）两人操作。

（2）操作者洗手,戴帽子、口罩和无菌手套;助手协助患者体位摆放,观察穿刺过程中患者情况等。

（3）了解患者病情、穿刺目的、胸片情况。

（4）掌握胸腔穿刺操作相关知识、并发症的诊断与处理。

医护配合,两人操作。

五、操作步骤

　1. 体位:再次确认病变位于左侧还是右侧。常规取直立坐位,上身略前倾,必要时双前臂合抱或将前胸靠在床头桌上,以使肋间隙能够充分暴露(图 1-1)。卧床患者可以采取仰卧高坡卧位,患侧略向健侧转,便于显露穿刺部位。

操作前确认病变位于左侧还是右侧至关重要。

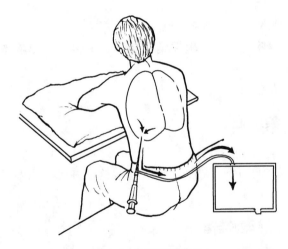

图 1-1　胸腔穿刺体位

　2. 穿刺点选择

（1）穿刺点主要是根据患者胸液的范围而定,常选择腋前线第 5 肋间,腋中线第 6~7 肋间,腋后线第 7~8 肋间,肩胛下角线第 7~8 肋间。穿刺点应避开局部皮肤感染灶。

（2）确定后要标记穿刺点。

（3）一般通过叩诊结合 X 线胸片确定穿刺部位,必要时可通过超声检查来进一步确定穿刺点及穿刺深度,甚至在 B 超引导下完成穿刺。

确定穿刺点的三种方法:
1. 叩诊。
2. 胸片。
3. B 超。

　3. 消毒铺单

（1）准备:术者戴好无菌手套,在两个消毒小杯内分别放入数个棉球,助手协助,分别倒入少量 2.5% 碘酊和 75% 酒精。

（2）消毒:用 2.5% 碘酊以穿刺点为中心,向周边环形扩展消毒至少 15cm;以 75% 酒精脱碘两次,自中心向四周展开。

（3）铺巾:无菌孔巾中心对准穿刺点,上方以胶布或巾钳固定于患者衣服上。

4. 麻醉

（1）准备:5ml 注射器抽取 2% 利多卡因 5ml。

（2）在穿刺点局部皮下注射形成一个皮丘,将注射器垂直于皮肤表面,沿肋骨上缘缓缓刺入。

（3）间断负压回抽,如无液体或鲜血吸出,则注射麻醉药逐层浸润麻醉各层组织,直至胸膜;如有液体吸出,则提示进入胸腔,记录进针长度,作为下一步穿刺大概需要的进针深度;如有鲜血吸出且体外凝集,则提示损伤血管,应拔针、压迫,待平稳后更换穿刺部位或方向再穿（有时患者胸壁或胸膜很厚,5ml 注射器配套的针头长度不够,难以达到胸腔积液的部位,回吸无法吸出液体,需更换较长的胸腔穿刺针,才可达到积液部位,抽得积液）。

5. 穿刺

（1）准备:取尾部连接一个乳胶管的 16 号或 18 号胸腔穿刺针,用止血钳夹闭乳胶管,根据麻醉时记录的进针深度,在穿刺针上估算出穿刺达到此深度后,留在胸部皮肤外的穿刺针长度。

（2）穿刺:沿麻醉区域所在肋间的肋骨上缘,垂直于皮肤,缓缓刺入穿刺针,达到预定穿刺深度或有落空感后,停止穿刺（图 1-2）。

> 也可以用 0.5% 碘伏消毒两次,直径不小于 15cm。

> 也可以利用套管针穿刺,通过三通与引流袋、注射器相连接引流液体（图 1-1）。

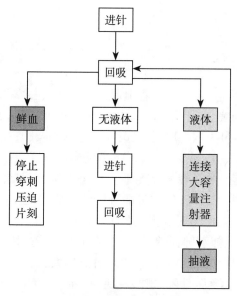

图 1-2　胸腔穿刺流程图

(3) 回吸:用止血钳紧贴皮肤固定穿刺针,将乳胶管连接 50ml 注射器,松开夹闭乳胶管的止血钳,负压回抽注射器,如抽得与局部麻醉过程中颜色一致的液体时,标志穿刺针已进入胸腔。如不成功,适当改变穿刺针的深度与角度,回吸直到有液体吸出为止。

6. 抽液

(1) 当穿刺针回吸到液体后,经穿刺针导管连接 50ml 注射器抽取胸腔积液。第一次抽得的液体应先留取标本,分别装入各个标本小瓶内。

(2) 当每次注射器吸满需排空时,助手需先用止血钳夹闭乳胶管,摘下注射器,排空注射器,再连接乳胶管,打开止血钳,循环操作,抽吸液体。注意各个连接点要连接紧密,防止漏气产生气胸。

(3) 如果是诊断性穿刺,则穿刺抽得 50~100ml 液体,分别装入各个标本小瓶内,即完成操作。如果是治疗性穿刺,则需进一步抽出胸腔内积液,但胸腔积液引流速度不能过快,首次一般不超过 600ml,以后每次引流的液体量应小于 1000ml。

7. 拔针

(1) 拔除穿刺针,局部消毒,压迫片刻,无菌敷料覆盖,胶布固定。

(2) 嘱患者平卧休息,测量生命体征。

8. 穿刺后的观察

(1) 症状上注意:有无气促、胸痛、头晕、心悸、咳泡沫痰。

(2) 体征上注意:有无面色苍白、呼吸音减弱、血压下降。

(3) 必要时可行胸部 X 线检查以评价胸腔残余积液量和排除气胸。

9. 标本处理:记录标本量与性质,将标本分类并标记,然后根据临床需要进行相应检查,如常规、生化、酶学、细菌学及细胞病理学检查等。

六、并发症及处理

1. 胸膜反应:穿刺中患者出现头晕、气促、心悸、面色苍白、血压下降。停止操作,平卧,皮下注射 0.1% 肾上腺素 0.3~0.5ml。

2. 气胸:可由以下原因引起:穿刺过深伤及肺;抽液过程中患者咳嗽,使肺膨胀,被穿刺针刺伤;在更换注射器或拔除穿刺针时气体漏入胸腔。少量气胸观察即可,大量时需要放置闭式引流管。但如患者是机械通气,气胸可能会继续发展,甚至成为张力性气胸,应注意观察,必要时放置胸腔闭式引流管。

3. 复张性肺水肿:胸腔积液引流速度不能过快,每次引流的液体量应小于 1000~1500ml。如果引流量太大,会导致受压肺泡快速复张,引起复张性肺水肿,表现为气促、咳泡沫痰。治疗以限制入量、利尿为主。

操作中患者咳嗽:提示胸腔积液排放到一定程度,肺已开始复张。咳嗽可能会引起穿刺针刺伤肺,进而引起气胸。

避免气胸应注意:

1. 进针不可过深过快。

2. 避免患者剧烈咳嗽。

3. 更换注射器时防止漏气。

4. 腹腔脏器损伤：穿刺部位选择过低，有损伤腹腔脏器的危险，故尽量避免在肩胛下角线第 9 肋间和腋后线第 8 肋间以下进行穿刺。

5. 血胸：一般情况下，穿刺过程中损伤肺、肋间血管多数可以自行止血，不需要特殊处理。但偶有损伤膈肌血管或较大血管、凝血功能差的患者可引起活动性出血，出现低血压、出血性休克，需要输血、输液、闭式引流，甚至开胸探查止血。

6. 其他并发症：包括咳嗽、疼痛、局部皮肤红肿感染，对症处理即可。

七、相关知识

1. 套管针穿刺，引流袋引流液体：本文前部分介绍的是传统的胸腔穿刺方法。目前，也有文献介绍利用套管针、引流管等工具完成胸腔穿刺并抽取液体，有其一定的优势。该方法主要是：三通装置一端连接 50ml 注射器，一端连接套管针，一端连接引流管接引流袋。首先使注射器与套管针相通，保持负压状态穿刺进入胸腔，有液体吸出后停止进针，拔除针芯，手指堵住套管开口，并迅速将三通与此套管口相连接。注射器吸出 50ml 液体送检。转动三通开关，使套管针与引流导管相通，将引流袋放低，利用重力及虹吸作用将胸腔积液缓慢放出。此方法的优点在于利用三通开关装置、重力作用和虹吸原理，自动将液体放出，减少传统抽取胸腔积液时反复连接注射器的操作，减少气胸发生的可能；此外，套管针尖端圆钝，不易划伤肺组织，减少穿刺损伤肺部、引起气胸的可能（图 1-1）。

2. 知识要点：肋间局部解剖：肋间神经、血管位于肋骨下缘，因此，穿刺时应沿肋骨上缘，垂直于皮肤进针，可以避免损伤肋间神经（图 1-3）。

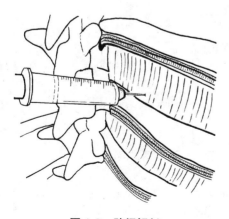

图 1-3　肋间解剖

（大连医科大学　王绍武　李艳霞）

（北京大学人民医院　陈红　陈江天）

参 考 文 献

1. Thomsen TW, DeLaPena J, Setnik GS. Thoracentesis. N Engl J Med, 2006, 355 (15): e16.
2. 医师资格考试指导用书专家编写组. 国家医师资格考试实践技能应试指南(临床执业医师). 北京: 人民卫生出版社, 2011.
3. 中华医学会. 临床诊疗指南·胸外科分册. 北京: 人民卫生出版社, 2009.

测 试 题

1. 下列胸腔积液患者不能立即做胸腔穿刺的临床情况是
   A. 包裹性胸腔积液
   B. 伴有呼吸困难,气促明显
   C. 伴有低热、盗汗,可疑为结核性胸膜炎
   D. 凝血功能差,有出血倾向
   E. 大量胸腔积液

2. 胸腔穿刺进针时应注意
   A. 在肋间进针,垂直于皮肤
   B. 沿肋骨上缘,垂直于皮肤进针
   C. 沿肋骨下缘,垂直于皮肤进针
   D. 在皮下潜行一段距离后再垂直于皮肤进针
   E. 与皮肤成 30°角进针

3. 患者胸腔穿刺顺利,抽出淡黄液体 10ml,突然出现头晕、心悸、面色苍白、出汗,最可能的原因是
   A. 气胸
   B. 血胸
   C. 复张性肺水肿
   D. 胸膜反应
   E. 过敏性休克

4. 胸腔穿刺抽取一定液体后,患者出现持续咳嗽,应该注意
   A. 提示胸腔积液排放到一定程度,肺已开始复张,抽液需要慎重,必要时停止操作
   B. 鼓励咳嗽,以利于进一步排净胸腔积液
   C. 给予镇咳药物,继续抽取液体
   D. 让患者平卧位,继续抽取液体
   E. 提示伤及肺,引起气胸

5. The maximum amount of thoracic liquid can be withdrawn in one time is
   A. 500ml　　B. 1000ml　　C. 2000ml　　D. 3000ml　　E. 5000ml

6. Which patients have high risk of tension pneumothorax during the thoracentesis
   A. patients with severe hemodynamic compromise
   B. patients with severe respiratory compromise
   C. patients receiving mechanical ventilation
   D. patients with small effusions
   E. patients with spontaneous pneumothorax history

7. 患者胸腔穿刺顺利,短时间内抽出淡黄液体 1500ml,胸腔穿刺结束后出现呼吸困难加重、端坐呼吸、发绀、咳粉红色泡沫样痰,最可能的原因是
   A. 气胸
   B. 血胸
   C. 复张性肺水肿
   D. 胸膜反应
   E. 过敏性休克

8. 患者出现胸膜反应,症状较重,关键的处理措施是
   - A. 吸氧
   - B. 利尿
   - C. 糖皮质激素
   - D. 机械通气
   - E. 0.1% 肾上腺素 0.3~0.5ml 皮下注射

9. 以下不属于胸腔穿刺适应证的是
   - A. 低蛋白血症,双侧少量胸腔积液
   - B. 不明原因的胸腔积液
   - C. 大量胸水产生压迫症状
   - D. 恶性胸腔积液,胸腔内注射化疗药
   - E. 包裹性脓胸

10. 关于胸腔穿刺穿刺点的选择,以下正确的是
    - A. 必须由超声定位确定
    - B. 如果穿刺点局部皮肤感染,需要仔细消毒
    - C. 腋后线第 8~9 肋间,确保低位的液体全部引流出来
    - D. 锁骨中线第 2 肋间
    - E. 根据液体部位而定,常选择腋前线第 5 肋间,腋中线第 6~7 肋间,腋后线或肩胛下角线第 7~8 肋间

第 2 章

腰椎穿刺术
Lumbar Puncture

一、目的

常用于检查脑脊液的性质,对诊断脑膜炎、脑炎、脑血管病变、脑瘤、脊髓病变等神经系统疾病有重要意义。也可测定颅内压力以及了解蛛网膜下腔是否阻塞等。有时也用于鞘内注射药物。

二、适应证

1. 在下列情况下需进行脑脊液分析以协助诊断:脑膜炎、脑炎、吉兰 - 巴雷综合征、脊髓炎、蛛网膜下腔出血、淋巴瘤、脑膜转移性肿瘤及其他情况。

2. 脑脊液压力及脑脊液动力学检查。

3. 注射造影剂及药物:脊髓造影时注射造影剂;注射抗肿瘤药、镇痛药及抗生素。

三、禁忌证

明显视盘水肿或有脑疝先兆者禁忌穿刺。

1. 颅内压增高,有脑疝形成的征兆。
2. 穿刺点附近感染。
3. 凝血功能障碍。
4. 休克、衰竭或濒危状态。
5. 后颅窝有占位性病变。

四、操作前准备

1. 患者准备

(1) 向患者交代腰椎穿刺的目的、操作过程和可能的风险。

(2) 检查患者眼底,判断是否存在眼底水肿,查看患者头颅或脊髓的 CT 及 MRI 影像。

术前沟通、确认知情同意。

(3) 签署知情同意书。

2. 材料准备

(1) 消毒腰椎穿刺包:内含弯盘、腰椎穿刺针、洞巾、止血钳、巾钳、小消毒杯、纱布、标本容器。

(2) 无菌手套。

（3）操作盘。

（4）5ml 注射器。

（5）一次性测压管。

（6）2% 利多卡因。

（7）碘伏、纱布、胶布。

3. 核对患者信息。

五、操作步骤

1. 体位：患者侧卧，靠近床沿，头向前胸部屈曲，双手抱膝，使其紧贴腹部。这种体位使脊柱尽量后突以增宽脊椎间隙（图2-1）。对于肥胖、关节炎或脊柱侧弯的患者也可取坐位进行腰椎穿刺。

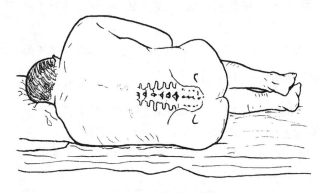

图 2-1 腰椎穿刺体位

2. 确定穿刺点：一般以双侧髂嵴最高点连线与后正中线交汇处为穿刺点（相当于 L3~L4 椎间隙）。有时也可在上一或下一腰椎间隙穿刺。

> 一般以双侧髂嵴最高点连线与后正中线交汇处为穿刺点。

3. 打开腰椎穿刺包，戴上无菌手套，用碘伏消毒穿刺区，覆盖数个椎间隙，盖洞巾。

4. 于 L3~L4 椎间隙皮下注射利多卡因，产生皮丘，然后麻醉深部结构。

> 麻醉也可用普鲁卡因，普鲁卡因需做皮试。

5. 检查腰椎穿刺针有无缺陷。用左手固定穿刺点皮肤，右手持穿刺针，垂直背部刺入皮丘，缓慢推进，穿刺针尾端向患者足侧偏斜 30°~45°。

6. 缓慢进针至蛛网膜下腔。当针头穿过韧带与硬脊膜时，可感到阻力突然消失。没有经验的术者可反复拔出针芯看是否有脑脊液流出。记住：每次推进时先将针芯插入，拔针时可以不必插入针芯。穿刺时腰椎穿刺针的针尖斜面应平行于患者身体长轴，以避免损伤硬脊膜纤维，这样可以减少腰椎穿刺后头痛。

> 穿刺时腰椎穿刺针的针尖斜面应平行于患者身体长轴，以避免损伤硬脊膜纤维，这样可以减少腰椎穿刺后头痛。

7. 如果没有脑脊液流出，可轻轻旋转穿刺针。如仍无脑脊液流出，可注射 1ml 空气，但不要注射盐水或蒸馏水。

8. 脑脊液流出后,接上测压管检测压力。正常初压为 70~180mmH$_2$O(侧卧位),压力增高见于患者紧张、蛛网膜下腔出血、感染、占位性病变,压力减低见于脑脊液循环受阻或穿刺针针头仅部分在蛛网膜下腔。

9. 取脑脊液 2~5ml 送化验,顺序如下:

(1) 第一管进行细菌学检查:革兰染色、真菌染色及真菌培养。

(2) 第二管化验糖及蛋白,如怀疑多发性硬化,可化验寡克隆区带及髓鞘碱性蛋白质。

(3) 第三管进行细胞计数及分类。

(4) 第四管根据患者情况进行特异性化验:如怀疑神经梅毒应检测 VDRL 或 TPPA、RPR;如怀疑结核性脑膜炎或单纯疱疹性脑炎应进行 PCR 检测;如怀疑隐球菌感染,应进行墨汁染色。

10. 拔出穿刺针,干纱布覆盖穿刺点。

11. 嘱患者去枕平卧 4~6 小时,多饮水预防腰椎穿刺后头痛。

六、操作注意事项

1. 严格掌握禁忌证,凡疑有颅内压升高者必须先做眼底检查,如有明显视盘水肿或有脑疝先兆者,禁忌穿刺。

2. 穿刺时患者如出现呼吸、脉搏、面色异常等情况时,立即停止操作,并作相应处理。

3. 鞘内给药时,应先放出等量脑脊液,然后再等量置换药液注入。

七、并发症

1. 腰椎穿刺后头痛:是最常见的腰椎穿刺并发症,见于穿刺后 24 小时。患者卧位时头痛消失,坐位时头痛加剧,多为枕部跳痛,可持续一周。病因可能是穿刺点渗出或脑组织牵拉、移位。腰椎穿刺后嘱患者平卧 6 小时、多饮水,尽量用细的穿刺针,穿刺针的针尖斜面与患者身体长轴平行有助于预防腰椎穿刺后头痛。

2. 马尾及脊髓圆锥损伤:少见。腰椎穿刺中如果突然出现感觉异常(如下肢麻木或疼痛)应立即停止穿刺。

3. 小脑或延髓下疝:腰椎穿刺过程中或穿刺后发生脑疝非常少见,多见于高颅压患者,及早发现则可以治疗。

4. 脑膜炎。

5. 蛛网膜下腔或硬膜下腔出血:见于正在接受抗凝治疗或存在凝血障碍的患者,可导致瘫痪。

八、相关知识

1. 腰椎穿刺的目的:是从蛛网膜下腔获取脑脊液,即从终池

正常侧卧位脑脊液初压为 70~180mmH$_2$O。

腰椎穿刺后头痛:是最常见的腰椎穿刺并发症。

(也称腰池)获取液体。终池是从脊髓圆锥至硬脊膜下端的腔隙,被蛛网膜及其外的硬脊膜包绕,内有终丝及马尾神经根。

2. 常用穿刺点及穿刺所经解剖结构:成人脊髓多终止于 L1~L2 椎间隙水平,儿童脊髓多终止于 L2~L3 椎间隙。腰椎穿刺最常用的穿刺点是 L3~L4 椎间隙。双侧髂嵴上缘连线与后正中线相交处为 L3~L4 椎间隙。自 L3~L4 椎间隙进针,穿刺针依次穿过下列结构:皮肤、脊上韧带、脊间韧带、黄韧带、硬膜外腔、硬脊膜、硬膜下间隙、蛛网膜、蛛网膜下腔。

3. 压腹试验和压颈试验(Queckenstedt test)

(1)压腹试验:腰椎穿刺时,检查者以拳头用力压迫患者腹部,持续 20 秒,脑脊液在测压管中迅速上升;解除压迫后,脑脊液在测压管中迅速下降至原水平,说明穿刺针在穿刺处的蛛网膜下腔。如果压腹试验脑脊液在测压管中液平不上升或上升十分缓慢,说明穿刺针不在蛛网膜下腔。

(2)压颈试验:脊髓病中疑有椎管阻塞时采用。步骤如下:

1)腰椎穿刺成功后,用一血压计气囊缠于患者颈部,接上血压表。

2)先作压腹试验,证明穿刺针在脊髓蛛网膜下腔内。

3)由助手将血压计气囊内压力升至 20mmHg 并维持之。术者从加压起每 5 秒报脑脊液水柱高度数一次,由助手记录,共报 30 秒。然后由助手将气囊内气体放掉,在放气时,仍每 5 秒报水柱高度数一次并记录之。按同样方法,分别将气囊压力升到 40mmHg 及 60mmHg,重复上述步骤,取得 3 组压力变化读数。

(3)压力分析:①椎管通畅时,每次压颈后脑脊液迅速上升,去除颈部压力后脑脊液迅速下降至原来水平的水柱高度;②椎管部分阻塞时,压颈后脑脊液上升缓慢,水柱高度较低,放压后脑脊液下降缓慢,并不能回到原水平的高度数;③椎管完全阻塞时,压颈后脑脊液不上升,但压腹后脑脊液水平仍能上升和下降到原水平。

(复旦大学附属华山医院　蒋雨平　陈嬿)

(北京大学人民医院　郭淮莲　陈红)

参 考 文 献

1. 陈文斌,潘祥林. 诊断学. 第 7 版. 北京:人民卫生出版社,2008.
2. 医师资格考试指导用书专家编写组. 国家医师资格考试实践技能应试指南(临床执业医师). 北京:人民卫生出版社,2011.
3. 陈红,陈江天. 内科常用操作技术手册. 北京:北京大学医学出版社,2005.
4. Greenberg DA, Aminoff MJ, Simon RP. Clinical Neurology. 5th ed. McGram-Hill Inc,2002.
5. Gomella LG, Haist SA. Clinician's pocket reference. 9th ed. McGram-Hill Inc,2001.
6. 史玉泉,周孝达. 实用神经病学. 第 3 版. 上海:上海科学技术出版社,2004:65-68.

7. 贾建平 . 神经病学 . 第 6 版 . 北京 : 人民卫生出版社 , 2008 : 125-126.

测 试 题

1. 不适合行腰椎穿刺的疾病是
   A. 蛛网膜下腔出血　　　　　　　B. 脑膜炎　　　　　　　　　　C. 脑炎
   D. 多发性硬化　　　　　　　　　E. 后颅窝肿瘤

2. 为预防腰椎穿刺后头痛,腰椎穿刺后应嘱患者平卧
   A. 3 小时　　　　B. 1 小时　　　　C. 5 小时　　　　D. 2 小时　　　　E. 6 小时

3. 确诊低颅压的方法是
   A. 脑 MRI　　　　　　　　　　　B. 脑 CT　　　　　　　　　　C. 腰椎穿刺
   D. 经颅超声多普勒　　　　　　　E. 脑电图

4. 正常侧卧位脑脊液初压为
   A. $70\sim180mmH_2O$　　　　　　B. $50\sim150mmH_2O$　　　　C. $100\sim200mmH_2O$
   D. $70\sim170mmH_2O$　　　　　　E. $70\sim180mmHg$

5. 压腹试验中脑脊液在测压管中液平不上升说明
   A. 脑脊液压力升高　　　　　　　B. 脑脊液压力降低　　　　　C. 椎管阻塞
   D. 腰椎穿刺针不在蛛网膜下腔　　E. 腰椎穿刺针不在硬膜下腔

6. 椎管完全阻塞时,以下哪项描述是正确的
   A. 压颈后脑脊液不上升,但压腹后脑脊液水平仍能上升和下降到原水平
   B. 压颈后脑脊液上升,但压腹后脑脊液水平不能上升和下降到原水平
   C. 压颈后脑脊液不上升,压腹后脑脊液水平不能上升和下降到原水平
   D. 压颈后脑脊液上升,但压腹后脑脊液水平仍能上升和下降到原水平
   E. 压颈、压腹后脑脊液水平均上升缓慢

7. 以下哪项疾病不需要进行腰椎穿刺检查
   A. 结核性脑膜炎　　　　　　　　B. 脑膜白血病　　　　　　　C. 重症肌无力
   D. 多发性硬化　　　　　　　　　E. 急性脊髓炎

8. 有助于预防腰椎穿刺后头痛的正确措施是
   A. 腰椎穿刺后头部抬高 45°　　　B. 多饮水
   C. 尽可能用粗的穿刺针　　　　　D. 腰椎穿刺针的针尖斜面垂直于患者躯干的长轴
   E. 以上都正确

9. In normal adult, the lumbar puncture is most often performed at which of the follow interspace
   A. T12~L1　　　B. L1~L2　　　C. L2~L3　　　D. L3~L4　　　E. L4~L5

10. One of the most common complications is which of the follow disease
    A. meningitis　　　　　　　　　B. tonsillar hernia　　　　　C. headache
    D. subarachnoid hemorrhage　　E. impairment of spinal card

第 3 章

骨髓穿刺术
Bone Marrow Puncture

一、目的

1. 诊断作用：通过检查骨髓细胞增生程度、细胞组成及其形态学变化、细胞遗传学检查（染色体）、分子生物学检查（基因）、造血干细胞培养、寄生虫和细菌学检查等协助临床诊断。

2. 治疗作用：观察疗效和判断预后，还可为骨髓移植提供骨髓。

二、适应证

1. 各类血液病的诊断和全身肿瘤性疾病是否有骨髓侵犯或转移。

2. 原因不明的肝、脾、淋巴结肿大及某些发热原因未明者。

3. 某些传染病或寄生虫病需要骨髓细菌培养或涂片寻找病原体，如伤寒杆菌的骨髓培养及骨髓涂片寻找疟原虫和利-杜小体。

4. 诊断某些代谢性疾病，如戈谢（Gaucher）病，只有骨髓找到 Gaucher 细胞，才能最后确定诊断。

5. 观察血液病及其他骨髓侵犯疾病的治疗反应和判断预后。

6. 骨髓移植时采集足量的骨髓。

三、禁忌证

1. 血友病及有严重凝血功能障碍者，当骨髓检查并非唯一确诊手段时，不宜进行此种检查，以免引起局部严重迟发性出血。

2. 骨髓穿刺局部皮肤有感染。

凝血功能障碍是最主要的禁忌，血小板减少不是骨髓穿刺的禁忌。

四、操作前准备

1. 患者准备

（1）怀疑有凝血功能障碍者，在骨髓穿刺前应作凝血功能方面的检查，以决定是否适合作此种检查。

（2）向患者或其家属说明骨髓穿刺的目的、操作过程及可能出现或应注意的问题。

（3）告知需要配合的事项（操作过程中可能会有疼痛等不适，及时报告，穿刺后 3 天内穿刺部位不要着水，并保持清洁等）。

术前沟通、确认知情同意很重要。

（4）让患者或家属签署知情同意书。

2. 材料准备

（1）治疗车：车上载有以下物品：

1）骨髓穿刺包：内含骨髓穿刺针 1 个、无菌盘 1 个、镊子 1 把、孔巾 1 个、纱布 2 块、棉球若干。

2）消毒用品：2.5% 碘酊和 75% 酒精，或 0.5% 碘伏。

3）麻醉药物：2% 利多卡因 5ml。

（2）其他：一次性注射器 2 个（2ml 或 5ml 1 个、10ml 或 20ml 1 个）、无菌手套 2 副、干净玻片 6~8 张和 1 张好的推片、抗凝管数个（其中 1 个为 EDTA 抗凝，用于融合基因检测，其余均为肝素抗凝）。

3. 操作者准备

（1）核对患者信息。

（2）掌握骨髓穿刺操作相关知识，了解患者病情、穿刺目的。

医护配合，两人操作。

（3）需要两个人操作。

（4）操作者摆放好患者体位，选择好穿刺点并标记。

（5）操作者洗手，戴好帽子、口罩。

（6）操作者（也可专有制片助手）应会根据骨髓穿刺目的制作合格而规范的骨髓片。

五、操作步骤

1. 体位：骨髓穿刺的体位因穿刺点的选择部位不同而异。

（1）俯卧位或侧卧位：适于选择髂后上棘穿刺点。

（2）仰卧位：适于选择髂前上棘和胸骨穿刺点。

（3）坐位或侧卧位：适于选择腰椎棘突穿刺点。

2. 穿刺点的选择

（1）髂后上棘穿刺点：位于 L5 和 S1 水平旁开约 3cm 处一圆钝的突起处，此处穿刺容易成功，而且安全，患者也看不到，减少了恐惧感，是最常用的穿刺点。特别是为骨髓移植提供大量骨髓时，常首先将此部位作为穿刺点。

（2）髂前上棘穿刺点：位于髂前上棘后 1~2cm 较平的骨面，此处易于固定，操作方便，无危险性，但骨髓成分次于髂后上棘，也不如髂后上棘容易成功。

再障患者应行胸骨骨髓检查。

（3）胸骨穿刺点：位于第 2 肋间隙胸骨体的中线部位，此处骨髓液含量丰富，当其他部位穿刺失败或仍不能明确诊断时，需做胸骨穿刺（图 3-1）。

（4）腰椎棘突穿刺点：位于腰椎棘突突出处，此处骨髓成分好，但穿刺难度较大，不常用。

（5）穿刺点避开局部皮肤感染灶，确定后要标记穿刺点。

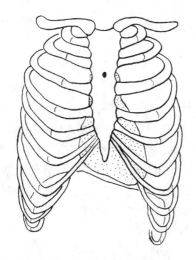

图 3-1　胸骨穿刺部位

3. 消毒铺巾

(1) 准备：操作者戴好无菌手套，在两个消毒小杯内分别放入数个棉球，助手协助，分别倒入少量 2.5% 碘酊和 75% 酒精，或用 0.5% 碘伏溶液。

(2) 消毒：以定位穿刺点为中心，先用 2.5% 碘酊消毒一遍，消毒直径大于 15cm，等待 1 分钟干燥后，再用 75% 酒精以同样方式消毒两遍；也可单用 0.5% 碘伏同样消毒两遍，再戴上无菌手套。

(3) 铺巾：无菌孔巾中心对准穿刺点，当采取坐位或侧卧位时应以胶布固定无菌孔巾于患者衣服上。

4. 麻醉

(1) 准备：2ml 注射器或 5ml 注射器吸入 2% 利多卡因 5ml 左右。

注意药品核对。

麻醉注射前告知患者。

(2) 在穿刺点局部皮下注射形成一个皮丘，将注射器垂直于皮肤表面，缓缓刺入。

(3) 间断负压回抽，如无鲜血吸出，则注射麻醉药，逐层浸润麻醉各层组织，直至骨膜。此时注射器与骨膜垂直，记住注射器针头的进针深度。同时以定位穿刺点为中心，对骨膜进行多点麻醉，以达到麻醉一个面，而非一个点，这样可防止因穿刺点与麻醉点不完全相符而引起的疼痛。

麻醉尤其是骨膜的浸润麻醉，是患者能否配合完成骨髓穿刺操作的关键。

5. 穿刺

(1) 准备：将穿刺针与麻醉的注射器比针，调节穿刺针螺旋，使骨髓穿刺针的固定器固定在比麻醉时注射器针头的进针深度长 0.5~1cm（胸骨穿刺和棘突穿刺时一般固定在距针尖约 1cm 处，髂后和髂前上棘穿刺时一般固定在距针尖约 1.5cm 处）。

(2) 穿刺：髂后和髂前上棘穿刺时，操作者左手拇指和示指固定穿刺部位，右手持骨髓穿刺针与骨面呈垂直方向刺入。当穿刺针针尖接触骨面时，则沿穿刺针的针体长轴左右旋转穿刺针，以

操作过程中不要使骨髓穿刺针摆动过大或强行进针。

缓慢钻刺骨质并向前推进。当突然感到穿刺阻力消失，即有突破感且穿刺针已固定在骨内时，表示穿刺针已进入骨髓腔内。穿刺深度自针尖达骨膜后进入 1cm 左右即可。

> 胸骨较薄，且其后有大血管和心房，穿刺时务必小心。

　　1）胸骨穿刺时，操作者左手拇指和示指固定穿刺部位，右手持穿刺针，将针头斜面朝向髓腔，针尖指向患者头部，与骨面成 70°~80° 角，缓慢左右旋转穿刺针，刺入深度 0.5~1cm，穿刺针固定在骨内即可，一般无突然感到穿刺阻力消失的突破感。

　　2）腰椎棘突穿刺时，操作者左手拇指和示指固定穿刺部位，右手持穿刺针与骨面呈垂直方向刺入，缓慢左右旋转穿刺针，刺入 0.5~1cm，穿刺针固定在骨内即可，一般也无突然感到穿刺阻力消失的突破感。

> 抽吸时出现明显的短暂锐痛，可提前告知患者准备抽吸骨髓。

　　（3）抽吸：拔出穿刺针针芯，放于无菌盘内，接上干燥的 10ml 或 20ml 注射器，当用负压回抽见到注射器内有骨髓液时，标志穿刺已成功。若未能抽出骨髓液，则可能是穿刺的深度或方向不合适，或穿刺针的针尖堵在骨质上，或可能是穿刺针针腔被皮肤和皮下组织块堵塞，此时应重新插上针芯，稍加旋转或再钻入少许，重新接上注射器再行抽吸，即可取得骨髓。若仍抽不出骨髓成分或仅吸出少许稀薄血液，则称为干抽（dry tap），这可能是由于操作者技术欠佳，或由于骨髓纤维化，或由于骨髓成分太多、太黏稠如急性白血病等。若属于操作者技术欠佳，应改换技术操作熟练者，或更换其他部位再穿。若属于后面原因，则应进行骨髓活检。

　　6. 抽取骨髓液

　　（1）当用负压回抽见到注射器内有骨髓液时，若为了骨髓涂片进行常规骨髓细胞学检查，则应该用适当的力量迅速抽取骨髓液约 0.1~0.2ml，即注射器针栓部分见到骨髓液即可。

　　（2）如果需要做骨髓液的其他检查，应在留取骨髓液涂片标本后，再抽取需要量的骨髓液用于骨髓干细胞培养、染色体和融合基因检查、骨髓细胞流式细胞术检查及骨髓液细菌培养等（图 3-2）。

> 此过程动作要迅速，以免骨髓液凝固。

　　7. 制片：取下注射器，插入针芯，迅速将留取在注射器内的骨髓液滴于载玻片上，由操作者或助手用推片粘取少许骨髓液快速涂片 6~8 张（具体制片数量视需要而定）。

　　8. 拔针

　　（1）抽取骨髓液结束，拔除插入针芯的穿刺针。

> 若敷料脏污应及时更换。

　　（2）局部消毒，无菌纱布盖住针孔，按压 1~3 分钟（具体时间视出血情况而定），用胶布固定。

　　（3）嘱患者 3 天内穿刺部位不要着水，并保持清洁。

> 标本应标注姓名、性别、年龄、病历号。

　　9. 标本处理

　　（1）骨髓涂片连同申请单送骨髓检查室。

　　（2）其他骨髓液根据临床需要进行相应检查，如骨髓干细胞

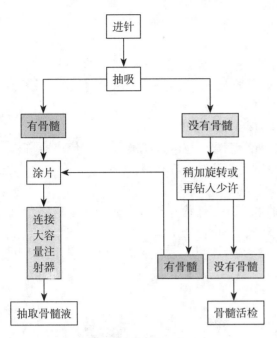

图 3-2　骨髓穿刺流程图

培养、染色体和融合基因检查、骨髓细胞流式细胞术检查及骨髓液细菌培养等。

六、并发症及处理

1. 穿透胸骨内侧骨板,伤及心脏和大血管:很罕见,但非常危险! 这是胸骨穿刺时用力过猛或穿刺过深发生的意外。因此,胸骨穿刺时固定穿刺针长度很重要,一定要固定在距针尖约 1cm 处,缓慢左右旋转骨髓穿刺针刺入,且开始用力一定要轻,特别是对老年骨质疏松者和多发性骨髓瘤患者。初次操作者最好先不从胸骨穿刺开始。

2. 穿刺针被折断在骨内:很罕见,常由于穿刺针针头进入骨质后操作者摆动过大;或在穿刺过程中,由于骨质坚硬而难以达到骨髓腔时,强行进针所致。为了防止穿刺针被折断,穿刺针针头进入骨质后不要摆动过大;穿刺过程中,如果感到骨质坚硬而难以达到骨髓腔时,不可强行进针。若穿刺针被折断在骨内,可请外科处理。

3. 局部皮肤出血和红肿感染:对症处理即可。

七、相关知识

1. 穿刺点局部解剖特点

(1) 髂后上棘穿刺部位骨髓腔大,骨髓量多,穿刺容易成功,特别是为骨髓移植提供大量骨髓时,常首先将此部位作为穿刺点。

（2）髂前上棘穿刺部位易于固定，操作方便，无危险性，但骨髓成分次于髂后上棘。

（3）胸骨穿刺部位骨髓液含量丰富，但胸骨较薄（胸骨外板厚仅 1.33mm，髓腔 7.5mm），其后方为大血管和心脏（图 3-1），穿通胸骨会发生意外。

2. 骨髓穿刺成功的标志

（1）按照骨髓穿刺技术常规操作，顺利完成穿刺。

（2）抽取骨髓液时患者有短暂锐痛。

（3）骨髓液中可见淡黄色骨髓小粒。

（4）骨髓涂片中杆状核与分叶核粒细胞的比例大于血片中杆状核与分叶核粒细胞的比例。

（5）骨髓涂片中可见巨核细胞、浆细胞和网状细胞等骨髓特有的细胞（图 3-3 和图 3-4 均提示为骨髓穿刺成功的骨髓片）。

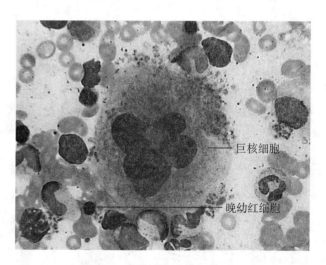

图 3-3　骨髓涂片中见巨核细胞

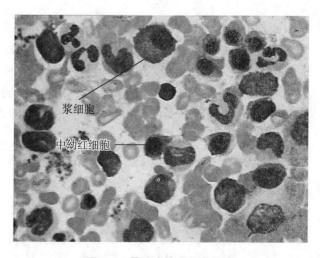

图 3-4　骨髓涂片中见浆细胞

3. 制片技术

(1) 当骨髓液抽取过多可能有血液稀释时,为尽量减少稀释,制片时可采取如下两种措施之一:①将骨髓液迅速滴于倾斜载玻片的上方,任其稀释的血液下流,用上方留下的骨髓液制片;②将骨髓液迅速滴于水平放置的载玻片上,迅速用注射器回吸过多稀释的血液,再用剩余的骨髓液制片。

(2) 合格而规范的骨髓片要求达到有头、体、尾三部分(图 3-5 中有两张骨髓涂片,上面的涂片有明显的头、体、尾三部分,为合格骨髓片;下面的涂片只有头、体,而未推出尾部分,这样势必在相当于尾的部分造成骨髓细胞堆积,染色后难以辨认,为不合格骨髓片),涂片厚薄应适宜,即估计骨髓细胞增生极度活跃时,涂片要薄,增生低下或重度低下时,涂片要厚。

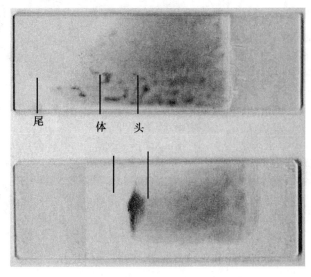

图 3-5 骨髓涂片
上为满意涂片,下为不满意涂片

(北京大学第一医院 王颖 欧晋平)
(北京大学第一医院 马明信)

参 考 文 献

1. 医师资格考试指导用书专家编写组. 国家医师资格考试实践技能应试指南(临床执业医师). 北京:人民卫生出版社,2011.
2. 黄晓军. 血液病学. 北京:人民卫生出版社,2009.
3. 马明信,杨昭徐. 物理诊断学. 第 2 版. 北京:北京大学医学出版社,2010.

测 试 题

1. 下列不属于骨髓穿刺适应证的是

A. 血象异常   B. 发热原因未明

C. 原因不明的肝、脾、淋巴结肿大   D. 原因不明的凝血功能障碍

E. 原因不明的骨痛

2. 骨髓培养能帮助确诊的疾病是

     A. 伤寒   B. 斑疹伤寒   C. 霍乱

     D. 流行性脑脊髓膜炎   E. 流行性出血热

3. 临床上首选的骨髓穿刺部位是

     A. 髂前上棘穿刺点   B. 髂后上棘穿刺点   C. 胸骨穿刺点

     D. 腰椎棘突穿刺点   E. 胫骨前

4. 下列不属于骨髓穿刺成功标志的是

     A. 抽取骨髓液时患者有短暂锐痛

     B. 骨髓液中可见淡黄色骨髓小粒

     C. 骨髓涂片中杆状核与分叶核粒细胞的比例小于血片中杆状核与分叶核粒细胞的比例

     D. 骨髓涂片中可见巨核细胞、浆细胞和网状细胞等骨髓特有的细胞

     E. 穿刺阻力消失,穿刺针固定在骨质内

5. 骨髓增生程度判断是依据

     A. 有核细胞、成熟红细胞   B. 粒系、红系   C. 粒系、成熟红细胞

     D. 有核红细胞、单核细胞   E. 成熟红细胞、有核红细胞

6. 女性,65 岁。常规体检发现脾肋下 5cm;化验:WBC 117×10^9/L,其中中幼粒细胞 5%、晚幼粒细胞 12%、杆状核粒细胞 22%、分叶中性粒细胞 34%、嗜酸性粒细胞 8%、嗜碱性粒细胞 5%、淋巴细胞 14%,Hb 135g/L,PLT 560×10^9/L,NAP(−)。为确定诊断,首选的检查是

     A. 腹部 B 超   B. 腹部 CT   C. 骨髓检查

     D. 肝功能   E. 免疫球蛋白定量

7. The contraindication of bone marrow puncture is

     A. thrombotic thrombocytopenic purpura

     B. idiopathic thrombocytopenic purpura

     C. aplastic anemia

     D. hemophilia

     E. lymphoma

8. The depth of sternal puncture is less then

     A. 1cm   B. 1.2cm   C. 1.5cm   D. 2.0cm   E. 2.5cm

9. The most common cause of dry tap in bone marrow puncture is

     A. polycythemia vera   B. primary myelofibrosis

     C. primary thrombocythemia   D. megaloblastic anemia

     E. aplastic anemia

10. The volume of bone marrow liquid for myelogram is

     A. 0.1~0.2ml   B. 0.2~0.3ml   C. 0.3~0.4ml   D. 0.4~0.5ml   E. 0.5~0.6ml

第 章

腹腔穿刺术

Abdominocentesis

一、目的

用于检查腹腔积液的性质、给药、抽取积液,进行诊断和治疗。

二、适应证

1. 腹腔积液性质不明,协助诊断。
2. 大量腹水引起严重腹胀、胸闷、气促、少尿等症状。
3. 腹腔内注入药物。
4. 腹水回输治疗。
5. 人工气腹。

三、禁忌证

1. 躁动不能合作。
2. 肝性脑病前期(相对禁忌证)及肝性脑病。
3. 电解质严重紊乱。
4. 腹膜炎广泛粘连。
5. 包虫病。
6. 巨大卵巢囊肿。
7. 明显出血倾向。
8. 妊娠中后期。
9. 肠麻痹、腹部胀气明显。

四、操作前准备

1. 患者准备
(1) 签署知情同意书。
(2) 有严重凝血功能障碍者需输血浆或相应凝血因子,纠正后再实施。
(3) 过敏体质者需行利多卡因皮试,阴性者方可实施。
(4) 穿刺前先嘱患者排尿,以免穿刺时损伤膀胱。
2. 材料准备
(1) 腹腔穿刺包:内有弯盘 1 个、止血钳 2 把、组织镊 1 把、消毒碗 1 个、消毒杯 2 个、腹腔穿刺针(针尾连接橡皮管的 8 号或 9 号针头)1 个、无菌洞巾、纱布 2~3 块、棉球、无菌试管数支(留送常规、生化、细菌、病理标本等,必要时加抗凝剂)、5ml、20ml 或 50ml 注射器各 1 个及引流袋(放腹水时准备)(由助手打开包装,术者戴无菌手套后放入穿刺包内)。

(2) 常规消毒治疗盘 1 套:碘酒、酒精、胶布、局部麻醉药(2% 利多卡因 10ml)、无菌手套 2 副。

(3) 其他物品:皮尺、多头腹带、盛腹水的容器、培养瓶(需要做细菌培养时)。如需腹腔内注药,准备所需药物。

3. 操作者准备

(1) 核对患者信息。

(2) 洗手:术者按六步洗手法清洗双手后,准备操作。

(3) 放液前应测量体重、腹围、血压、脉搏和腹部体征。

(4) 根据病情安排适当体位,如坐位、平卧位、半卧位或稍左侧卧位。协助患者暴露腹部,背部铺好腹带(放腹水时)。

五、操作步骤

1. 体检:术前行腹部体格检查,叩诊移动性浊音,再次确认有腹水。

2. 体位:根据病情可选用平卧位、半卧位或稍左侧卧位。

3. 选择适宜的穿刺点

(1) 位置 1:一般取左下腹部脐与左髂前上棘连线中外 1/3 交点处。

(2) 位置 2:取脐与耻骨联合连线中点上方 1.0cm、偏左或偏右 1.5cm 处。

(3) 位置 3:少量腹水患者取侧卧位,取脐水平线与腋前线或腋中线交点。

(4) 包裹性积液需在 B 超定位后穿刺。

4. 消毒:将穿刺部位消毒两次,范围为以穿刺点为中心直径 15cm 的区域,第二次的消毒范围不要超越第一次的范围。戴无菌手套,铺洞巾并使用胶布固定。

5. 麻醉:自皮肤至腹膜壁层用 2% 利多卡因逐层做局部浸润麻醉。先在皮下打皮丘(直径 5~10mm),再沿皮下、肌肉、腹膜等逐层麻醉。

6. 穿刺:术者左手固定穿刺处皮肤,右手持腹腔穿刺针经麻醉路径逐步刺入腹壁,待感到针尖抵抗突然消失时,表示针尖已穿过腹膜壁层,即可抽取和引流腹水。诊断性穿刺可直接用 20ml 或 50ml 无菌注射器和 7 号针头进行穿刺。大量放液时可用针尾连接橡皮管的 8 号或 9 号针头,助手用消毒止血钳固定针尖并夹持橡皮管(一次性腹腔穿刺包的橡皮管末端带有夹子,可代替止

(侧栏)

位置 1 不易损伤腹壁动脉;位置 2 无重要器官且易愈合;位置 3 常用于诊断性穿刺。

麻醉的重点在于皮肤与腹膜。

当患者腹水量大,腹压高时,应采取移行进针的方法(皮肤与腹膜的穿刺点不在同一直线上),以防止穿刺后穿刺点渗液。

血钳来夹持橡皮管)。在放腹水时若流出不畅,可将穿刺针稍作移动或变换体位。

7. 放腹水的速度和量:放腹水的速度不应该过快,以防腹压骤然降低、内脏血管扩张而发生血压下降甚至休克等现象。一般每次放腹水的量不超过 3000~6000ml;肝硬化患者第一次放腹水不要超过 3000ml。

8. 标本的收集:置腹水于消毒试管中以备检验用(抽取的第一管液体应该舍弃)。腹水常规需要 4ml 以上;腹水生化需要 2ml 以上;腹水细菌培养需要在无菌操作下将 5ml 腹水注入细菌培养瓶;腹水病理需收集 250ml 以上。

9. 穿刺点的处理:放液结束后拔出穿刺针,盖上消毒纱布,以手指压迫数分钟,再用胶布固定,并用腹带将腹部包扎。

10. 术后的处理:术中注意观察患者反应,并注意保暖。术后测量患者血压、脉搏,测量腹围。送患者安返病房并交代患者注意事项,术后当天保持穿刺点干燥,嘱患者尽量保持使穿刺点朝上的体位;腹压高的患者在穿刺后需用腹带加压包扎。

11. 术后清洁用品的处理:①穿刺后腹水的处理:腹水消毒保留 30 分钟后,倒入医疗污物渠道;②腹穿针、注射器等锐器须放入医疗锐器收集箱;③其余物品投入医疗废物垃圾袋。

六、并发症及处理

1. 肝性脑病和电解质紊乱
(1) 术前了解患者有无穿刺的禁忌证。
(2) 放液速度不宜过快,放液量要控制,一次不要超过 3000ml。
(3) 出现症状时停止抽液,按照肝性脑病处理,并维持酸碱、电解质平衡。

2. 出血、损伤周围脏器
(1) 术前要复核患者的凝血功能。
(2) 操作动作规范、轻柔,熟悉穿刺点,避开腹部血管。

3. 感染
(1) 严格按照腹腔穿刺的无菌操作。
(2) 感染发生后根据病情适当应用抗生素。

4. 休克
(1) 注意控制放液的速度。
(2) 立即停止操作,进行适当处理(如补液、吸氧、使用肾上腺素等)。

5. 麻醉意外
(1) 术前要详细询问患者的药物过敏史,特别是麻醉药。
(2) 如若使用普鲁卡因麻醉,术前应该做皮试。
(3) 手术时应该备好肾上腺素等抢救药物。

在维持大量静脉输入白蛋白(6~8g/L 腹水)的基础上,也可大量放液,可于 1~2 小时内排出腹水 4000~6000ml,甚至放尽。如为血性腹水,仅留取标本送检,不宜放液。

如遇穿刺孔继续有腹水渗漏时,可用蝶形胶布或涂上火棉胶封闭。

主要表现:头晕、恶心、心悸、气促、脉快、面色苍白,由于腹膜反应或腹压骤然降低、内脏血管扩张而发生血压下降甚至休克等现象所致。

七、相关知识

漏出液和渗出液的鉴别点总结于表 4-1。

表 4-1　漏出液和渗出液的鉴别

类别	漏出液	渗出液
原因	门脉高压、低蛋白血症等非炎症原因所致	炎症、肿瘤或物理、化学刺激
外观	淡黄,透明或微浊	黄色、血色、脓性或乳糜性
比重	<1.018	>1.018
凝固性	不易凝固	易凝固
蛋白定量	<25g/L	>30g/L
糖定量	近似血糖水平	多低于血糖水平
李凡他试验(黏蛋白定性试验)	阴性	阳性
蛋白电泳	以白蛋白为主,球蛋白比例低于血浆	电泳图谱近似血浆
细胞总数	$<100 \times 10^6$/L	$>500 \times 10^6$/L
细胞分类	多以淋巴细胞或间皮细胞为主	急性感染多以中性粒细胞为主;慢性感染多以淋巴细胞为主

（吉林大学　迟宝荣　陈玉国）

参 考 文 献

1. 医师资格考试指导用书专家编写组 . 国家医师资格考试实践技能应试指南(临床执业医师). 北京:人民卫生出版社,2011.

2. 欧阳钦 . 临床诊断学 . 第 2 版 . 北京:人民卫生出版社,2010.

3. Iribhogbe PE,Okolo CJ. Management of splenic injuries in a university teaching hospital in Nigeria. West Afr J Med,2009,28(5):308-312.

测 试 题

1. 下列哪项不是腹腔穿刺术适应证
   A. 大量腹水引起严重胸闷、气促、少尿等症状,患者难以忍受时
   B. 腹腔内注入药物,以协助治疗疾病
   C. 进行诊断性穿刺,以明确腹腔内有无积脓、积血
   D. 结核性腹膜炎广泛粘连
   E. 抽取腹水明确腹水性质

2. 腹腔穿刺术穿刺点的选择不正确的是
   A. 一般取左下腹部脐与左髂前上棘连线的中外 1/3 交点处,此处不易损伤腹壁动脉
   B. 取脐与耻骨联合连线中点上方 1.0cm、偏左或偏右 1.5cm 处,此处无重要器官且易愈合
   C. 少量腹水患者取侧卧位,取脐水平线与腋前线或腋中线交点,常用于诊断性穿刺
   D. 包裹性积液不需在 B 超指导下定位穿刺
   E. 腹壁手术瘢痕周围 2cm 内不宜穿刺

3. 以下哪项不是腹腔穿刺术的禁忌证
   A. 妊娠中后期   B. 肝硬化腹水   C. 肝性脑病先兆
   D. 电解质严重紊乱,如低钾血症   E. 巨大卵巢囊肿

4. The following complications of abdominocentesis, which one is not correct
   A. hepatic encephalopathy   B. bleeding   C. pleural reaction
   D. infection   E. electrolyte disorder

5. There is a patient who has liver cirrhosis needs to release ascites, the amount for the first time should not exceed
   A. 1000ml   B. 2000ml   C. 3000ml   D. 4000ml   E. 5000ml

6. 患者行腹腔穿刺术时出现腹膜反应,不包括以下哪项临床表现
   A. 头晕   B. 心悸   C. 面色苍白   D. 气促   E. 双下肢麻木

7. 患者行腹腔穿刺术出现腹膜反应时,以下哪项处置措施不正确
   A. 补液   B. 吸氧   C. 继续穿刺
   D. 使用肾上腺素   E. 测量血压

8. 以下哪项不是行腹腔穿刺术的目的
   A. 检查腹腔积液性质   B. 给药   C. 抽取积液
   D. 检验腹壁血管走行   E. 进行诊断和治疗疾病

9. 患者行腹腔穿刺术前需做术前准备,其中不包括哪一项
   A. 穿刺前先嘱患者多饮水   B. 签署知情同意书
   C. 行局部麻醉药皮试   D. 穿刺前先嘱患者排尿
   E. 检查患者凝血功能

10. 关于腹腔穿刺术的注意事项,以下哪一项不正确
    A. 术前要详细询问患者的药物过敏史
    B. 放腹水的速度应尽量快
    C. 术中注意观察患者反应,并注意保暖
    D. 术前测量患者血压、脉搏、腹围
    E. 术后测量患者血压、脉搏、腹围

第 **5** 章

三腔二囊管
Sengstaken-Blakemore Tube

一、目的

1. 用于食管胃底静脉曲张破裂出血的局部压迫止血。
2. 抽吸胃内积液（血）、积气，减轻胃扩张。

二、适应证

适用于一般止血措施难以控制的门静脉高压合并食管胃底静脉曲张破裂出血。

1. 经输血、补液、药物治疗难以控制的出血。
2. 手术后，内镜下注射硬化剂或套扎术后再出血，一般止血治疗无效。
3. 内镜下紧急止血操作失败，或无紧急手术、内镜下行硬化剂注射或套扎术的条件。

三、禁忌证

1. 病情垂危或躁动不合作。
2. 咽喉食管肿瘤病变或曾经手术。
3. 胸腹主动脉瘤。
4. 严重冠心病、高血压。

四、操作前准备

1. 患者准备

（1）测量生命体征（脉搏、血压、呼吸），评价意识状态。

检查有无鼻息肉、鼻甲肥厚和鼻中隔偏曲，选择鼻腔较大侧插管，清除鼻腔内的结痂及分泌物。 ▶ （2）向患者解释进行三腔二囊管插管操作的目的、操作过程、可能的风险。

（3）告知需要配合的事项（操作过程中应配合进行吞咽动作，保持平卧或侧卧位，若出现呕血时，将头偏向一侧，尽量将口中血液吐出，防止发生窒息，如有头晕、心悸、气促等不适及时报告）。

交代病情，签署知情同意书。 ▶ （4）签署知情同意书。

2. 材料准备

（1）治疗车：车上载有以下物品：

1）三腔二囊管(图 5-1)：检查两个气囊是否漏气，导管腔是否通畅，气囊胶皮是否老化。分别标记出三个腔的通道。进行长度标记。测试气囊的注气量(一般胃气囊注气 200~300ml，食管气囊注气 100~150ml，并测量压力)，要求注气后气囊有足够大小，外观匀称。

插入长度自二囊衔接处标记 55cm(或自始端标记 65cm)。

检查两个气囊是否漏气很重要。

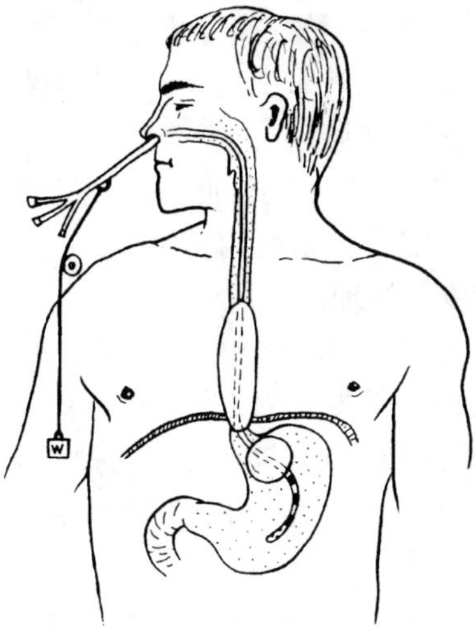

图 5-1　三腔二囊管示意图

2）辅助用品：血压表、听诊器、电筒、压舌板。

（2）其他：50ml 注射器 2 个、止血钳 3 把、镊子 2 个、治疗碗 2 个、手套、无菌纱布、液状石蜡、0.5kg 沙袋(或盐水瓶)、绷带、宽胶布、棉签、治疗巾若干、冰冻生理盐水。

3. 操作者准备

（1）需要两个人操作，注意无菌。

（2）核对患者信息。

（3）操作者洗手，助手协助判断三腔二囊管是否进入患者胃内，观察操作过程中患者情况等。

（4）了解患者病情及三腔二囊管操作的目的。

（5）掌握三腔二囊管操作相关并发症的诊断与处理。

3 个止血钳分别封闭 3 个管口，2 个注射器分干、湿使用(胃管及充气)，2 个治疗碗分别盛放液状石蜡和水。

医护配合，两人操作。

五、操作步骤

1. 体位：患者取平卧位、头偏向一侧或取侧卧位。

2. 润滑

（1）将三腔二囊管的前 50~60cm(大约从管前段、气囊段至患者鼻腔段)涂以液状石蜡，用注射器抽尽囊内残气后夹闭导管。

（2）铺放治疗巾，润滑鼻孔。

3. 插管

（1）将三腔二囊管经润滑鼻孔插入，入管约 12~15cm 检查口

以利于吸尽咽喉部分泌物，防止吸入性肺炎。

腔以防反折;达咽喉部时嘱患者做吞咽动作,注意勿插入气道。

（2）当插至 65cm 处或抽吸胃管有胃内容物时,表示管头端已达胃内。

4. 胃囊注气

（1）用 50ml 注射器向胃气囊内注入 250~300ml 空气,使胃气囊膨胀。用血压计测定囊内压力,使压力保持在 40mmHg。

（2）用止血钳将胃气囊的管口夹住,以防气体外漏。

确定插入胃内的三种方法:

1. 回抽胃管有无胃内容物。

2. 快速注入气体 50ml,用听诊器听诊是否存在气过水音。

3. 置胃管口于水中,若有气泡缓缓逸出,可能错入气管。

（3）将三腔二囊管向外牵引,使已膨胀的胃气囊压在胃底部,牵引时感到有中等阻力感为止。

（4）用宽胶布将三腔二囊管固定于患者的面部或用 0.5kg 的沙袋拉于床前的牵引架上(最好用滑轮)。

5. 抽胃内容物及护理

（1）用注射器经胃管吸出全部胃内容物后,将胃管连接于胃肠减压器上,可自减压器中了解止血是否有效。

（2）也可以每隔 15~30 分钟用注射器抽一次胃液,每次抽净,以了解出血是否停止,如减压器内引流液或抽出胃液无血迹、色淡黄,表示压迫止血有效。

（3）每隔 12~24 小时放气 15~30 分钟,避免压迫过久引起黏膜糜烂。

一般情况下,仅用胃囊即可达到止血目的。若效果不佳,可向食管囊注气。

6. 食管气囊注气(胃囊注气后仍有出血时)

（1）向食管气囊内注入 100~150ml 空气,气囊压迫食管下段 1/3 部位。

（2）测气囊压力保持在 35~45mmHg 为宜,具体囊内压力大小可根据实际需要来调整,管口用止血钳夹住。

（3）每隔 8~12 小时放气 30~60 分钟,避免压迫过久引起黏膜糜烂。

7. 拔管

（1）出血停止后 24 小时,先放出食管囊气体,然后放松牵引,再放出胃囊气体,继续观察有无出血。

（2）观察 24 小时仍无出血者,即可考虑拔出三腔二囊管。

（3）首先口服液状石蜡 20~30ml,抽尽食管囊及胃囊气体,然后缓缓拔出三腔二囊管。

（4）观察囊壁上的血迹,以了解出血的大概部位。

六、并发症及处理

1. 鼻咽部和食管黏膜损伤、狭窄乃至梗阻:由于大出血时烦躁不安,治疗不合作,食管处于痉挛状态中,术者强行插管,损伤食管黏膜、黏膜下层甚至肌层组织,造成瘢痕狭窄。在短期内反复多次插管,食管在原已狭窄的基础上更易损伤。食管囊和胃囊同时注气加压,食管囊对食管的压迫可引起组织水肿、炎症,甚至坏死,严重者也可造成食管瘢痕狭窄。为了防止上述并发症,三腔二囊管外应充分涂抹液状石蜡后慢慢送入,术者动作要轻柔、熟练,三腔二囊管放置妥当后,牵拉方向要与鼻孔成一直线,定时(12~24 小时)放气,每次充气前必须吞入液状石蜡 15ml,以润滑食管黏膜,防止囊壁与黏膜粘连。拔管后应仔细检查鼻腔黏膜,如有破损、炎症等情况应及时处理,以免发生瘢痕狭窄。

2. 心动过缓:由于膨胀的气囊压迫胃底,导致迷走神经张力突然升高所致。应立即抽出胃囊内气体并吸氧,上述症状即可消失。此外,避免牵引物过重,使贲门、膈肌过度牵拉上提,顶压心尖导致心律失常。成人牵引持重 400~500g 较为安全。

3. 呼吸困难:发生呼吸困难的主要原因是插管时三腔二囊管未完全通过贲门,使胃囊嵌顿于贲门口或食管下端即予充气;其次多由于气囊漏气后,致牵拉脱出阻塞喉部,出现呼吸困难甚至窒息。因此,插管前要按照插胃管法量好长度,在管上做好标记,插管时尽量将置管长度超过标记处,将胃囊充气再慢慢往后拉,直到有阻力感为止。如为插管深度不够出现呼吸困难,立即将气囊放气;如为胃囊破裂或漏气导致的食管囊压迫咽喉部或气管引起的窒息,立即剪断导管,放尽囊内气体拔管,解除堵塞。如病情需要,可更换三腔二囊管重新插入。如为胃囊充气不足引起的三腔二囊管外滑,致使食管囊压迫咽喉部或气管,应将囊内气体放尽,将管送入胃内,长度超过管身标记处,再重新充气。

4. 食管穿孔:引起食管穿孔的主要原因是患者不合作、操作者插管操作用力不当或粗暴,导致食管穿孔;食管静脉曲张破裂出血患者的食管黏膜对缺氧、缺血的耐受力明显降低,使用三腔二囊管压迫时间过长、压力过大易造成食管黏膜缺血、坏死、穿孔。操作时动作应轻柔、敏捷,避免过度刺激。在三腔二囊管压迫初期,持续 12~24 小时放气一次,时间 15~30 分钟,牵引重量为 0.5kg 左右。

七、相关知识

1. 做好插管前患者的心理指导可提高插管成功率:插管前做好患者的心理指导,可缓解其紧张、恐惧的心理,讲解置管对于治疗该病的重要性,可让患者冷静面对该项操作,并且按照操作者的嘱咐主动配合好整个插管过程,使插管中可能出现的症状降到最低。

2. 取左侧卧位插管优于平卧位插管:取左侧卧位,头稍向前屈的体位,喉头位置向左前移位,左侧的会厌襞呈"水平位",掩盖左侧梨状窝,右侧会厌襞呈"直立位",右侧梨状窝变平坦,这样易使管道顺右侧梨状窝进入食管内。而且侧卧位可防止呕吐时呕吐物吸入气管内发生窒息。另外,取左侧卧位时,由于重力作用,

注意事项:

1. 插管时应将气囊内空气抽尽,插管能浅勿深,先向胃囊注气,然后再向食管囊注气。

2. 胃囊充气不够、牵拉不紧,是压迫止血失败的常见原因,如胃囊充气量不足且牵拉过猛,可使胃囊进入食管下段,挤压心脏,甚至将胃囊拉至喉部,引起窒息。

3. 每 12~24 小时放气一次,并将三腔二囊管向胃内送少许,以减轻胃底部压力,改善局部黏膜血循环。减压后定时抽取胃内容物观察是否再出血。

4. 气囊压迫一般为 3~4 天,如继续出血可适当延长。出血停止12~24 小时后,放气再观察 12~24 小时,如无出血可拔管。

5. 拔管时尽量将两气囊内的气体抽出,先服液状石蜡 20~30ml,然后拔管。

胃内的积血积存于胃大弯侧,减少了呕血量。

3. 液状石蜡的有效应用:使用足量的液状石蜡润滑管腔表面可降低插管阻力,减少黏膜损害。

4. 插管至咽喉部后继续嘱患者做吞咽动作可减少呕吐:三腔二囊管过了咽喉部以后,仍嘱患者做吞咽动作,每吞咽一次就顺势将三腔二囊管往下送一次,这样同样减轻了对咽喉部的刺激。

5. 三腔二囊管的术后效果及临床应用现状:三腔二囊管压迫止血可使 80% 的食管胃底静脉曲张出血得到控制,但拔管后约一半的患者可再次出血,且有可能并发呼吸道感染、食管溃疡等严重并发症。因此,目前仅限于在药物和内镜治疗不能控制出血的情况下,为抢救生命、争取时间而使用。

(吉林大学　迟宝荣　陈玉国)

参 考 文 献

1. 医师资格考试指导用书专家编写组. 国家医师资格考试实践技能应试指南(临床执业医师). 北京:人民卫生出版社,2011.

2. 周总光,赵玉沛. 外科学. 北京:高等教育出版社,2009.

3. Thalheimer U,Triantos C,Goulis J,et al. Management of varices in cirrhosis. Expert Opin Pharmacother,2011,12(5):721-735.

4. 中华医学会. 临床诊疗指南·消化系统疾病分册. 北京:人民卫生出版社,2004.

5. 杜玉君,安莲华,刘彬. 临床实践技能操作规范. 北京:人民卫生出版社,2013.

测 试 题

1. 下列哪项是三腔二囊管的适应证
   A. 包裹性胸腔积液
   B. 门脉高压伴胃底静脉曲张破裂大出血
   C. 腹腔积液
   D. 白血病
   E. 胃溃疡出血

2. 下列哪项不是确定三腔二囊管插入胃内的方法
   A. 于胃管回抽有无胃内容物
   B. 快速注入气体 50ml,用听诊器听诊是否存在气过水音
   C. 置胃管口于水中,若有气泡缓缓逸出,可能错入气管
   D. 叩诊患者上腹部
   E. 于胃管内回抽有气胃液

3. 下列哪项不是三腔二囊管的禁忌证
   A. 病情垂危或深昏迷不合作
   B. 咽喉食管肿瘤病变或曾经手术者
   C. 胸腹主动脉瘤
   D. 溃疡性结肠炎
   E. 不稳定心绞痛

4. What is the correct volume to inject gas into the gastric pouch of Sengstaken-Blakemore tube

A. >500ml   B. <100ml   C. 200~300ml   D. 400~500ml   E. 2000ml

5. Which is the correct order to operate Sengstaken-Blakemore tube
   A. lubrication → intubation → inject gas into gastric pouch → inject gas into esophageal pouch
   B. intubation → lubrication → inject gas into gastric pouch → inject gas into esophageal pouch
   C. lubrication → intubation → inject gas into esophageal pouch → inject gas into gastric pouch
   D. intubation → lubrication → inject gas into esophageal pouch → inject gas into gastric pouch
   E. intubation → lubrication → injection alcohol into gastric pouch → inject gas into esophageal pouch

6. The following complications of Sengstaken-Blakemore tube, which one is not correct
   A. dyspnea
   B. arrhythmia
   C. esophageal perforation
   D. pleural reaction
   E. rupture of Sengstaken-Blakemore tube

7. 消化道出血应用三腔二囊管压迫止血,放气的时间是术后
   A. 12~24 小时   B. 24~48 小时   C. 48~72 小时   D. 72~96 小时   E. 96~120 小时

8. 三腔二囊管使用过程中发生窒息的原因是
   A. 喉头水肿   B. 牵引过紧   C. 胃气囊阻塞咽喉
   D. 血流反流气管   E. 食管气囊气过多

9. 三腔二囊管的使用注意事项中,下列哪项不妥
   A. 充气量要适当   B. 牵引宜适度
   C. 经常抽吸胃内容物   D. 拔管前宜服液状石蜡油
   E. 出血停止后口服少量流质

10. 消化道出血应用三腔二囊管压迫止血,出血停止放气后应继续观察多久可考虑拔管
    A. 24 小时   B. 36 小时   C. 48 小时   D. 60 小时   E. 72 小时

第 6 章

胃管置入

Gastric Tube Insertion

一、目的

1. 胃内灌食及给药。
2. 胃内容物的抽吸或清洗。

二、适应证

1. 多种原因造成的无法经口进食而需鼻饲者(如昏迷患者, 口腔疾病、口腔和咽部手术后的患者)。
2. 清除胃内毒物,进行胃液检查。
3. 胃肠减压(如急腹症有明显腹胀者、胃肠道梗阻者等)。
4. 上消化道出血患者出血情况的观察和治疗。
5. 上消化道穿孔。
6. 腹部手术前准备。

三、禁忌证

1. 严重颌面部损伤。
2. 近期食管腐蚀性损伤。
3. 食管梗阻及憩室。
4. 精神异常。
5. 极度不合作的患者。
6. 鼻咽部有癌肿或急性炎症。
7. 食管静脉曲张。

四、操作前准备

1. 患者准备

(1) 核对患者:核对患者腕带、床位卡。

(2) 体格检查,询问病史,查看有无操作禁忌证。了解患者的意识状态,评估患者鼻腔是否通畅,有无炎症及鼻中隔偏曲、息肉等。

(3) 向患者解释置入胃管的目的、操作过程、可能的风险。

(4) 告知需要配合的事项(操作过程中如出现恶心,可做深呼吸或吞咽动作,如有不适及时报告)。

(5) 签署知情同意书。

2. 材料准备

(1) 治疗车:车上载有以下物品:

1) 鼻饲包:内含胃管 1 条、治疗碗 1 个、弯盘 1 个、30ml 或 50ml 注射器 1 个、治疗巾 1 块、镊子 1 把、压舌板 1 个、纱布 2 块、止血钳 1 把、液状石蜡润滑油。

2) 其他:棉签 1 包、胶布 1 卷、听诊器 1 个、无菌手套 1 副、听诊器、手电筒、橡皮圈。

(2) 洗胃时准备洗胃管、量杯、盛水桶、电动吸引器,胃肠减压及消化道出血准备负压引流袋。

(3) 鼻胃管的选择:一般胃肠道手术需置管时间短者,可选用橡胶胃管;患者病情重、昏迷等需置管时间较长者,可选用硅胶胃管。

3. 操作者准备

(1) 操作者洗手,戴帽子、口罩。

(2) 了解患者病情、置管目的,观察鼻腔通气是否顺畅。

(3) 掌握胃管置入操作相关知识、并发症的诊断与处理。

五、操作步骤

1. 体位:通常取坐位或半卧位;无法坐起者取右侧卧位;昏迷者取去枕平卧位,头向后仰;中毒患者可取左侧卧位或仰卧位,注意避免误吸。

2. 插管部位选择

(1) 检查左、右侧鼻腔通畅状况,如存在鼻部疾病,应选择健侧鼻孔插管。

(2) 经口插管洗胃时,有活动义齿应取下。

3. 估计留置胃管长度:胃管插入胃内的长度,相当于从鼻尖至耳垂再到胸骨剑突的距离,或前额发际线到胸骨剑突的距离,成人约 55~60cm,测量后注意胃管上的相应刻度标记(图 6-1)。

4. 插管

(1) 颌下铺治疗巾,弯盘放于患者的口角处,洗胃时将盛水桶放于患者头部床下。用棉签清洁鼻腔,戴手套,测量胃管,封闭胃管远端,将胃管前端以液状石蜡润滑,左手持纱布托住胃管,右手持止血钳或镊子夹持胃管前端,经选定侧鼻孔缓缓插入。当胃管达咽喉部时(14~16cm),告知患者做吞咽动作,伴随吞咽活动逐步插入胃管。

(2) 经口胃管插入法与经鼻插入法类似,自患者口腔缓缓插入。

(3) 对于昏迷患者,因吞咽和咳嗽反射消失,不能合作,为提

术前沟通、确认知情同意很重要。

胃管宜选取柔软不易老化的硅胶管,一般取 12~16 号胃管,小儿可用导尿管代替。

对于昏迷患者经口插管时,可用开口器撑开上下牙列,缓缓送入胃管,不可勉强用力。

吞咽动作时,会厌覆盖气管开口,可预防插入气管。如呛咳、呼吸困难、发绀等,表示误入气管,应立即拔出,休息片刻后重新插入。插入不畅时应检查胃管是否盘在口中。

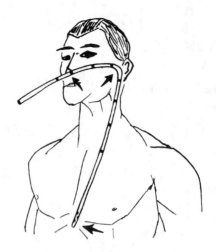

图 6-1　估计留置胃管长度

高插管的成功率,在插管前应将患者头后仰,当插入达咽喉部时
(14~16cm),以左手将患者头部托起向前屈,使下颌靠近胸骨柄,以
增大咽喉部通道的弧度,使胃管可顺利进入食管(图 6-2)。

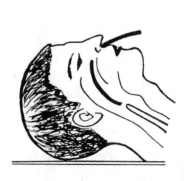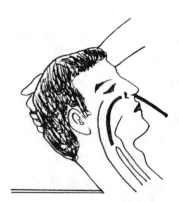

当胃管通过食管的三个狭窄处时,尤应轻、慢,以免损伤食管黏膜。

图 6-2　昏迷患者插管
使患者头向后仰,抬高头部增大咽喉通道的弧度

　(4) 继续使胃管前进至胃内,达到预定的长度。

　(5) 插入胃管过程中,如果患者出现呛咳、呼吸困难、发绀等,
表明胃管误入气管,应立即拔出胃管,待患者休息片刻后重插。

　5. 判断胃管是否位于胃内的方法

　(1) 将胃管插入预定长度后,可用无菌注射器接于胃管末端
回抽,若能抽出胃液,表明胃管已置入胃内。

必须证实胃管在胃内,方可灌注食物。

　(2) 将导管末端放入盛有生理盐水的治疗碗中,观察有无气
泡逸出,如无气泡逸出,表示胃管未误入气管内。

　(3) 用无菌注射器注入 10~20ml 空气于胃管内,将听诊器置
于患者上腹部,听到气过水音时,表明胃管已置入胃内。

　6. 固定:置管完毕后,首先在鼻孔处的胃管上用一长约 3cm
的胶布环绕两周作标记,然后用胶布固定于鼻翼两侧及颊部。需

长期鼻饲时,可将胃管末端反折,用纱布包好夹紧,固定于患者枕旁。

7. 置管后

(1) 注意保持胃管通畅,记录每日引流胃液的量和性质。长期鼻饲者,应每日进行口腔护理,定期更换胃管。

(2) 用于鼻饲营养时,每次鼻饲前均需验证胃管位置正确,可用50ml注射器连接胃管,先抽吸见有胃液抽出,注入少量温开水,再缓慢注入营养液或药物,鼻饲后用温开水冲洗胃管。鼻饲后30分钟内不能翻身。

(3) 用于胃肠减压时,将胃管远端接负压吸引装置。

(4) 用于洗胃时,可接洗胃管或电动吸引器,洗胃时应反复灌洗,直至洗出液澄清无味为止。在洗胃过程中,如患者出现腹痛、流出血性灌洗液或出现休克症状时,应停止灌洗,及时进行止血及抗休克处理。

(5) 胶布松动应及时更换,防止胃管脱落。

8. 拔管:不需留置胃管时,应在操作结束后及时拔出,以减轻患者的不适。患者停止鼻饲或长期鼻饲需要换胃管时,应拔出胃管。将弯盘置于患者颌下,轻轻揭去固定的胶布,用纱布包裹近鼻孔处的胃管,夹紧胃管末端,边拔边将胃管盘绕在纱布中。全部拔出后,将胃管放入弯盘内,清洁患者口鼻面部。

六、并发症及处理

1. 误入气管:多见于不合作或不能合作的患者。对于不合作患者,由于咳嗽反射,多数可及时发现。少数昏迷患者气管对刺激的反应较弱,如患者无明显发绀则不易被发现,易引起患者窒息和肺部感染。操作前应积极争取患者合作,可用多种方法验证胃管位置。

2. 胃食管反流和误吸:胃管留置时间过长可导致食管下段括约肌松弛,引起胃酸反流,同时,由于昏迷和颅脑损伤的患者多为仰卧位,不能吞咽唾液分泌物,易将反流的胃内容物误吸入呼吸道,引起肺部感染。对于胃食管反流,可抬高床头,应用抑酸及促进胃动力药物。长期卧床患者应积极排痰,发生吸入性肺炎可使用抗生素治疗。

3. 鼻腔出血:插管时如一侧插管阻力过大,可考虑更换对侧鼻腔,避免强行插入。插管动作粗暴或留置胃管时间过长可引起鼻腔出血,插管时应充分润滑胃管,动作轻柔。出血症状轻时可局部应用收缩血管药物,必要时可请耳鼻喉科协助处理。定期观察患者鼻腔情况,如有黏膜糜烂及时处理。

4. 恶心、呕吐:鼻腔及咽喉部神经分支对刺激较敏感,置入胃管时患者常可出现流泪、恶心、呕吐及咳嗽等症状。给予1%丁卡

每次鼻饲量不超过300ml,间隔时间不少于2小时。注完饮食后,再注入适量温开水冲洗胃管,避免食物存积管腔中变质,造成胃肠炎或堵塞管腔。

拔管前向胃管内注入10~20ml空气,拔管时可避免使液体流入呼吸道。

胃管从鼻前孔插入到胃腔,除鼻前庭为皮肤覆盖外,通过的管道内壁均为黏膜,组织脆弱易损伤出血。插管要细心,动作轻柔而准确,以免损伤管道黏膜。

因喷雾麻醉 3~5 分钟后置管,同时注意,在胃管拔除过程中速度过快、动作过猛也可引起反射性呕吐。

5. 食管糜烂:长期留置胃管时,胃食管反流、胃管与食管黏膜的机械性摩擦等因素可导致食管黏膜损伤,甚至出现溃疡出血,可给予抑酸治疗,出现溃疡出血时应及时拔除胃管。

七、相关知识

其他置管方法:本文前部分介绍的是常见的置管方法。此外,对于部分昏迷及气管插管患者,由于不能配合医护人员进行胃管置入的操作,再加之咽喉部有气管套管占据,按常规置管法留置胃管很难一次成功,可采取以下方法。

1. 导丝引导置管法:将介入导丝置于胃管内到达胃管前端时,在胃管口处用胶布固定导丝,可对胃管起到良好的支撑作用,使胃管顺利地通过咽喉部进入胃内,从而使置管变得容易。更适用于昏迷、极度衰竭不能配合者,无需借助吞咽动作即可进入胃内。

2. 气管导管引导法:在喉镜直视下经口将气管导管插入食管内,把润滑好的胃管通过气管导管插入胃内后,在固定好胃管的同时将气管导管拔出,然后从鼻腔插入另一鼻胃管入口咽部,用弯钳将鼻胃管末端拉出口外并与之前的胃管末端相连接,再拉胃管末端,把口胃管末端从鼻腔拖出,调整胃管深度,置管成功后妥善固定。

（山东大学齐鲁医院　郝洪升　李延青）

（山东大学齐鲁医院　李延青）

参 考 文 献

1. Thomsen TW, Shaffer RW, Setnik GS. Nasogastric Intubation. N Engl J Med, 2006, 354: e16.
2. 医师资格考试指导用书专家编写组. 国家医师资格考试实践技能应试指南(临床执业医师). 北京:人民卫生出版社, 2011.

测 试 题

1. 下列情况不适合置入胃管的是
   A. 幽门梗阻　　　B. 急性胰腺炎　　　C. 中毒洗胃　　　D. 食管梗阻　　　E. 肠梗阻

2. 患者在置鼻胃管过程中,突然出现呛咳、呼吸困难、口唇发绀,最可能的原因为
   A. 食管穿孔　　　B. 气胸　　　C. 误入气管　　　D. 鼻黏膜损伤　　　E. 胃穿孔

3. 以下判断胃管是否在胃内的方法错误的是
   A. 注射器接于导管末端回抽,看是否可抽出胃液

B. 注射器接于导管末端注入生理盐水,观察患者反应

C. 将导管末端放入盛有生理盐水的碗中,观察有无气泡逸出

D. 注射器注入 10~20ml 空气于胃管内,听诊气过水音

E. 置管约 60cm 时胃管内流出胃液

4. 给昏迷患者插胃管时,将下颌贴近胸骨柄的目的是
   A. 减少食管黏膜的损伤　　　　B. 增大咽喉部弧度　　　　C. 减少患者不适
   D. 防止食物反流　　　　　　　E. 顺利通过气管分叉处

5. 鼻胃管插管过程中,患者发生呛咳、呼吸困难时应
   A. 停止片刻　　　　　　　　　B. 嘱患者深呼吸　　　　　C. 氧气吸入
   D. 将患者头偏向一侧　　　　　E. 拔管重插

6. 成人插胃管时,测量长度的正确方法是
   A. 从鼻尖至耳垂再至剑突　　　B. 从鼻尖到剑突
   C. 从耳垂至右手指尖　　　　　D. 从眉心至耳垂再至剑突
   E. 从眉心至剑突

7. 自胃管鼻饲灌注完毕后,将胃管反折系紧的目的是
   A. 防止胃管感染　　　　　　　B. 防止食物反流　　　　　C. 防止胃液流出
   D. 防止空气进入　　　　　　　E. 以上都正确

8. The depth of nasogastric insertion is about
   A. 30~35cm　　　B. 40~45cm　　　C. 55~60cm　　　D. 60~65cm　　　E. 65~70cm

9. The complications of nasogastric intubation not include
   A. epistaxis　　　　　　　　　B. aspiration
   C. esophageal perforation　　　D. pylorochesis
   E. esophageal erosion

10. Which is the contraindication of nasogastric intubation
    A. a recent history of ingestion of caustic substances
    B. stupefaction
    C. trachea cannula
    D. upper gastrointestinal bleeding
    E. intestinal obstruction

第 7 章

成人基础生命支持
Adult Basic Life Support

一、目的

早期识别心脏骤停并迅速启动紧急医疗服务体系（emergency medical service system，EMSS），尽快实施心肺复苏术（cardiopulmonary resuscitation，CPR）以及电除颤，重建自主循环及呼吸功能，最终实现拯救生命的目的。

二、适应证

心脏骤停是指突然意识丧失，同时无正常呼吸或完全无呼吸，并伴有大动脉搏动消失的患者。

呼吸、心跳停止的患者被分为两类，即目击倒地（collapse）和意识丧失（unconsciousness）。

三、禁忌证

无绝对禁忌证，在下列情况下可不实施心肺复苏。

1. 周围环境可能对施救者产生严重或致命的损害，且被抢救者无法移动。

2. 被抢救者已经出现不可逆死亡的明显临床体征（如尸僵、尸斑、断头、横断损伤或尸体腐烂等）。

3. 被抢救者有有效的"不进行心肺复苏（do not resuscitation，DNR）"的生前预嘱。

四、操作前准备

1. 施救者必须接受过基础生命救护相关培训。

2. 一旦发现患者突然倒地并失去反应，立即启动紧急医疗服务体系（EMSS）。

3. 如现场有危险因素存在，应迅速将患者转移至安全地带，在保证施救者、患者及其他人员安全的环境下进行心肺复苏。

五、操作步骤

1. 各项动作要领

（1）识别

1）判断意识：双手拍患者双侧肩部并呼唤患者，看患者是否

有反应标准：患者出现任何肢体运动、眼部运动或发出声音（Glasgow 评分 >3 分）。

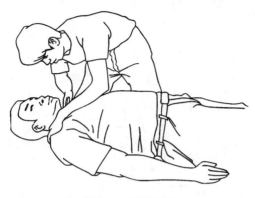

图 7-1 判断意识

有反应(图 7-1)。

2) 判断呼吸:看患者是否有呼吸动作,无正常呼吸("捯气")等同于呼吸停止。判断时间不超过 10 秒(图 7-2)。

取消了"一看、二听、三感觉"的过程。

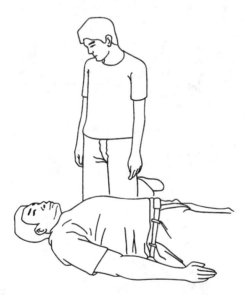

图 7-2 判断呼吸

3) 检查脉搏:此项操作仅限于医务人员。施救者用一手的示指及中指指尖触甲状软骨,并向近抢救者一侧滑动 2cm 左右,在肌间沟处触及颈动脉(在甲状软骨水平、胸锁乳头肌内侧)(图 7-3),感受其搏动。检查时间不超过 10 秒。

此项检查假阳性、假阴性都很高,因此非医务人员不要求操作。

(2) 胸外按压:尽快开始有效的胸外按压是心脏骤停复苏成功的基础。

1) 体位:将患者摆放为平卧位,置于硬板床或地上,撤出头及身下的一切物品(图 7-4)。

2) 按压部位:胸骨下半部分(图 7-5)。

3) 按压方法:一手掌根部放于按压处,另一手掌重叠于手

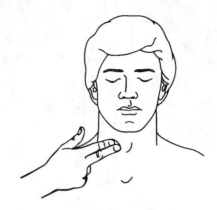

图 7-3　检查脉搏

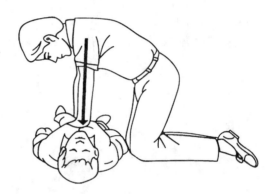

图 7-4　胸外按压体位

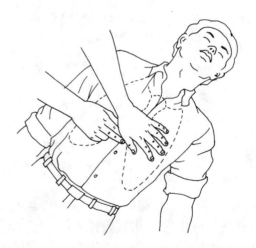

图 7-5　胸外按压部位

背,两手交叉互扣,指尖抬起,避免接触胸壁,双臂伸直,身体前倾,使肩肘腕关节连线与地面垂直,双肩在胸骨正上方,用上半身重量及肩臂肌力量向下用力均匀按压(图 7-6)。

　　4)按压频率:不少于 100 次 / 分。

　　5)按压深度:按压深度不少于 5cm。

　　(3)开放气道

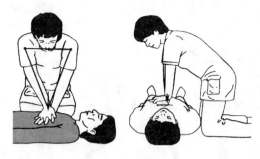

图 7-6　胸外按压方法

1) 仰头举颏法:急救者位于患者一侧,一手的掌根部置于患者的前额,手掌向后方施加压力,另一手的示指和中指托住下颏的骨性部分,举起下颏,使患者下颌尖、耳垂连线与地面垂直(图 7-7)。

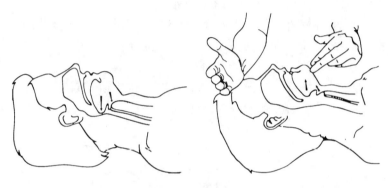

图 7-7　仰头举颏法

2) 推举下颌法:怀疑患者颈椎损伤时采用此方法。急救者位于患者头侧,两手拇指置于患者口角旁,余四指托住患者下颌部位,保证头部和颈部固定,用力将患者下颌角向上抬起(图 7-8)。

在新指南中,未再强调此法,因为"即使钝性头颈部损伤的患者,也只有不到 10% 有颈椎损伤",而此操作的人员无法进行其他抢救操作。

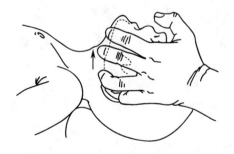

图 7-8　推举下颌法

(4) 人工通气

1) 口对口人工通气

A. 在开放气道的情况下,用按前额手的拇指与示指捏紧患者鼻孔(图 7-9)。

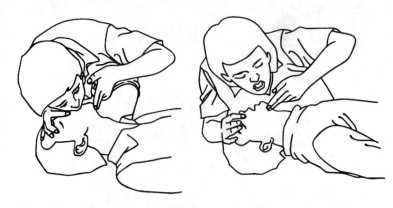

图 7-9　口对口人工通气

B. 施救者自然吸气后,将患者的口完全包被在抢救者的口中,将气吹入患者肺内,使患者胸廓抬举。

C. 吹气完毕后,离开被抢救者口部,并松开捏紧鼻孔的手指,可见患者胸部向下回弹,继续第二次通气。

D. 每次吹气时间不少于 1 秒。

2) 球囊面罩通气:球囊面罩又称"简易呼吸器"或"复苏球",由球体、进气阀、出气阀和储气囊四部分组成(图 7-10)。

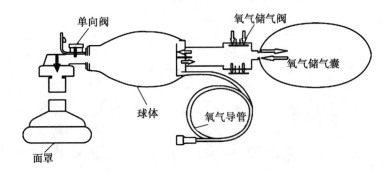

图 7-10　简易呼吸器结构组成

A. 连接球囊相应部件,并将氧气源连好,将氧气流量调至 12~15L/min。

B. 单人操作时用一只手持球体,另一只手持面罩。

C. 将面罩贴紧扣在患者的口鼻处,尖端朝向患者头部,宽端向患者的脚侧。

D. 在保持气道开放的条件下,以"E-C 手法"固定面罩,使之不漏气(图 7-11)。

E. 挤压球体,使气体送入患者肺内。

F. 挤压时间不少于 1 秒,挤压强度以看到患者胸廓有起伏动作为宜。

2. 心肺复苏操作流程

(1) 胸外按压与通气比例:无论单人、双人复苏,在没有建立

> 无氧气时,可以直接通气。

> 无论是口对口人工通气还是球囊面罩通气,都不宜送气太快、太强,因为这样可能造成气管、口鼻腔内的压力突然升高,超过贲门关闭压,而使气体进入胃内。

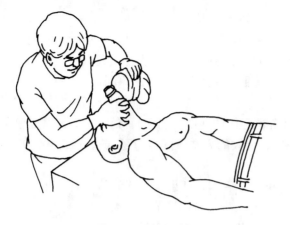

图 7-11　E-C 手法

高级气道之前,按压:呼吸均为 30:2。

（2）复苏流程:

判断意识→呼救→判断呼吸、大动脉搏动→心脏按压→开放气道→
人工通气→心脏按压

3. 特殊情况

（1）患者有意识:询问跌倒原因,进行基本检查。

（2）无意识,有呼吸:摆放昏迷体位,防止误吸,同时呼叫救援,安排转运。

（3）无意识,无呼吸,有心跳:进行"只人工呼吸"的复苏操作,按照上述人工呼吸的方法,每分钟 8~10 次。

（4）除颤:任何时刻除颤器到达现场,即刻进行心律检查,如果是可除颤心律,应当立即除颤(具体操作见第 8 章"电除颤 / 电复律")。除颤后立即开始"心脏按压为起点的新一个循环的复苏"。

六、并发症及处理

心肺复苏的并发症包括:胸骨、肋骨骨折;气胸;血胸;腹腔脏器破裂等。

七、相关知识

1. 复苏伦理

（1）理论上,心肺复苏只针对"心脏骤停"的患者,但复苏的目的包括抢救患者,同时也包括对家属的心理安慰。因此,除断头、尸僵、尸斑等明确不可逆者,可能都需要进行"复苏"。

（2）患者有明确的"不接受复苏意愿(DNR)",并有明确依据,可以不进行复苏操作。

（3）在不确定患者的意愿时,要采取"患者利益最大化"原则。

> "高级气道"是指能够使全部或大部分气体进入肺内的气道,如喉罩、气管插管等。

> 判断意识时,患者可能没有意识,但也可能有意识,医学生应当对二者的处理都能够掌握。

> "可除颤心律"包括:心室颤动和无脉室速。

2. 时间是最关键因素

(1) 当心脏骤停时,脑内储存的氧只能维持使用 15 秒,而糖只能维持使用 4~6 分钟,这就是为什么我们必须在 4~6 分钟内开始复苏才能保证患者脑组织存活的原因。

(2) 恢复自主循环是关键:即使是完全正规的心脏按压,射血量也只有自主心律的 30%。对于可除颤心律,除颤是恢复自主循环(ROSC)最有效的方法。除颤每延误 1 分钟,生存可能性下降 7%~10%。

3. 防止复苏后综合征也是复苏的关键因素,因此,根据 2010 年心肺复苏指南,生存链的环节增加为 5 个。

(1) 尽快识别与呼救急救系统。

(2) 尽快 CPR。

(3) 尽快除颤。

(4) 尽快进行有效高级心血管生命支持。

(5) 心脏骤停后综合治疗。

4. 2010 年美国心脏协会(American Heart Association,AHA)心肺复苏及心血管急救指南的主要变化

(1) 更加简便,复苏操作更具有可行性和实效性。

(2) 改变了对呼吸的判断方式,节省了时间。

(3) 继续强调高质量的心肺复苏(以足够的速率和幅度进行胸外按压,保证每次按压后胸廓回弹,尽可能减少按压中断并避免过度通气)。

(4) 更改了施救程序,即先开始胸外按压,然后进行开放气道和人工呼吸(由 A—B—C 转变为 C—A—B)。

(5) 按压速率应为每分钟至少 100 次(而不是每分钟"大约" 100 次)。

(6) 成人按压幅度改为至少 5cm(而不是 4~5cm)。

(清华大学北京清华长庚医院　王仲　王非)

参 考 文 献

1. 张彧. 急诊医学. 北京:人民卫生出版社,2010.
2. 陆再英,钟南山. 内科学. 第 7 版. 北京:人民卫生出版社,2009.
3. Berg RA,Hemphill R,Abella BS,et al. Part 5:adult basic life support:2010 American Heart Association Guidelines for Cardiopulmonary Resuscitation and Emergency Cardiovascular Care. Circulation,2010,122(18 Suppl 3):S685-705.

测 试 题

1. 根据 2010 年 AHA 心肺复苏指南,成人基础生命支持时胸外按压的频率应为

　A. 40~60 次 / 分　　　　　　　　B. 60~80 次 / 分　　　　　　　　C. 80~100 次 / 分

　　D. 大于 100 次 / 分　　　　　　E. 大于 120 次 / 分

2. 根据 2010 年 AHA 心肺复苏指南,成人基础生命支持时胸外按压的深度应为
　　A. 2~3cm　　　　B. 3~4cm　　　　C. 4~5cm　　　　D. 大于 5cm　　　　E. 大于 4cm

3. 根据 2010 年 AHA 心肺复苏指南,成人基础生命支持时胸外按压与人工通气的比例应为
　　A. 15：2　　　　B. 30：2　　　　C. 15：1　　　　D. 30：1　　　　E. 30：4

4. 怀疑心脏骤停时,医务人员检查脉搏的时间不应超过
　　A. 5 秒　　　　B. 10 秒　　　　C. 15 秒　　　　D. 20 秒　　　　E. 30 秒

5. 下列哪项并非 2010 年 AHA 心肺复苏指南生存链中的环节
　　A. 早期识别与呼救急救系统　　　　B. 早期有效高级心血管生命支持
　　C. 早期除颤　　　　　　　　　　　　D. 早期呼吸机支持
　　E. 早期 CPR

6. 下列哪项不属于患者"有反应"
　　A. 手指活动　　　　B. 呻吟　　　　C. 瞳孔缩小　　　　D. 睁眼　　　　E. 咳嗽

7. 在下列哪种情况下可以不进行复苏
　　A. 病情不清　　　　　　　　　　　　B. 怀疑有传染性
　　C. 现场有人告知患者不愿意　　　　　D. 患者身上发现明确的 DNR 生前预嘱
　　E. 家属犹豫不决

8. 当除颤器到达后,除颤的时机是
　　A. 只要显示可除颤心律,应当立即除颤
　　B. 即使是可除颤心律,也要完成本循环后再除颤
　　C. 完成本循环的按压和通气后,再行检查心律,确定是否除颤
　　D. 任何心律都立即除颤
　　E. 有上级医师指导时,才可以除颤

9. 心肺复苏需要"尽快"开始的原因是
　　A. 脑组织中的氧气储存只能维持 4 分钟
　　B. 心脏在 4 分钟后将无法恢复跳动
　　C. 脑组织 4 分钟后将出现溶解
　　D. 脑组织在 4 分钟后将出现代谢停止
　　E. 脑组织中储存的葡萄糖在 15 秒钟内将消耗殆尽

10. 下列哪种说法是正确的
　　A. 人工通气时,气道是否开放不重要
　　B. 心脏按压越快越好
　　C. 下颌推举法依然是最重要的开放气道的手段
　　D. 除颤后应当立即进行以心脏按压开始的新一轮心肺复苏操作
　　E. 除颤后立即判断是否恢复心跳,在确定没有恢复时,才进行复苏

第 8 章

电除颤/电转复
Defibrillation/Cardioversion

一、目的

1. 非同步电除颤是通过瞬间高能量的电脉冲对心脏进行紧急非同步电击,以终止心室颤动(包括心室扑动)。

2. 同步电转复是以患者的心电信号为触发标志,瞬间发放通过心脏的高能量电脉冲,达到终止有 R 波存在的某些异位快速性心律失常,并使之转为窦性心律。

二、适应证

(一)非同步电除颤
心室颤动(包括心室扑动)与无脉室速。

(二)同步电转复
1. 室性心动过速(室速)

(1)室速不伴有血流动力学障碍时如经药物治疗无效或血流动力学受到严重影响时,应及时采用同步电转复。

(2)发生室速后临床情况严重,如伴有意识障碍、严重低血压、急性肺水肿、急性心肌梗死等,应首选同步电转复。

2. 室上性心动过速(室上速)

(1)阵发性室上速发作时,常规物理或药物治疗无效且伴有明显血流动力学障碍者,应采用同步电转复。

(2)预激综合征伴室上速在药物治疗无效时,可行同步电转复。

(3)心房颤动(房颤)是同步电转复最常见的适应证。符合下列情况者可考虑电转复:①房颤时心室率快(>120 次/分)且药物控制不佳者;②房颤后心力衰竭或心绞痛恶化和不易控制者;③持续房颤病程在 1 年内,且房颤前窦房结功能正常,心功能 I~II 级(NYHA),心脏无明显扩大,心胸比率≤55%,左房内径≤45mm,无左房附壁血栓者;④二尖瓣病变已经纠正 6 周以上者,因二尖瓣手术或人工瓣膜置换术后 6 周内部分患者可自行恢复窦性心律,且 6 周内常因手术创伤未完全恢复不易电击成功,但也有人认为手术 3 个月后行电转复,此时左房已缩小,电

同步电转复:使电脉冲落在 R 波降支或 R 波起始 30ms 左右处,相当于心室绝对不应期,避免落在 T 波顶峰前 20~30ms 附近的心室易损期,以免引起心室颤动。

心脏骤停的三种类型:心室颤动、心搏停止、心肌无效电活动。

除心室颤动(心室扑动)外,其他有 R 波存在的异位快速性心律失常,只要导致低血压、心力衰竭或心绞痛,而药物治疗无效时,均是同步电转复的指征。

转复后不易复发；⑤预激综合征合并快速房颤者，如药物无效且存在血流动力学障碍时，应尽快电转复；⑥去除或有效控制基本病因（如甲状腺功能亢进、心肌梗死、肺炎等）后，房颤仍持续存在者。

（4）心房扑动（房扑）是一种药物较难控制的快速性心律失常，对于药物治疗无效或伴有心室率快（如房扑1∶1传导时）、血流动力学恶化的患者，宜同步电转复，成功率高（98%~100%），且所用电能较小，因而是同步电转复的最佳适应证。

三、禁忌证

1. 绝对禁忌证：下列情况时绝对禁用电转复：

（1）洋地黄中毒引起的快速性心律失常。

（2）室上性心律失常伴高度或完全性房室传导阻滞。

（3）持续房颤在未用影响房室传导的药物情况下心室率已缓慢者。

（4）伴有病态窦房结综合征（即快 - 慢综合征）。

（5）近期内有动脉栓塞或经超声心动图检查发现左房内存在血栓而未接受抗凝治疗者。

2. 相对禁忌证：房颤患者有下列情况时为电转复的相对禁忌证：

（1）拟近期接受心脏外科手术者。

（2）电解质紊乱尤其是低血钾，电转复应在纠正后进行。

（3）严重心功能不全未纠正者，因转复后有发生急性肺水肿的可能。

（4）心脏明显扩大者，即使成功转复后，维持窦性心律的可能性也不大。

（5）甲状腺功能亢进伴房颤而未对前者进行正规治疗者。

（6）伴风湿活动或感染性心内膜炎而未控制的心脏病患者。

（7）转复后在胺碘酮的维持下又复发或不能耐受抗心律失常药物维持治疗者。

（8）房颤为阵发性，既往发作次数少、持续时间短，预期可自动转复者。因为电转复并不能预防其发作。

四、操作前准备

1. 器械准备

（1）除颤器：是电除颤／电转复的装置。在使用前应检查除颤器功能是否完好，电源有无故障，充电是否完全，各种导线有无接触不良，同步性能是否正常。接通电源，连好地线。

（2）配备各种复苏设备：气管插管、吸引器、专用抢救药箱（抢救车）、血压和心电监护以及心脏临时起搏器等。

2. 患者准备

(1) 对心室颤动(心室扑动)或伴有严重血流动力学等障碍的快速性室性心动过速患者,需紧急行电除颤／电转复,应在准备及操作的同时向家属交代相关情况。

(2) 对于其他快速性心律失常患者,如病情允许或择期实施者应向家属和患者解释复律的目的和利弊、可能出现的并发症和风险,并签署知情同意书。

(3) 电转复前应纠正电解质紊乱和酸碱失衡,尤其是纠正低钾血症及酸中毒。

(4) 控制心力衰竭。

(5) 房颤电转复前:如房颤病程大于 48 小时或不清者,电转复前口服华法林 3 周,并经食管超声心动图检查无左房血栓迹象,可考虑电转复,而且在转律后也需继续抗凝 4 周。如房颤病程小于 48 小时,可以直接电复律,但需在转律前经静脉给予肝素一次。此外,对于血流动力学不稳定的房颤患者,需立即电转复,之前也需经静脉给肝素一次。

(6) 择期电转复前:应进行全面体格检查及有关实验室检查,包括电解质、肝功能、肾功能;对正在抗凝治疗的患者,应测凝血酶原时间和活动度。

(7) 电转复前应禁食 6~8 小时,以免复律过程中发生恶心和呕吐引起窒息。如果患者正在服用洋地黄类药物,应在复律前停服 24~48 小时。

(8) 电转复操作前:①吸氧,建立静脉通道,连接血压和心电监护(注意接地线);②患者应除去义齿;③测量患者心率、呼吸及血压,常规做心电图,完成心电图记录后把导联线从心电图机上解除,以免损坏心电图机。

(9) 麻醉:电转复前麻醉是为了让患者安静,减少电击时患者的不适应,如果患者已处于麻醉或意识丧失状态,则无需麻醉。

3. 操作者准备

(1) 核对患者信息。

(2) 熟悉患者病情,掌握电除颤／电转复的适应证及禁忌证。

(3) 掌握电除颤／电转复操作的相关知识、并发症的诊断及处理。

(4) 熟悉除颤器上控制面板的操作。

(5) 电除颤／电转复时,操作者及其他工作人员不能与患者、病床及与患者相连接的仪器设备接触,以免触电。

五、操作步骤

1. 非同步电除颤:心室颤动及无脉室速为绝对适应证,应立即实行非同步电除颤。

（1）患者仰卧于硬板床上，身体不接触床上任何金属部分，连接除颤器上的心电监护仪。

（2）在准备除颤器的同时，给予持续的胸外按压。

（3）打开除颤器电源开关，将按钮设置为"非同步"位置。

（4）将两个电极板涂上导电糊或包上 4~6 层浸有生理盐水的纱布垫。

（5）电极位置：两电极分别放置于患者胸骨右缘锁骨下区及左腋中线，中心在第 5 肋间（心底 - 心尖部），两电极板之间至少相距 10cm，用力按电极板，使其紧贴皮肤。

（6）按下"充电"按钮，除颤器充电能量为单相波型充电到 360J，或双相波型充电到 200J。充好电后再将电极板放置在病人身体上。

（7）充电完毕，检查术者及其他人员确实与患者身体无接触。

（8）按"放电"按钮，当观察到除颤器放电后再放开按钮。

（9）除颤后立即开始心脏按压，5 个循环后根据心电显示判断是否进行下一次除颤。

（10）影响电除颤成功的主要因素是发生心室颤动到进行除颤的时间，每延迟 1 分钟，除颤成功率下降 7%。

（11）除颤过程中和除颤成功后均应监测并记录心律、心率、呼吸、血压及神志等的变化。

2. 同步电转复：适用于有 R 波的某些快速性心律失常，包括房颤伴快速心室率、阵发性室上速及阵发性室速等。

（1）体位：患者仰卧于硬板床上，身体不接触床上任何金属部分，充分暴露胸部，常规测血压，做心电图以备对照。

（2）吸氧 5~15 分钟，开通静脉通道，并使复苏设备处于备用状态。

（3）设定同步状态：连接好除颤器，连接电源（接好地线），将按钮放在"同步"位置。选择 R 波较高的导联进行示波观察，以利于 R 波同步。

（4）麻醉：静脉缓慢注射地西泮 10~40mg（速度 5mg/min），患者报数至其进入蒙眬状态，睫毛反射消失，即可进行电转复。如患者有青光眼或用地西泮有不良反应，可选用硫喷妥钠 1.5~3.0mg/kg 以 50% 葡萄糖液稀释后缓慢静脉注射，以患者睫毛反射消失为停止注射指标。该药可抑制呼吸与循环功能，偶尔引起喉痉挛，且其尚可兴奋副交感神经，如窦房结功能低下则影响窦性心律的恢复，故现少用。麻醉前后应给患者吸氧。

（5）放置电极板：将两个电极板分别涂导电糊或包以 4~6 层湿盐水纱布。体外电除颤 / 电转复时有两种电极板放置部位：①前侧位：一个电极板放在胸骨右缘锁骨下区（心底部），另一个电极板放在左腋中线，中心点约在第 5 肋间（心尖部）。该方式操作方便,多用于急诊。②前后位:一个电极板放在背部左肩胛下区,另一个电极板放在胸骨左缘第 3 和第 4 肋间。此位置通过心脏电流多,电能量需要减少,成功率高,并发症少,择期电转复多用这种方式。两电极板之间距离至少相距 10cm。

(6) 充电:选择电能,按"充电"按钮,充电到所需转复电能量。

(7) 经胸壁体外电转复常用能量选择:对于单相波除颤器,心房颤动 100~200J;心房扑动 50~100J;阵发性室上性心动过速 100~200J;室性心动过速 100~200J。

(8) 充电完毕,检查所有人员(包括操作者)确实没有接触患者、病床及与患者连接的仪器设备,以免触电。

(9) 复律:按"放电"按钮电击进行电转复。

(10) 电转复后立即听诊心脏并记录心电图,如未转复,可增加转复能量,间隔 2~3 分钟再次进行电击。用地西泮麻醉的患者如需再次放电,常需给原剂量的 1/2~2/3 再次麻醉。如反复电击 3 次或能量达到 300J 以上仍未转复为窦性心律,应停止电转复治疗。

(11) 如果转复为窦性心律,应立即测量血压、听心率、记录心电图与术前对照,观察有无 ST 段抬高及 T 波变化,并连续进行心电图、血压、呼吸和意识的监测,一般需持续 24 小时,直至病情稳定。

(12) 操作完毕关闭电源,复原按钮,清理电极板,按规定位置准确摆放。

六、并发症及处理

1. 心律失常

(1) 期前收缩(早搏):电除颤、电转复后期前收缩发生率高,与原发病及电刺激有关。大多数期前收缩在电击后数分钟内消失,可不需特殊处理。

(2) 室性心动过速、心室颤动:室速、心室颤动的出现可因同步装置不良、放电能量不足、心肌本身病变、低血钾、酸中毒、洋地黄过量等引起。可静脉注射利多卡因、胺碘酮或普鲁卡因胺等,并积极纠正酸中毒,立即再行电除颤。

(3) 缓慢性心律失常:最常见的是窦性心动过缓、窦性停搏或房室传导阻滞。这与直流电刺激迷走神经、复律前应用抗心律失常药物、本身已存在的窦房结功能不良和房室传导阻滞等有关。多在短时间内消失,如持续时间长或症状严重,可静脉注射阿托品 0.6~1mg,或静脉点滴异丙肾上腺素,每分钟 1~2μg,必要时行临时心脏起搏。

2. 低血压:低血压发生率约为 1%~3%。多见于高能量电击后,可能与心肌损害有关。若血压轻度下降,全身状态良好,大多可在数小时内自行恢复,不需特殊处理,但应严密观察。若血压持续下降,严重影响重要脏器血流灌注时,可静脉注射升压药物多巴胺。

3. 栓塞:栓塞发生率为 1%~3%。可发生在电转复后两周以内,多见于复律后 24~48 小时。多发生于慢性房颤电复律成功后,心房恢复有节律的收缩可使心房内附壁血栓脱落,引起动脉栓塞。因此,房颤复律前后应行抗凝治疗,以避免栓塞并发症发生。一旦发生,应积极采取抗凝或溶栓治疗。

4. 急性肺水肿:常发生在电击后 1~3 小时内,发生率为0.3%~3%,可能与电复律后左房、左室的功能不良有关。老年人心功能储备差更易诱发。个别患者可能与肺栓塞有关。发生肺水肿后应立即予以相应处理,即给予利尿、扩血管等治疗。

5. 心肌损伤:心肌损伤发生率为 3%。多因使用过大电击能量或反复多次电击所致。心电图表现为 ST-T 改变,肌钙蛋白及血清酶(CK-MB)轻度升高,大多在数小时或数天(5~7 天)后恢复正常。轻者密切观察,严重者予以相应处置,给予营养心肌药物等对症处理。

6. 呼吸抑制:见于使用硫喷妥钠麻醉的患者。电复律后可有1~2 分钟的呼吸抑制。应及时给予面罩加压吸氧及人工呼吸,并备用气管插管。

7. 皮肤烧伤:较常见。主要原因为电复律操作时电极板按压不紧,导电糊涂得不均匀或太少有关。多数表现为有局部红斑或轻度肿胀,一般无需特殊处理,可自行缓解。

七、相关知识

主要介绍有关电除颤／电转复的新进展。

1. 体外自动除颤器(automatic external defibrillator, AED)

(1) 背景:AED 仪器发展至今已近 20 年。它对心律失常识别的特异性、敏感性及电除颤工作的安全性、有效性都有了极大的提高,而且越来越轻巧,功能也越来越多,操作更简单,特别是内置广播式的操作步骤指南,使任何人都可循声实施电除颤。已有研究表明,无论是受训的医护人员、非专业人员,还是外行目击者,均能有效使用 AED 设备对心脏骤停者进行电复律。在一些西方发达国家,AED 的应用使"尽早除颤"真正成为可能,它的广泛分布、简单操作使众多突发心室颤动的患者可以在最短的时间内得到电复律,抢救存活率显著提高。

(2) 工作原理:AED 主要包括一个"心律识别器系统"和一个"除颤建议系统",具有自动识别、分析心电节律、自动充放电及自检功能。新一代的 AED 多使用低能耗、低损伤和高复律的双相波电流(120~200J),远低于单相波的 200~360J,其除颤效率(98%)显著增高,且与常规除颤器相比,AED 可提高存活率 1.8 倍。

（3）适应证

1）室性心动过速：识别准确率在 95% 以上，累积成功率达 100%。

2）心室颤动／心室扑动：检测心室颤动的敏感性和特异性达 100%，累积除颤成功率在 97% 以上。

3）AED 仅适于大于 8 岁的儿童（体重 >25kg）。

（4）操作：AED 的操作简单方便，使用时取下并打开 AED 装置，将所附两个黏性电极片按图示分别贴于患者右锁骨下及心尖部，打开开关（ON/OFF）后按声音和屏幕文字提示完成几步简单操作，根据自动心电分析系统提示，确认为恶性心律失常后，提示大家离开患者身体，按下"电击（Shock）"键，此系统立即进入节律分析阶段，以决定是否再次除颤，心电节律将自动记录以供参考。对 F-AED，其心律失常的识别及放电均可自动进行，操作更趋简单。不同厂家 AED 所设置的能量不一样，一般成人常规用双相波能量，以 150J 为常用；少儿可选用 50~100J，即按 2J/kg 计算。

2. 植入式心律转复除颤器（implantable cardioverter defibrillator, ICD）

（1）背景及工作原理：ICD 是一种能终止致命性室性心律失常的一个多功能、多程控参数的电子装置。通过置于心内膜的电极感知室速或心室颤动，然后通过抗心动过速起搏或除颤终止快速性室性心律失常。现今，ICD 已具备除颤、复律、抗心动过速起搏等多项功能。

（2）适应证：目前认为 ICD 是治疗致命性恶性室性心律失常首选的、最有效的方法。大量临床试验证明，ICD 可有效降低猝死高危患者的病死率，与常用抗心律失常药物比较可明显降低总死亡率。

ICD Ⅰ类适应证：①非一过性或可逆性原因引起的心室颤动或血流动力学不稳定的室速所致的心搏骤停（A 级）；②器质性心脏病伴发的持续性室速，无论血流动力学是否稳定（B 级）；③原因不明的晕厥，电生理检查时能诱发出有血流动力学不稳定临床表现的持续性室速或心室颤动，而药物治疗无效，不能耐受或不可取（B 级）；④伴发于冠心病、陈旧性心肌梗死和左室功能障碍的非持续性心室颤动，不能被Ⅰ类抗心律失常药物所抑制（A 级）；⑤无器质性心脏病的原发性持续性室速，采用其他治疗方法均无效（C 级）。

目前认为猝死的高危人群包括：有心脏骤停复苏史、遗传性原发性心电生理异常（如肥厚型心肌病、长或短 QT 综合征、Brugada 综合征等），尤其是家族中有猝死病史者；心肌梗死和心力衰竭（EF<35%）者。这些人群适时植入 ICD 可避免猝死发生。

（3）操作和并发症：ICD 的植入方法、并发症等基本同一般永

AED 操作步骤：

患者仰卧位

↓

电极片正确粘贴

↓

开启除颤（ON/OFF）

↓

按提示操作

↓

仪器提示正在分析

↓

仪器告知分析结束

↓

如果建议除颤，则告知大家离开患者身体

↓

按压"电击（Shock）"按钮

进行除颤

久起搏器,由于脉冲发生器的外壳通常被作为除颤电极的阳极,故 ICD 系统通常都放置在左侧,以使除颤电流更合理地通过心脏,术中需测定除颤阈值。

(4) ICD 的随访:植入 ICD 的患者术后第一年每 2~3 个月随访 1 次,然后每年随访 1 次。随访时有关 ICD 工作状态的测试及有关功能及参数的设置技术要求高,需相关的专科医师接诊。

(中国医科大学附属第一医院　刘闰男　徐峰)

参 考 文 献

1. Link MS, Atkins DL, Passman RS, et al. Part 6: electrical therapies: automated external defibrillators, defibrillation, cardioversion, and pacing: 2010 American Heart Association Guidelines for Cardiopulmonary Resuscitation and Emergency Cardiovascular Care. Circulation, 2010, 122 (18 Suppl 3): S706-719.
2. 陈灏珠. 实用内科学. 第 13 版. 北京:人民卫生出版社,2009.
3. 陈新. 临床心律失常学. 第 2 版. 北京:人民卫生出版社,2009.

测 试 题

1. Which one of the followings is not suitable for synchronized cardioversion
   A. atrial fibrillation with rapid heart rate
   B. paroxysmal supraventricular tachycardia
   C. paroxysmal ventricular tachycardia
   D. atrial flutter with rapid heart rate
   E. ventricular flutter

2. Which one of the followings is suitable for non-synchronized defibrillation
   A. atrial fibrillation
   B. ventricular fibrillation
   C. atrial flutter
   D. ventricular tachycardia
   E. supraventricular tachycardia

3. 心室颤动(心室扑动)电除颤时,电能量的选择正确的是
   A. 单相波型 360J
   B. 单相波型 200J
   C. 单相波型 150J
   D. 单相波型 100J
   E. 单相波型 50J

4. 房颤电转复的指征是
   A. 房颤伴缓慢心室率
   B. 房颤伴快速心室率
   C. 左心房大,内径 >45mm
   D. 左室有附壁血栓
   E. 伴洋地黄中毒

5. 下列情况中不适合电转复的是
   A. 阵发性室上性心动过速
   B. 阵发性室性心动过速
   C. 房颤伴低钾血症
   D. 房颤伴快速心室率
   E. 心房扑动(1:1 房室传导)

6. 适合同步电转复的是
   A. 房颤,心室率 50 次 / 分
   B. 房颤,心室率 120 次 / 分
   C. 房颤,左房内存在血栓
   D. 房颤,低钾血症
   E. 房颤,心功能Ⅳ级

7. 需要立即同步电转复的是
   A. 室上性心动过速发作,心率 180 次 / 分,血压 110/70mmHg
   B. 预激综合征伴室上速发作,意识不清
   C. 心房颤动,心室率 120 次 / 分,血压 100/70mmHg
   D. 室性心动过速发作,心率 150 次 / 分,血压 110/80mmHg
   E. 心房颤动,左房内径 50mm

8. 适合非同步电除颤的是
   A. 心房扑动 1∶1 传导
   B. 心室扑动
   C. 心房颤动伴心室率快
   D. 室上速发作
   E. 预激综合征伴室上速发作

9. 心房扑动电转复时,电能量选择最适合的是
   A. 单相波型 50~100J
   B. 单相波型 150J
   C. 单相波型 200J
   D. 单相波型 300J
   E. 单相波型 360J

10. 有 R 波存在的异位快速心律失常发作时,同步电转复的指征除外
   A. 伴低血压
   B. 伴意识障碍
   C. 伴心绞痛
   D. 药物治疗无效
   E. 快 - 慢综合征

第 9 章

吸 痰 法

Aspiration of Sputum

一、目的

借助吸引装置清除呼吸道的分泌物,保持呼吸道通畅,改善肺通气功能,预防吸入性肺炎、肺不张、窒息等并发症的发生。

二、适应证

1. 老年体弱者。
2. 昏迷、危重、麻醉未苏醒者。
3. 各种原因所致的咳嗽反射迟钝或会厌功能不全,不能自行清除呼吸道分泌物或误吸呕吐物的患者。
4. 各种原因引起的窒息患者。
5. 正在行机械通气的患者出现以下情况
(1) 出现明显痰鸣音或从人工气道观察到有痰液冒出。
(2) 动脉血氧饱和度(SaO_2)和动脉血氧分压(PaO_2)明显下降。
(3) 患者机械通气时,呼吸机上(使用容量控制模式)显示气道峰压明显增加或(使用压力控制模式)潮气量明显下降。
(4) 患者机械通气时,呼吸机波形图上显示,压力 - 时间或流速 - 时间曲线中的吸气相和呼气相同时出现锯齿图形。

三、禁忌证

1. 绝对禁忌证:通常无,但对颅底骨折患者禁忌经鼻腔吸痰。
2. 相对禁忌证:严重缺氧者、严重心律失常者。

四、操作前准备

1. 患者准备
(1) 测量生命体征(心率、血压、呼吸),身体健康评估。
(2) 宣讲吸痰目的,嘱患者尽力配合操作者操作。
2. 器械准备
(1) 中心吸引装置和(或)电动吸引器。
(2) 治疗盘:治疗碗 2 个(内盛无菌生理盐水,分别用于吸痰前预吸及吸痰后冲洗导管)、已消毒的吸痰管(或一次性吸痰管)

> 有相对禁忌证的患者在吸痰时应同时给予氧气吸入。

数根、无菌镊子及无菌缸、一次性治疗巾、一次性无菌手套、手电筒、弯盘。

(3) 压舌板、口咽气道管、连接吸引器上的玻璃接管、插电板。

3. 操作者准备

(1) 了解患者病情,同时进行身体健康及合作程度评估。

(2) 检查患者意识状态及口腔、鼻腔,取出活动义齿。

(3) 检查气道分泌物的量、黏稠程度和部位。

五、操作步骤

吸痰吸引器的合适负压为:

成人 40~53.0kPa(300~400mmHg)

儿童 <40kPa(250~300mmHg)。

1. 操作者检查吸引器储液瓶内的消毒液(需 200ml),拧紧瓶盖,连接导管,接通电源,打开开关,调节合适负压,将吸引器放于床边适当处。

2. 操作者洗手,戴口罩。

3. 将所用物品携带至床旁,核对患者,向患者解释操作目的,取得患者同意,以配合操作。

4. 用手电筒检查患者口腔、鼻腔。

5. 协助患者将头偏向一侧,略向后仰,铺治疗巾于颌下。

6. 戴手套,连接吸痰管,打开吸引器开关,试吸少量生理盐水,检查吸引器是否通畅,润滑导管前端。

吸痰监测内容:肺部呼吸音、SaO$_2$、呼吸频率与节律、心率与节律、血压、痰的性状及痰量、咳嗽有(或)无力、颅内压、呼吸机参数。

7. 根据吸痰采用的不同入口进行下列操作并进行相应指标监测:

(1) 经口 / 鼻腔吸痰:①嘱患者张口,昏迷者用压舌板或口咽通气管协助张口;②一手反折吸痰管末端,另一手用无菌持物钳持吸痰管前端,插入口咽部,然后放松导管末端;③先吸口咽部分泌物,再吸气管内分泌物,在患者吸气时顺势将吸痰管经咽喉插入气管达一定深度(约 15cm),将吸痰管自深部向上提拉,左右旋转缓慢上提吸净痰液;④吸痰管取出后,吸生理盐水冲净痰液,以免堵塞;⑤吸痰结束后,取出压舌板或口咽通气管;⑥必要时更换无菌钳及吸痰管,经鼻腔吸引。

每次吸痰时间 <15 秒,每次吸痰间隔时间 3~5 分钟。

气管内吸痰不是常规性的,仅在患者有痰时才用。

经气管插管 / 气管切开吸痰时,吸纯氧的目的是预防吸痰时造成的低氧血症。

经气管插管 / 气管切开吸痰的注意事项:吸痰管最大外径 < 气管导管内径的 1/2;先吸气管切开处,再吸口、鼻部;进吸痰管时不可用负压;吸痰时不能在气管内上下提插。

(2) 经气管插管 / 气管切开吸痰:①将呼吸机氧浓度调到 100%,给患者吸纯氧 2 分钟;②一手断开呼吸机与气管导管接口,将呼吸机接口放于无菌纸巾上,用戴无菌手套的另一手迅速并轻轻地沿气管导管送入吸痰管,感觉吸痰管遇有阻力后加负压,轻轻旋转上提并吸引;③吸痰结束后立即接呼吸机通气,再次吸纯氧 2 分钟,待血氧饱和度升至正常水平后再将氧浓度调到原有水平;④吸痰管取出后,吸生理盐水冲净痰液,以免堵塞;如需要继续吸痰,需重新更换吸痰管。

8. 吸痰完毕,关上吸引器开关,擦净患者面部分泌物,脱手套。

(1) 协助患者取安全、舒适体位,安置好患者后处理用物。

(2) 洗手、取口罩。

(3) 记录。

六、并发症及处理

1. **吸入性肺炎**:吸痰可增加下呼吸道细菌聚居,并发吸入性肺炎,更容易发生在经气管插管吸痰的患者。临床表现为新出现的吸入性肺部感染的症状、体征以及相应的实验室检查结果。因此,对此类患者吸痰时需先吸引口腔分泌物,然后在气囊放气后吸痰。

2. **低氧血症**:通常在吸痰过程中均可发生低氧血症,对于原有低氧血症的患者更能加重其低氧血症,因此在吸痰前可考虑先给予氧气吸入,提高患者的血氧分压。

3. **气管组织或支气管黏膜损伤**:通常认为气道黏膜损伤的程度与吸引的负压和持续时间成正比,严格遵守操作规程可减少该并发症的发生。

4. **支气管收缩 / 支气管痉挛**:突发哮喘样症状,肺部出现哮鸣音。按支气管哮喘急性发作处理,并立即停止吸痰。

5. **颅内压升高**:与脑血流量变化有关。可出现呕吐、意识障碍等。应立即停止吸痰,按颅内压升高处理。

6. **高血压或低血压**:应立即停止吸痰,给予对症处理。

7. **心律失常**:应立即停止吸痰,给予对症处理。

七、相关知识

1. 采取吸痰急救措施的注意事项

(1) 严格执行无菌操作。

(2) 吸痰动作要轻柔,以防止损伤黏膜。

(3) 痰液黏稠的,可配合叩背、蒸汽吸入、雾化吸入等方法使痰液稀释;吸痰中患者如出现发绀、心率下降等缺氧症状时,应当立即停止吸痰,待症状缓解后再吸。

(4) 小儿吸痰时,吸痰管应细些,吸力要小些。

(5) 贮液瓶内液体不得超过满刻度的 2/3,以防损坏机器。

2. 经气管插管 / 气管切开入口吸痰预防并发症的措施

(1) 保证呼吸机接头和吸痰管不被污染。

(2) 吸引前和吸引后给予纯氧吸入 2 分钟。

(3) 吸痰应先吸口、鼻腔分泌物,然后再气囊放气后吸痰(除低压高容气囊外)。

(4) 控制吸痰时间:每次吸痰时间 <15 秒,每次吸痰间隔时间 3~5 分钟,因为吸引过程中肺容积减少可被较长时间的持续负压吸引所增加。

(华中科技大学同济医学院附属同济医院　熊盛道)

吸痰时先吸口腔分泌物,然后在气囊放气后吸痰,可作为预防并发吸入性肺炎的有效措施。

经气管插管 / 气管切开吸痰有两种方法,分别为开放式和封闭式吸痰。前者吸痰时患者需断开呼吸机,后者则采用封闭式吸痰装置与呼吸机相连。封闭式吸痰可预防低氧血症和吸入性肺炎发生。

根据吸痰管的插入深度,吸痰包括深吸痰(deep suction)和浅吸痰(sallow suction)。前者是指吸痰管插入深度以遇到阻力后停止,后者是以预测深度(人工气道长度加上人工气道相连接的连接管的长度)为准。浅吸痰可作为防止气管黏膜损伤的措施。

参 考 文 献

1. 医师资格考试指导用书专家编写组.国家医师资格考试实践技能应试指南(临床执业医师).北京:人民卫生出版社,2009.
2. 熊盛道.健康评估.第2版.北京:高等教育出版社,2010.
3. 李小寒.尚少梅.基础护理学.第4版.北京:人民卫生出版社,2006.
4. American Association for Respiratory Care. AARC Clinical Practice Guidelines. Endotracheal suctioning of mechanically ventilated patients with artificial airways 2010. Respir Care,2010,55(6):758-764.

测 试 题

1. 成人患者经口/鼻腔吸痰时,吸引装置首选的负压范围为
   A. <100mmHg　　B. <150mmHg　　C. <200mmHg　　D. <250mmHg　　E. <300mmHg

2. 有关气管插管/气管切开患者吸痰的适应证,下列错误的是
   A. 突发呼吸困难　　　　B. 氧分压下降　　　　C. 气道峰压增高
   D. 潮气量下降　　　　E. 常规吸痰

3. 为防止气道黏膜损伤,最好的吸痰措施是采用
   A. 深吸痰法　　　　B. 浅吸痰法　　　　C. 开放式吸痰
   D. 封闭式吸痰　　　　E. 反复吸痰

4. 通常每次吸痰的时间为
   A. <30秒　　B. <25秒　　C. <20秒　　D. <15秒　　E. <10秒

5. 通常每次吸痰间隔的时间为
   A. 1~3分钟　　B. 2~4分钟　　C. 3~5分钟　　D. 4~6分钟　　E. 5~7分钟

6. 为了达到吸痰时充分吸净痰液的目的,最重要的细节是
   A. 吸尽口咽部分泌物　　　　B. 吸痰管尽量达到气管深部
   C. 缓慢上提吸痰管时左右旋转　　D. 延长气管内吸痰时间
   E. 缩短吸痰间隔时间

7. 开始插入吸痰管吸痰时,下列操作错误的是
   A. 观察生命体征
   B. 将患者头偏向一侧
   C. 嘱患者张口
   D. 导管末端连接负压
   E. 用无菌持物钳将导管前端插入口咽部

8. 预防经气管插管吸痰患者发生吸入性肺炎并发症最有效的措施是
   A. 先吸口腔分泌物,然后在气囊放气后吸痰
   B. 吸痰时加大吸引器负压
   C. 吸痰管尽量达到气管深部
   D. 增加吸痰管口径

E. 吸痰时断开呼吸机

9. To aspirate sputum for accepted tracheotomy and mechanically ventilated patient, which is the first and most important measure preferred
   A. 2 minutes of pure oxygen absorption
   B. adjust the appropriate negative pressure
   C. attract oral secretions
   D. attract after balloon deflation
   E. attract before balloon deflation

10. An accepted tracheotomy and mechanically ventilated patient appeared sudden irritability, ventilation machine showed peak airway pressure was significantly increased, which is the most effective measure preferred at this time
    A. decrease PEEP   B. increase the tidal volume
    C. increase the oxygen concentration   D. aspirate sputum immediately
    E. check the ventilation mechine

第 10 章

皮下注射法
Subcutaneous Injection

一、目的

将少量药液或生物制剂注入皮下组织。

二、适应证

1. 不宜口服、需在一定时间内发生药效的药物。
2. 预防接种。
3. 局部麻醉用药。

三、禁忌证

1. 对该药过敏。
2. 对皮肤有刺激性的药物。

四、操作前准备

1. 核对医嘱。

医嘱单与执行单双人核对。

2. 患者准备

(1) 评估患者用药史及药物过敏史、意识状态。

评估患者是否适合注射和配合程度。

(2) 向患者解释注射目的、操作方法、药物作用、配合要点。

(3) 取舒适体位,暴露注射部位皮肤。

注射部位有各种皮损、炎症、硬结、瘢痕,或皮肤病处需避开。

(4) 评估患者注射部位皮肤和皮下组织情况。常规选择的注射部位包括:上臂三角肌下缘、两侧腹壁、后背、大腿前侧和外侧(图 10-1)。

3. 材料准备

检查各类物品的有效期、注射器包装完好性、药品质量等。

(1) 治疗车上物品:注射盘:皮肤消毒液(2.5% 碘酊和 75% 酒精,或 0.5% 碘伏,或安尔碘,或其他)、无菌棉签、砂轮、1~2ml 注射器及针头。按医嘱准备注射药液、注射卡、启瓶器。

(2) 治疗车下物品:医疗废物桶、可回收废物桶、锐器盒。

(3) 其他:快速手消毒液、抢救物品。

4. 操作者准备

(1) 了解患者病情、注射目的。

(2) 掌握皮下注射操作的相关知识、并发症的处理。

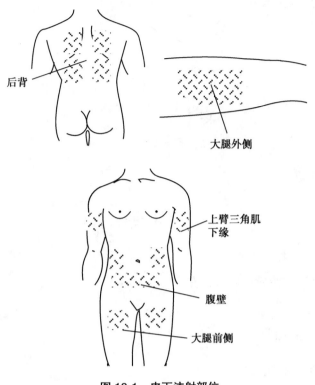

图 10-1 皮下注射部位

（3）六步法洗手，戴好帽子、口罩，核对医嘱。

5. 环境准备：清洁、安静、光线适宜或有足够的照明。

五、操作步骤

1. 药品准备

（1）用启瓶器打开药瓶盖，用无菌棉签蘸取消毒液消毒（玻璃药瓶用砂轮划一锯痕并折断）。

（2）取出注射器，检查活塞，拔下针帽，检查并固定针头。

（3）核对和抽取药液并排气至针乳头处备用。

2. 携用物至患者床旁，核对患者身份。暴露注射部位。

3. 消毒：用无菌棉签蘸取消毒液消毒注射部位皮肤，以穿刺点为中心螺旋式进行消毒，直径大于 5cm。

4. 注射

（1）二次核对和排气。

（2）一手夹无菌干棉签并绷紧皮肤，另一手持注射器进针，以示指固定针栓，针尖斜面向上与皮肤成 30°~40° 角，迅速将针梗的 1/2~2/3 刺入皮下（图 10-2）。

（3）左手回抽针栓，如无回血即可推药。

（4）注射完毕，用无菌干棉签按压在穿刺处，快速拔针，按压至不出血为止。

严格核查医嘱及药品。

抽吸时针头斜面向下。

注意遮挡，保护患者隐私。

对过于消瘦者，进针角度不宜超过 45°，以免刺入肌层。

进针快，推药慢。

对凝血机制障碍患者，延长局部按压时间。

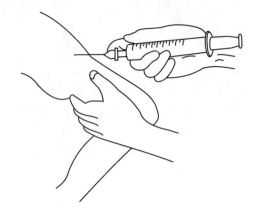

图 10-2　皮下注射进针示意图

防止断针。▶

5. 注射后处理

(1) 协助患者舒适卧位。

观察患者用药反应。▶

(2) 清理用物。

(3) 洗手。

及时记录用药信息。▶

(4) 记录。

六、并发症及处理

1. 断针：原因常为进针手法不当；针头质量差或已有损坏未查出；患者肌肉紧张、身体移动。

2. 预防和处理：熟练掌握注射手法；操作前认真检查注射器质量；协助患者采取舒适体位；若发生断针，操作者保持镇静，嘱患者勿移动，一手固定局部，下压皮肤，暴露针梗，另一手持止血钳夹住断端，迅速拔出；若针头断端已埋入皮下，应让患者保持原体位，采用外科手术切开取针。

七、相关知识

长期注射者，应教育患者建立轮流交替注射部位的计划，以避免局部出现硬结、影响药物吸收。

(天津医科大学第二医院　徐勇　付丽)

(北京协和医院　潘慧)

参 考 文 献

1. 李小寒,尚少梅.基础护理学.第 4 版.北京:人民卫生出版社,2006.

2. 吴欣娟.临床护理技术操作并发症与应急处理.北京:人民卫生出版社,2011.

测 试 题

1. 皮下注射针头与皮肤成

A. 5°~10°   B. 30°~40°   C. 70°~80°   D. 90°   E. 以上都对

2. 皮下注射进针深度
   A. 针梗全部刺入皮下   B. 针梗 1/3~1/2   C. 针梗 1/2~2/3
   D. 针梗 1/3~3/4   E. 针梗 2/3~ 全部刺入皮下

3. 皮下注射常用部位不包括
   A. 大腿外侧   B. 前臂内侧   C. 后背   D. 腹部   E. 上臂三角肌下缘

4. 注射前需核对的内容不包括
   A. 药品名称   B. 床号   C. 患者姓名   D. 患者年龄   E. 药品剂量

5. Which of the following means of medication administration is the fastest absorption
   A. oral medication   B. subcutaneous injection
   C. intramuscular injection   D. intravenous injection
   E. intradermic injection

6. 通过皮下注射给予药物治疗,以下哪一项除外
   A. 预防接种   B. 局部麻醉   C. 胰岛素治疗
   D. 刺激性强的药物   E. 小剂量用药

7. 以下哪种因素不是皮下注射出血的原因
   A. 注射时针头刺破血管   B. 患者凝血机制障碍
   C. 拔针后局部按压时间长   D. 按压部位不准确
   E. 服用抗凝剂

8. 对局部已经形成硬结者,错误的处理方法是
   A. 用伤湿止痛膏外贴硬结处
   B. 用 50% 硫酸镁湿热敷
   C. 将云南白药用食醋调成糊状涂于局部
   D. 取新鲜马铃薯切片浸入 654-2 注射液后敷于硬结处
   E. 局部冷敷

9. 下面哪项不是皮下注射胰岛素发生低血糖的原因
   A. 注射后局部热敷、按摩引起温度改变
   B. 在运动状态下注射
   C. 注射胰岛素剂量过大
   D. 注射部位过浅
   E. 餐前 30 分钟注射短效胰岛素

10. 注射时发生断针,以下哪项处理不正确
    A. 立即用一手捏紧局部肌肉
    B. 保持原体位,勿移动肢体或做肌肉收缩动作
    C. 让患者床旁多活动
    D. 迅速用止血钳将断针的针体拔出
    E. 针体已完全没入体内,需在 X 线定位后通过手术将残留针体取出

第 **11** 章

肌内注射法
Intramuscular Injection

一、目的

将一定量的药液通过注射器注入肌肉组织，使药物沿结缔组织迅速扩散，再经毛细血管及淋巴管的内皮细胞间隙迅速通过膜孔转运吸收进入体循环，达到预防和治疗疾病的目的。由于肌肉内所含血管比皮下组织和皮内组织多，药物吸收迅速，可以迅速达到全身，使药物在较短时间内发挥作用。

二、适应证

1. 药物不能或不宜口服、皮下注射，需在一定时间内产生药效者。

2. 刺激性较强或药量较大不宜皮下注射的药物，如油剂、混悬液。

3. 要求比皮下注射更迅速发生药效，不宜或不能作静脉注射的药物。

三、禁忌证

1. 注射部位有炎症、瘢痕、硬结或皮肤受损。

2. 有严重出、凝血功能异常的患者。

3. 破伤风发作期、狂犬病痉挛期。

4. 癫痫抽搐、不能合作的患者。

5. 2岁以下的婴幼儿不宜选择臀大肌注射。

四、操作前准备

医嘱单与执行单双人核对。

1. 核对医嘱。

2. 评估患者

（1）评估患者病情、治疗情况、用药史和过敏史。

（2）了解患者的意识状态、肢体活动能力（自理能力）和合作程度。

（3）评估注射部位的皮肤、肌肉组织状况。

3. 患者准备

（1）向患者解释肌内注射的目的、方法、注意事项、药物的作用及配合要点。

（2）协助患者采取适宜的体位，充分暴露注射部位。

4. 环境准备：清洁、安静、光线适宜，必要时准备屏风以保护患者隐私。

5. 操作者自身准备：衣帽整洁，剪指甲，洗手，戴口罩。

6. 物品准备

（1）治疗车：包括以下物品：

1）无菌注射治疗盘：放于治疗车上层。其中常规皮肤消毒物品包括：皮肤消毒液（2.5% 碘酊和 75% 酒精，或 0.5% 碘伏，或其他）、快速手消毒液；2~5ml 注射器；其他所需药品。

2）配制药品：按无菌原则，遵医嘱准备注射药物，经两人核对（床号、姓名、药名、剂量、时间、用法、浓度），药物抽吸后放入无菌盘内备用。

3）治疗车下层：医疗废物桶、可回收废物桶、锐器盒。

（2）医嘱执行单。

五、操作步骤

1. 携用物至患者床旁。

2. 核对患者身份（询问患者姓名、床号或病案号）、药名、剂量、浓度等，严格执行查对制度。

3. 选择适当体位，暴露注射部位，注意隐私保护：注射部位一般选择肌肉肥厚，远离大神经、大血管的部位。成人常选择臀大肌，2 岁以下婴幼儿选择臀中肌、臀小肌（详见"相关知识"）。

4. 常规皮肤消毒：以进针点为中心，螺旋式消毒，直径大于 5cm，待干。

5. 排气：二次核对。注射器针头朝上，慢慢推动针栓，将注射器内空气排尽。

6. 注射：一手拇、示指绷紧局部皮肤，一手持注射器，以中指固定针栓，用手臂带动手腕力量，将针头迅速垂直插入，深度约为针头长度的 2/3。抽回血，如无回血，缓慢推注药液；若有回血，说明针头刺入血管，应立即拔出针头，压迫止血。

7. 操作中注意观察患者反应。

8. 注射完毕，用棉签或棉球轻压针眼处，迅速拔针，按压片刻（图 11-1）。

9. 第三次核对。

10. 协助患者穿好衣裤，取舒适体位，处理用物，洗手。处理医嘱，记录。

11. 指导患者：勿揉搓注射部位，出现异常及时通知医护人员。

操作前沟通、确认知情同意很重要。

严格执行查对制度和无菌操作原则。

三查：操作前、操作中、操作后。
七对：床号、姓名、药名、浓度、剂量、用法、时间。

操作中查对

切勿将针头全部刺入，以防针梗从根部衔接处折断，难以取出。

操作后核对。

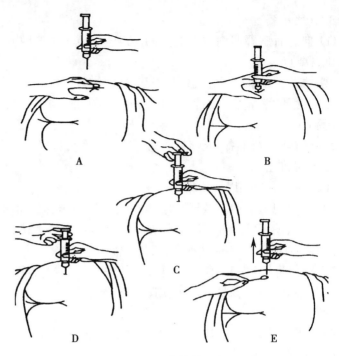

图 11-1　肌内注射示意图

A.一手绷紧皮肤,一手持注射器;B.垂直进针;C.回抽活塞;
D.推注药液;E.迅速拔针,棉签按压

六、并发症及处理

1. 坐骨神经损伤

(1) 原因:部位选择不正确。

(2) 表现:患侧肢体疼痛,走路跛行,长期损伤可致肌肉萎缩。

(3) 预防及处理:正确选择注射部位;损伤后及时处理,可给予红外线、电磁波照射或按摩理疗;使用营养神经的药物。

2. 晕厥或晕针

(1) 原因:心理因素和疼痛反应,由于精神紧张、过度恐惧或药物刺激性强、推药过快,引起剧烈疼痛而使交感神经兴奋,血管收缩,头部供血不足;患者体质虚弱或过度疲劳使应激能力下降。

(2) 表现:心跳加速,呼吸急促,面色苍白,出冷汗。

(3) 预防及处理:评估患者有无晕厥史,在注射前作好解释工作,使患者有充分的心理准备;注射时告诉患者放松,一边推注药液一边与患者交流,分散注意力,消除紧张情绪;提高注射水平,成人注射应做到"两快一慢",即进针快、推药慢、拔针快,以达到无痛注射;若因空腹注射发生晕厥,可让患者平卧,吸氧并口服葡萄糖水。

3. 断针

(1) 原因:进针手法不当;针头质量差或已有损坏未查出;患者肌肉紧张、身体移动。

（2）预防和处理：熟练掌握注射手法；操作前认真检查注射器质量；协助患者采取恰当体位；若发生断针，操作者保持镇静，嘱患者勿移动，一手固定局部，下压皮肤，暴露针梗，另一手持止血钳夹住断端，迅速拔出；若针头断端已埋入皮下，应让患者保持原体位，采用外科手术切开取针。

4. 感染

（1）原因：无菌操作不严格。

（2）表现：注射部位红肿热痛、化脓，体温升高，血白细胞升高。

（3）预防：严格无菌操作；注射前做好注射部位评估，避开有炎症、瘢痕、硬结、皮肤受损的部位；若发生感染，可进行局部抗感染治疗，必要时结合全身抗生素治疗。

5. 局部硬结

（1）原因：多次在同一部位注射；药物刺激性大，吸收缓慢；注射的深度不够。

（2）表现：局部皮肤发红、凸起；接触时有硬感，患者有疼痛感；在同一部位再次注射时患者疼痛难忍，操作者推药困难。

（3）预防与处理：交替更换注射部位；选用细长针头进行深部注射；发生硬结后采用局部热敷、理疗等方法。

七、相关知识

1. 肌内注射常用的几种体位

（1）卧位

1）侧卧位：患者侧卧，上腿伸直，放松，下腿稍弯曲。

2）俯卧位：患者俯卧，足尖相对，足跟分开，头偏向一侧。

3）仰卧位：患者自然平躺于床上。常用于病情危重及不能翻身的患者，采用臀中肌、臀小肌注射较方便。

（2）坐位：患者端坐于床旁或就诊椅上（供臀部注射）；采取"手臂叉腰"姿势（供上臂三角肌注射）。

2. 肌内注射不同部位的定位法

（1）臀大肌注射的定位方法

1）十字法：从臀裂顶点向左侧或向右侧画一水平线，再从髂嵴最高点作一垂直线，将一侧臀部划分为4个象限，其外上象限（避开内角）为注射区（图11-2）。

2）连线法：从髂前上棘至尾骨作一直线，其外上1/3处为注射部位（图11-2）。

（2）臀中肌、臀小肌注射法定位

1）以示指尖和中指尖分别置于髂前上棘和髂嵴下缘处，髂嵴、示指、中指便构成一个三角形，注射部位在示指和中指构成的角内（图11-3）。

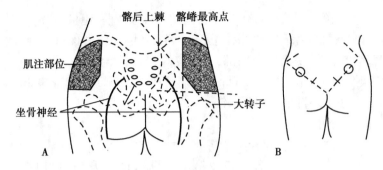

图 11-2　臀大肌注射法

A. 十字法；B. 连线法

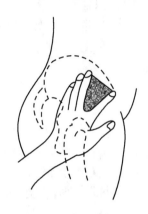

图 11-3　臀中肌、臀小肌定位法

2）髂前上棘外侧 3 横指处（以患者自己手指宽度为标准）。

（3）股外侧肌注射法定位：大腿中段外侧，宽大约 7.5cm，位于膝上 10cm，髋关节下 10cm 左右。

（4）上臂三角肌注射法定位：上臂外侧，肩峰下 2~3 横指（此处肌肉不如臀部丰厚，只能作小剂量注射）（图 11-4）。

3. 肌内特殊注射法介绍："Z"形注射法

注射前以左手示指、中指、无名指使待注射部位皮肤及皮下

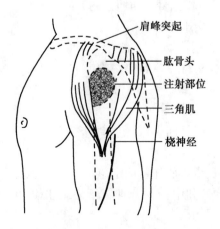

图 11-4　上臂三角肌定位法

组织朝同一方向侧移(侧移 1~2cm),绷紧、固定局部皮肤,维持到拔针后,迅速松开左手,此时侧移的皮肤和皮下组织复原,原先垂直的针刺通道随即变成"Z"形。

"Z"形注射法的优点:皮肤和皮下组织复位,改变针道,使得细菌不易进入深部组织,在一定程度上降低了细菌感染的发生率;将药物封闭于肌肉组织内,有利于药物均匀弥散、充分吸收,减轻肿痛不适感;使药物不易从肌肉组织渗到皮下组织,减少药物对皮下组织的刺激。

(天津医科大学总医院　林梅)
(北京协和医院　潘慧)

参 考 文 献

1. 徐淑秀,谢晖.护理学操作技术图解.合肥:安徽科学技术出版社,2010.
2. 李小寒,尚少梅.基础护理学.第4版.北京:人民卫生出版社,2006.
3. 丁淑贞.临床护理工作规范管理流程手册.北京:人民卫生出版社,2009.
4. 李淑迦.临床技术操作规范 护理分册.北京:人民军医出版社,2005.
5. 吴欣娟.北京协和医院护理技术操作指南.北京:中国协和医科大学出版社,2007.

测 试 题

1. 臀大肌注射的连线定位法的起点和终点分别是
   A. 髂嵴、尾骨　　　　B. 髂嵴、臀裂顶点　　　　C. 髂前上棘、尾骨
   D. 髂前上棘、髂后上棘　　E. 髂前上棘、臀裂顶点

2. 下列哪项不是肌内注射前作者评估患者的内容
   A. 病情和治疗情况　　B. 注射部位皮肤状况　　C. 过敏史
   D. 家族史　　　　　　E. 意识状态和合作意向

3. 错误的肌内注射操作是
   A. 正确选择注射部位
   B. 取合适体位,使肌肉放松
   C. 常规消毒皮肤
   D. 垂直进针
   E. 注射刺激性较强的药物,针头应该全部刺入

4. 不符合无痛注射技术的一项是
   A. 分散患者注意力
   B. 取合适体位,使肌肉放松
   C. 进针后、注射前禁忌抽动活塞
   D. 做到"两快一慢",即进针快、拔针快、注药慢
   E. 肌内注射刺激性强的药物宜采取深部注射

5. 下列与注射时预防感染有关的主要措施是
   A. 选择无钩、无弯曲的锐利针头　　　B. 注意药物配伍禁忌
   C. 注射部位皮肤消毒直径 5cm 以上　　D. 不可在硬结、瘢痕处进针
   E. 不可使用变色、混浊的药液

6. 行臀大肌注射时,应避免损伤
   A. 臀部动脉　　B. 臀部静脉　　C. 坐骨神经　　D. 臀部淋巴管　　E. 骨膜

7. Please choose the right angle of intramuscular injection
   A. 15°　　B. 30°　　C. 45°　　D. 60°　　E. 90°

8. The nurse is preparing to give a medication to a patient.Prior to doing this,she reviews the five "rights" of drug administration except
   A. the right medication　　B. the right dose　　C. the right order
   D. the right route　　E. the right time

9. 肌内注射时,为使臀部肌肉松弛,应采取的姿势为
   A. 俯卧位,足尖分开,足跟相对　　B. 侧卧位,上腿伸直,下腿稍弯曲
   C. 仰卧位,双腿稍弯曲　　D. 坐位时,躯干与大腿成 90° 角
   E. 立位时,身体须笔直

10. 上臂三角肌肌内注射的部位是
    A. 上臂外侧、三角肌上均可　　B. 上臂外侧、自肩峰下 2~3 横指
    C. 上臂三角肌上 2~3 横指　　D. 肩关节以下、肘关节以上均可
    E. 上臂肩峰下均可

第 12 章

动脉穿刺(血气分析)
Artery Puncture (Blood Gas Analysis)

一、目的

通过动脉穿刺获取动脉血液标本,用于与动脉血相关指标的测定,主要用于动脉血气分析。

二、适应证

1. 各种原因引起的呼吸衰竭患者。
2. 电解质酸碱平衡紊乱患者。
3. 呼吸困难的患者。
4. 使用人工呼吸机的患者。

三、禁忌证

1. 穿刺部位感染(绝对禁忌证)。
2. 对凝血功能障碍或重症血小板减少者需谨慎操作(相对禁忌证)。

四、操作前准备

1. 患者准备
(1) 向患者解释动脉穿刺的目的、操作过程、可能的风险。 ◄ 术前沟通、确认知情同意很重要。
(2) 告知需要配合的事项:主要是保持穿刺肢体不动。
(3) 根据采血部位调整患者体位。
(4) 暴露采血部位(桡动脉、肱动脉、股动脉)。

2. 物品准备
(1) 治疗车上层
1) 消毒液:2.5% 碘酊和 75% 酒精,或 0.5% 碘伏。
2) 注射器:2ml 注射器或动脉血气针。 ◄ 注射器备用 1 份。
3) 药物:2ml 肝素 1 支。
4) 无菌物品:消毒棉签、消毒棉球若干、胶布 1 卷、无菌橡皮塞 1 个。
5) 其他:小垫枕 1 个、冰盒 1 个或冰桶 1 只。
(2) 治疗车下层:生活垃圾桶、医疗垃圾桶、锐器桶、10‰清洗消毒液桶。

3. 操作者准备

(1) 核对患者信息。

(2) 了解患者的病情及动脉穿刺的目的,记录吸入氧浓度。

(3) 熟悉动脉穿刺过程及可能的并发症,以及预防和处理措施。

(4) 戴帽子、口罩,洗手。

五、操作步骤

1. 桡动脉穿刺(图 12-1)

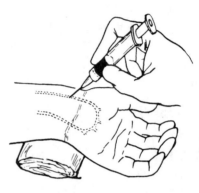

图 12-1　桡动脉穿刺

桡动脉穿刺出现出血、血供障碍、血栓、血肿的危险性小。

(1) 体位:患者取坐位或平卧位,前臂外展,掌心向上,手腕下放小垫枕,手掌稍背伸,暴露穿刺部位。

(2) 穿刺点选择:穿刺部位在掌横纹上 1~2cm 动脉搏动明显处(或桡骨茎突近端约 1cm 处)。

身体活动影响结果,应该在患者摆好体位安静休息 10~20 分钟后,方可实施穿刺。

(3) 消毒

1) 2.5% 碘酊和 75% 酒精,或 0.5% 碘伏,消毒患者穿刺部位皮肤(动脉搏动最强点),消毒范围 5cm。

穿刺前,用注射器抽吸 1ml 肝素液,至 2ml 刻度,晃动针管,使液体和管壁充分接触,然后排出。

2) 术者消毒左手示指、中指和无名指。以左手示指和中指在穿刺部位相距约 1cm 轻轻按压,以固定要穿刺的动脉。

(4) 穿刺

1) 右手执肝素化注射器或动脉血气针,在两指间垂直或与动脉走向呈约 45° 角逆血流方向穿刺。

动脉血如果接触到空气,动脉血气值会发生变化,需将针头密闭,与空气隔绝。

2) 见血液顶入注射器时,固定注射器,直至采集到足够用于检测的动脉血标本(2ml)。用棉球按压穿刺部位,拔出注射器。

3) 注射器立即套上橡皮塞。

(5) 将注射器固定在冰盒上(或放入冰桶中),尽快送检。

采出的动脉血液标本要冷藏,可以抑制血细胞的代谢,减少对检查结果的影响。

(6) 按压:穿刺点用无菌干棉球按压 5~10 分钟,直至完全止血。

2. 股动脉穿刺

(1) 体位:患者取平卧位,下肢稍外展,暴露穿刺部位。

(2) 穿刺点选择:操作者触摸腹股沟动脉搏动最强点(髂前上棘与趾骨结节体表连线处中点下方 1~2cm)作为穿刺点。

(3) 消毒:2.5% 碘酊和 75% 酒精,或 0.5% 碘伏,消毒患者穿刺部位皮肤,消毒范围 5~10cm。

(4) 穿刺:操作者将左手示指和中指置于股动脉搏动最强处,稍用力固定皮肤(示指、中指略分开约 0.5cm),然后在示指与中指之间搏动最强处垂直穿刺。

以下同桡动脉。

3. 穿刺后观察:观察穿刺部位是否有出血、肿胀和疼痛现象,观察采血部位远端肢体末梢的颜色和动脉搏动情况,对比双侧肢体是否有差异。

4. 血气标本处理

(1) 穿刺成功后,观察注射器中有无气泡,若有气泡,则将其排出,轻轻转动注射器使血液和肝素充分混合,然后将针头插入橡皮塞中密封。

(2) 将血气标本固定在冰盒上(或放入冰桶中),10 分钟内送检。

(3) 申请单上填写患者的吸入氧浓度和血红蛋白浓度。

如果穿刺后血液中混入气泡,应即刻排出气泡。

六、注意事项

1. 动脉穿刺点上方不要使用止血带,确定穿刺部位后方可穿刺。切勿粗暴地反复穿刺,以免造成动脉壁损伤和出血。

2. 动脉穿刺时,采用专用血气针,血液顶入注射器为动脉血。穿刺过程中勿抽拉针栓形成负压,造成血液进入注射器后无法准确判断其来源于静脉还是动脉。穿刺成功后,轻轻转动注射器,使血液与肝素充分融合,防止血液凝固。另外,塑料注射器易在管壁形成气泡,且不易排出,干扰血气分析结果。

3. 动脉痉挛:穿刺过程中出现动脉痉挛时造成穿刺及采集困难,且有形成血栓的风险。若针头已在动脉腔内,应稍等待。如造成穿刺失败,应热敷,待痉挛缓解后再行穿刺。

七、并发症及处理

1. 穿刺部位出血:皮下瘀血或血肿。常见于按压不充分、反复穿刺、刺穿血管后壁等情况。按压是预防出血的重要手段。部分凝血功能差的患者在穿刺后,应根据实际情况按压更长的时间,确定无出血后方可终止按压。皮下出血或血肿在 24 小时后可进行热敷等处理。

2. 血栓形成:多见于反复穿刺和过度按压的情况,应注意预防。一旦形成血栓应请血管外科检查处理。

3. 手掌缺血:可发生于 Allen 试验阴性的患者,建议穿刺前常规行 Allen 试验。

4. 感染：主要原因为消毒不严格,严格消毒可避免。

八、相关知识

1. Allen 试验:术者双手压迫患者的尺、桡动脉,嘱患者反复握拳和放松 5~7 次直至手掌变白。松开对尺动脉的压迫,若手掌在 10 秒内颜色恢复正常为阳性。若 10~15 秒无法恢复正常颜色为阴性,提示桡动脉和尺动脉之间侧支循环不良,不宜穿刺。否则一旦发生桡动脉闭塞,将出现手掌缺血的严重情况。

2. 腹股沟三角及股动脉的解剖特点:腹股沟三角位于腹股沟股前部的上 1/3,呈倒三角形,底部为腹股沟韧带,外侧边为缝匠肌内侧缘,内侧边为长收肌内侧缘。股三角内有股神经、股动脉及其分支、股静脉及其属支走行。股动脉由髂外动脉延续而来,在腹股沟韧带中点处进入股三角,在股三角内走行于股静脉的外侧。股动脉的外侧为股神经。股动脉在腹股沟韧带中点处位置表浅,易于触摸。

(北京大学第一医院　李海潮　陈建军)

参 考 文 献

1. 中华人民共和国卫生部,中国人民解放军总后勤部卫生部 . 临床护理实践指南(2011 年版). 北京:人民军医出版社,2011.
2. 余剑珍 . 护理技术 . 北京:科学出版社,2011.
3. 陈灏珠 . 实用内科学 . 第 13 版 . 北京:人民卫生出版社,2009.
4. 吴希如,李万镇 . 儿科实习医师手册 . 第 2 版 . 北京:人民卫生出版社,2006.

测 试 题

1. Allen 试验主要是用于检查
   A. 手掌的神经支配特点　　　　　　B. 手掌的血液供应情况
   C. 是否存在桡动脉畸形　　　　　　D. 是否存在尺动脉畸形
   E. 是否存在静脉血栓

2. 进行动脉血气分析时,如果标本中混有气泡,可能造成的最明显改变是
   A. 氧分压升高　　　　　　　　B. 二氧化碳分压升高　　　　　　C. pH 降低
   D. HCO_3^- 降低　　　　　　　　E. BE 降低

3. 有关动脉血气分析检查的要求,下述不正确的是
   A. 患者必须在停止吸氧后采集标本　　B. 标本内不能混有气泡
   C. 标本必须低温送检　　　　　　　　D. 送检化验单需要注明吸氧浓度
   E. 标本需充分混匀

4. 血气分析样本如果在室温放置时间延长,可能造成检查结果的偏差,其中不可能出现的是

A. 样本 CO_2 分压升高   B. 样本 HCO_3^- 下降   C. 样本 pH 降低

D. 样本 O_2 分压下降   E. 样本 pH 升高

5. 留取血气标本后助手按压时间为
   A. 1~3 分钟   B. 3~5 分钟   C. 5~10 分钟   D. 10~15 分钟   E. 15~20 分钟

6. 血气分析时,如果注射器内残留的肝素较多,可能对血气分析检查结果造成影响,其中最不可能出现的是
   A. AG 下降   B. pH 下降   C. pH 升高

   D. 氧分压下降   E. CO_2 分压升高

7. 动脉血二氧化碳分压($PaCO_2$)升高最常见于
   A. 弥散功能障碍   B. 肺泡通气量下降   C. 通气血流比例失衡

   D. 肺内分流   E. 食物中碳水化合物比例增加

8. Allen 试验:术者双手压迫患者的尺、桡动脉,嘱患者反复握拳和放松____次直至手掌变白。松开对尺动脉的压迫,若手掌在____秒内颜色恢复正常为阳性
   A. 5~7,10   B. 6~8,10   C. 7~9,5   D. 8~10,5   E. 8~10,10

9. Which item would change greatly when a air bubble mix in the artery blood sample from a healthy person
   A. $PaO_2\uparrow$ B. $PaCO_2\uparrow$ C. $pH\downarrow$ D. $HCO_3^-\downarrow$ E. $BE\downarrow$

10. Which sequence is correct from outside to inside in the femoral triangle
    A. femoral vein, femoral artery, femoral nerve
    B. femoral artery, femoral vein, femoral nerve
    C. femoral nerve, femoral vein, femoral artery
    D. femoral nerve, femoral artery, femoral vein
    E. femoral artery, femoral nerve, femoral vein

第 **13** 章

静 脉 穿 刺
Venous Puncture

一、目的

1. 通过外周静脉穿刺获取静脉血标本进行血常规、血生化、血培养等各项血液化验检查。建立外周静脉输液通道也需要进行外周静脉穿刺。

2. 深静脉穿刺(包括锁骨下静脉、颈外静脉或股静脉)的目的是在外周静脉穿刺困难的情况下获取静脉血标本;也可通过留置导管建立深静脉通道,用于胃肠外营养或快速补液治疗、经静脉系统的血流动力学(如 Swan-Ganz 导管、中心静脉压、电生理)等检查、介入治疗(如射频消融、深静脉滤网)等。

3. 本章主要介绍经肘静脉穿刺和股静脉穿刺留取静脉血标本的方法。

二、适应证

1. 需要留取静脉血标本的各种血液实验室检查。
2. 需要开放静脉通道输液或进行相关检查的各种情况。

三、禁忌证

穿刺部位有感染为绝对禁忌证。有明显出血倾向者为相对禁忌证。

四、操作前准备

医嘱单与执行单双人核对。

1. 核对医嘱。
2. 患者准备

(1) 向患者解释静脉穿刺的目的、方法、注意事项、操作过程、可能的风险。

(2) 告知需要配合的事项:主要是在穿刺过程中保持穿刺肢体不随意活动。

股静脉穿刺必要时需他人配合约束患者肢体。

(3) 评估患者穿刺部位的皮肤状况、静脉充盈度及管壁弹性;评估患者的配合程度。

3. 材料准备

(1) 治疗车上层物品:注射盘:皮肤消毒液(2.5% 碘酊和 75% 酒精,或 0.5% 碘伏,或安尔碘,或其他)、无菌棉签、采血针(或注射器)、真空采血试管、输液贴、治疗巾、垫枕、止血带、试管架、医嘱执行单、化验单。

(2) 治疗车下层物品:医疗废物桶、可回收废物桶、锐器盒。

(3) 其他:快速手消毒液。

4. 操作者准备

(1) 操作者修剪指甲,六步法洗手,戴帽子、口罩。

(2) 了解静脉穿刺的并发症以及预防和处理措施。

5. 环境准备:清洁、安静、光线适宜或有足够的照明。

五、操作步骤

1. 肘静脉穿刺

(1) 确定穿刺部位:核对患者信息,取平卧位或坐位,暴露前臂和上臂,肘部下方放置垫枕,上臂稍外展,于肘横纹上方约 6cm 处扎止血带,嘱患者握拳(若患者皮下脂肪较厚,可通过触摸寻找有明显弹性和张力的部位即为充盈的静脉)。

(2) 消毒穿刺部位皮肤:用无菌棉签蘸取消毒液,以穿刺点为中心螺旋式消毒注射部位皮肤,直径大于 5cm。

(3) 穿刺:一手拇指绷紧静脉穿刺部位下端皮肤,一手拇指和示指持采血针,针头斜面向上,沿静脉走行,与皮肤成 20°~30° 角快速刺入皮肤。见到回血后,针头再沿静脉走行向前送入少许,固定采血针,将采血针另一端插入真空采血管内进行采血,血液回吸至需要量后,松开止血带,嘱患者松拳,拔针并用无菌干棉签按压穿刺点 3~5 分钟(图 13-1)。将采血针弃于锐器盒内。

> 做血培养采血时需备酒精灯、火柴等。

> 止血带末端向上,避免污染穿刺无菌区域。

> 避免穿刺针乱刺,形成皮下血肿。

> 连接采血管时要避免穿刺针移位。

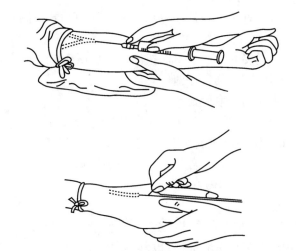

图 13-1 静脉穿刺进针示意图

（4）静脉穿刺结束后处理

嘱咐患者不要揉搓穿刺部位。

1）用快速手消毒液六步法洗手，协助患者舒适卧位。

2）按医疗废物处理原则清理用物。

特殊标本需注明采集时间。

3）妥善处理并及时送检血标本，以免影响检验结果。

4）流动水洗手并做好相关记录。

2. 股静脉穿刺

（1）确定穿刺部位：患者取平卧位，下肢稍外展外旋，在腹股沟处触摸股动脉搏动最明显处，其内侧即为股静脉穿刺部位（图 13-2）。

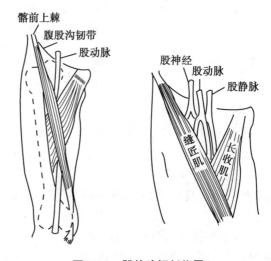

图 13-2　股静脉解剖位置

（2）消毒穿刺部位皮肤：用无菌棉签蘸取消毒液，以穿刺点为中心螺旋式消毒注射部位皮肤，直径大于 5cm。此外还需消毒操作者左手示指、中指。

（3）穿刺：左手示指和中指扪及股动脉搏动最明显处固定。右手持注射器，针头和皮肤呈 90° 或 45°，在股动脉内侧 0.5cm 处刺入。抽动活塞见有暗红色回血，提示针头已进入股静脉，固定针头，抽取所需的静脉血量。拔出针头后用无菌干棉签局部压迫止血 3~5 分钟至局部无出血。

手指固定针头，防止针头在血管内偏离。

必要时加压固定止血。

（4）静脉穿刺结束后处理

1）用快速手消毒液六步法洗手，协助患者舒适卧位。

2）按医疗废物处理原则清理用物。

3）妥善处理并及时送检血标本，以免影响检验结果。

4）流动水洗手并做好相关记录。

（5）注意事项

1）穿刺动作应轻柔。未抽到血液时可先向深部刺入，然后边退针边抽吸，直至有血液抽出；也可再次确定穿刺部位，稍微调整穿刺方向后重新穿刺。切勿粗暴地多次反复穿刺，以免造成血管壁损伤和出血。

2）穿刺过程中,如果所抽出的血液为鲜红的动脉血,提示误穿股动脉,应拔出针头,按压 5~10 分钟后重新确定穿刺部位再行穿刺。

六、并发症及处理

穿刺部位出血可造成皮下瘀血或血肿,常见于按压不充分、反复穿刺、刺穿血管壁等情况。充分按压是预防出血的重要手段。部分凝血功能差的患者在穿刺后应根据实际情况按压更长的时间,确定无出血后方可终止按压。皮下出血或血肿在 24 小时后可进行热敷等处理。

七、相关知识

1. 采血前需根据检查内容告知患者应进行的准备,如血生化检查前一天应尽量避免摄入过于油腻的食物,并空腹 12~14 小时等。应根据检查项目的不同,选择不同类型的试管。如为抗凝试管,应旋转搓动使血液和抗凝剂混匀以防凝固;如为干燥试管,则不应摇动。进行血培养时采血量为 5~10ml,使血液与培养液混匀,并在血液注入培养瓶前后消毒瓶口。

2. 留取血标本时,应拔掉针头,沿试管壁将血液缓慢注入,以防溶血或出现泡沫。另外,过度振荡亦可引起溶血。标本溶血后,由于红细胞内的电解质和酶类进入到血浆中,将对相关项目的检查造成显著的影响,如血钾、AST、CK_MB 等,应参阅相关文献进行分析。

3. 进行静脉输液时常用的静脉穿刺部位有手背静脉和足背静脉。

（天津医科大学第二医院　李广平　付丽）

（北京大学第一医院　李海潮）

参 考 文 献

1. Thomsen TW, DeLaPena J, Setnik GS. Thoracentesis. N Engl J Med, 2006, 355：e16.
2. 医师资格考试指导用书专家编写组. 国家医师资格考试实践技能应试指南(临床执业医师). 北京：人民卫生出版社, 2011.
3. 中华医学会. 临床诊疗指南·胸外科分册. 北京：人民卫生出版社, 2009.
4. 李小寒, 尚少梅. 基础护理学. 第 4 版. 北京：人民卫生出版社, 2008.
5. 吴欣娟. 临床护理技术操作并发症与应急处理. 北京：人民卫生出版社, 2011.

测 试 题

1. 下列哪项不是深静脉穿刺

A. 肘静脉   B. 锁骨下静脉   C. 股静脉   D. 颈外静脉   E. 上述均不是

2. 血液标本溶血时,下述检查项目影响不大的是
A. TP   B. AST   C. K^+ D. CK-MB   E. RBC

3. 有关静脉穿刺所致大面积皮下出血的处理方式,叙述正确的是
A. 立即热敷   B. 口服止血药物   C. 24 小时后热敷
D. 观察   E. 止血带止血

4. Which item is most similar between the samples from vein and artery
A. pH   B. PO_2 C. PCO_2 D. HCO_3^- E. K^+

5. For which kind of examination would patient be asked to keep fasting
A. hepatitis B virus surface antigen   B. complete blood cell
C. liver function and renal function   D. C-reactive protein
E. renal function

6. 留取血标本的过程中,下面哪项不正确
A. 采血针连接采血管时固定针头
B. 血培养采血时血液注入培养瓶前后需消毒瓶口
C. 静脉穿刺部位有手背静脉和足背静脉
D. 留取血标本后,要反复过度震荡防止凝血
E. 皮下出血或血肿在 24 小时后可进行热敷等处理

7. 穿刺出血的常见原因不包括哪项
A. 按压不充分   B. 反复穿刺   C. 刺穿血管壁
D. 静脉穿刺后局部按压 3~5 分钟   E. 患者凝血机制差

8. 临床上做静脉穿刺取血不正确的操作是哪项
A. 采取生化血标本应在晨起空腹时
B. 可以在输液、输血针头处抽取血标本
C. 脱水患者血管充盈不良,可以局部按摩
D. 血培养标本应注入无菌容器内
E. 严格执行无菌操作制度和查对制度

9. 股静脉穿刺时,穿刺点位置及针头与皮肤的角度应为
A. 股动脉内侧 0.5cm,针头与皮肤呈 90° 或 45°
B. 股动脉外侧 0.5cm,针头与皮肤呈 90° 或 45°
C. 股动脉内侧 0.5cm,针头与皮肤呈 60°
D. 股动脉外侧 0.5cm,针头与皮肤呈 90°
E. 股动脉外侧 0.5cm,针头与皮肤呈 60°

10. 肘正中静脉取血时,针头与皮肤的角度应为
A. 10°~20°   B. 15°~25°   C. 20°~30°   D. 30°~35°   E. 40°~45°

第 **14** 章

穿脱隔离衣
Don and Remove Isolation Gown

一、目的

1. 保护医务人员避免受到血液、体液和其他感染性物质污染。
2. 保护患者避免感染。

二、适应证

1. 接触经接触传播的感染性疾病如传染病患者、多重耐药菌感染等患者时。
2. 对患者实行保护性隔离时,如大面积烧伤、骨髓移植等患者的诊疗、护理时。
3. 可能受到患者血液、体液、分泌物、排泄物喷溅时。

三、禁忌证

无。

四、操作前准备

1. 患者准备
无。
2. 材料准备
(1) 隔离衣。
(2) 挂衣架。
(3) 衣夹。
(4) 洗手池。
(5) 洗手液。
(6) 帽子、口罩。
(7) 刷子。
(8) 消毒液。
(9) 毛巾。
3. 操作者准备
(1) 取下手表,卷袖过肘,洗手。
(2) 穿隔离衣前要戴好帽子、口罩。

五、操作步骤

1. 取衣:手持衣领从衣夹上取下隔离衣,清洁面朝向自己,将衣服向外折,露出肩袖内口。

> 要手持衣领取衣。

2. 穿隔离衣

(1) 一手持衣领,另一手伸入袖内并向上抖,注意勿触及面部。一手将衣领向上拉,使另一手露出来。依次穿好另一袖。

(2) 两手持衣领顺边缘由前向后扣好领扣。

> 注意两手持衣领顺边缘由前向后扣好领扣。

(3) 扣好袖口或系上袖带。

(4) 从腰部向下约5cm处自一侧衣缝将隔离衣后身向前拉,见到衣边捏住,依法将另一边捏住,两手在背后将两侧衣边对齐,向一侧按压折叠,以一手按住,另一手将腰带拉至背后压住折叠处,在背后交叉,回到前面打一活结,系好腰带。

> 两手在背后注意将两侧衣边对齐,向一侧按压折叠。

3. 脱隔离衣

(1) 解开腰带,在前面打一活结。

> 注意腰带要打一活结。

(2) 解开袖口,在肘部将部分袖子塞入工作服内,暴露前臂。

(3) 消毒双手,按前臂至指尖顺序刷洗2分钟,清水冲洗,擦干。

(4) 解开衣领。

> 解衣领前,一定要消毒双手。

(5) 一手伸入另一侧袖口内,拉下衣袖过手,用遮盖着的手在外面拉下另一衣袖。

> 要用遮盖着的手在外面拉下另一衣袖。

(6) 解开腰带,两手在袖内使袖子对齐,双臂逐渐退出。

(7) 双手持领,将隔离衣两边对齐,用衣夹夹衣领挂好。

六、并发症及处理

无。

七、相关知识

1. 如挂在半污染区的隔离衣,清洁面向外;如挂在污染区的隔离衣,清洁面向内。

2. 标准预防:针对医院所有患者和医务人员采取的一组预防感染措施。包括手卫生,根据预期可能的暴露选用手套、隔离衣、口罩、护目镜或防护面罩以及安全注射;也包括穿戴合适的防护用品处理患者环境中污染的物品与医疗器械。标准预防是基于患者的血液、体液、分泌物(不包括汗液)、非完整皮肤和黏膜均可能含有感染性因子的原则。

3. 个人防护用品:用于保护医务人员避免接触感染性因子的各种屏障用品,包括口罩、手套、护目镜、防护面罩、防水围裙、隔离衣、防护服、鞋套等。

(北京大学人民医院　魏来　马慧)

参 考 文 献

1. WS/T 311-2009, 中华人民共和国卫生行业标准 医院隔离技术规范. 中华人民共和国卫生部, 2009.
2. 医师资格考试指导用书专家编写组. 国家医师资格考试实践技能应试指南(临床执业医师). 北京: 人民卫生出版社, 2011.

测 试 题

1. 穿脱隔离衣前的操作者准备不包括
   A. 戴帽子   B. 戴口罩   C. 套鞋套   D. 洗手   E. 卷袖过肘

2. 穿隔离衣的正确顺序为
   A. 扣领扣—穿袖子—系袖带—系腰带
   B. 穿袖子—扣领扣—系袖带—系腰带
   C. 穿袖子—扣领扣—系腰带—系袖带
   D. 穿袖子—系袖带—系腰带—扣领扣
   E. 扣领扣—系腰带—穿袖子—系袖带

3. 脱隔离衣的正确顺序为
   A. 解开腰带—消毒双手—解开袖口—解开衣领
   B. 消毒双手—解开腰带—解开袖口—解开衣领
   C. 解开衣领—解开袖口—解开腰带—消毒双手
   D. 解开腰带—解开袖口—消毒双手—解开衣领
   E. 解开衣领—消毒双手—解开腰带—解开袖口

4. Infection chain include some links except
   A. source of infection   B. hand   C. susceptible hosts
   D. route of transmission   E. modes of transmission

5. Removing isolation gown, the correct hand hygiene time is
   A. three minutes   B. one minute   C. two minutes
   D. four minutes   E. one and a half minute

6. 穿隔离衣时
   A. 应单手持衣领顺边缘由前向后扣好领扣
   B. 应两手持衣领顺边缘由前向后扣好领扣
   C. 应两手持衣领顺边缘由后向前扣好领扣
   D. 应两手持衣领由后向前扣好领扣
   E. 应两手持衣领由前向后扣好领扣

7. 穿隔离衣时
   A. 应从腰部向下约 5cm 处自一侧衣缝将隔离衣后身向前拉, 见到衣边捏住
   B. 应从腰部向下约 4cm 处自一侧衣缝将隔离衣后身向前拉, 见到衣边捏住
   C. 应从腰部向下约 3cm 处自一侧衣缝将隔离衣后身向前拉, 见到衣边捏住
   D. 应从腰部向下约 6cm 处自一侧衣缝将隔离衣后身向前拉, 见到衣边捏住

E. 应从腰部向下约7cm处自一侧衣缝将隔离衣后身向前拉,见到衣边捏住

8. 准备穿隔离衣取衣时,应
    A. 手持衣袖从衣夹上取下隔离衣   B. 手持袖口从衣夹上取下隔离衣
    C. 手持衣襟从衣夹上取下隔离衣   D. 手持衣领从衣夹上取下隔离衣
    E. 手持腰带从衣夹上取下隔离衣

9. 脱隔离衣时,消毒双手的正确时机是
    A. 解开腰带后   B. 解开衣领后   C. 解开袖口前
    D. 解开腰带前   E. 解开衣领前

10. 悬挂隔离衣时,正确的是
    A. 挂在半污染区的隔离衣,清洁面向外
    B. 挂在半污染区的隔离衣,清洁面向内
    C. 挂在污染区的隔离衣,清洁面向外
    D. 无论是挂在半污染区或污染区的隔离衣,均清洁面向内
    E. 无论是挂在半污染区或污染区的隔离衣,均清洁面向外

第 **15** 章

心电图操作

Electrocardiogram Operation

一、目的

了解被检者心电活动情况,是心脏疾病特别是心律失常最常用的检测手段之一。

二、适应证

1. 对心律失常具有肯定的临床价值。
2. 是临床诊断心肌梗死和观察其演变的可靠方法。
3. 是房室肥大、心肌缺血、药物和电解质紊乱等的辅助诊断手段。
4. 对心脏起搏器植入前后患者的心电监测。
5. 是各种危重患者抢救和手术中心脏监护的措施。
6. 在航天及运动等其他医学科研领域的应用。

三、操作前准备

1. 环境及器械(物品)准备

(1) 符合国家医疗部门有关医学电子检查设备的标准要求,保证安全性。

(2) 诊查环境注意保护被检者隐私,室内温度不应低于18℃,检查床的宽度最好大于80cm。合格的心电图机、外接电缆、导联电缆、探查电极(四肢及胸部)。

(3) 心电图记录纸。

(4) 导电糊或导电膏、棉签(纱布)、酒精。

(5) 分规、记录笔、报告单。

(6) 检查心电图机工作性能(标准样机检测标准)。

2. 着装准备:检查者按医疗卫生管理规定要求着装,衣帽整洁得体。

3. 核对申请单:患者姓名、年龄、性别、住院号、心电图编号、临床诊断、检查目的。

4. 患者准备:向患者解释心电图检查的目的、方法、注意事项及配合要求。

四、操作步骤

1. 按顺序连接/检查心电图机的地线、电源线、导联线。

2. 连接地线及电源(使用交流电的心电图机必须先接地线、后接电源)。

3. 打开心电图机开关。使用直流电源者检查电压是否正常。

4. 安装记录纸/检查记录纸是否充足。

5. 首先描记标定电压 1mV=10mm 的方波,同时检查各导联记录的同步性、灵敏度、阻尼及频响。

6. 协助患者仰卧(必要时也可采取其他适宜的体位),充分暴露前胸及手腕、脚踝,放松肢体、保持平静呼吸。

7. 处理皮肤(肥皂水清洗、酒精去脂、必要时剃毛发);将导电糊(或导电膏)涂于放置电极处的皮肤上,以减少皮肤阻抗。

8. 严格按照统一标准,准确安放常规 12 导联心电图探查电极。

(1) 肢体导联:电极应选择两上肢腕关节内侧和两下肢踝关节内侧的上方。

RA- 右上肢

LA- 左上肢

RL(N)- 右下肢

LL- 左下肢

(2) 胸前导联(图 15-1)

1) 选择肋间:先找到胸骨角(Louis 角),其两侧分别与左右肋软骨相连接,为计数肋骨和肋间隙顺序的主要标志。第 2 肋骨下面的间隙为第 2 肋间隙,依次向下数肋间至第 4 肋间隙、第 5 肋间隙。

2) 选择胸前导联电极位置:

V_1- 胸骨右缘第 4 肋间

V_2- 胸骨左缘第 4 肋间

V_3-V_2 与 V_4 连线中点(通常先确定 V_4 的部位)

V_4- 左锁骨中线第 5 肋间

V_5- 左腋前线与 V_4 同一水平处

V_6- 左腋中线与 V_4 同一水平处

若病情需要记录 18 导联心电图,需加做如下导联(图 15-2):

V_7- 左腋后线与 V_4 同一水平处

V_8- 左肩胛线与 V_4 同一水平处

V_9- 左脊柱旁线与 V_4 同一水平处

V_3R- 右胸与 V_3 相对应处

V_4R- 右胸与 V_4 相对应处

V_5R- 右胸与 V_5 相对应处

若怀疑有右位心时加做上肢反接后的肢体导联,反接后的 V_1 与 V_2 及加做 V_3R、V_4R、V_5R、V_6R 导联(图 15-3)。

侧栏批注:

不能仅以导联线的颜色分辨上肢、下肢或左右,必须按照标记符号辨识。

女性乳房下垂者应托起乳房,将 V_3、V_4、V_5 的电极位置安置在乳房下的胸壁上,而不应安置在乳房上。

描记 V_7、V_8、V_9 导联时患者必须采取仰卧位,可选扁平电极或吸杯电极(背部电极最好用一次性监护电极连接),不应取侧位进行描记。

怀疑有右位心时,应加做 V_3R、V_4R、V_5R、V_6R,尤其注意肢体导联上肢需反接。

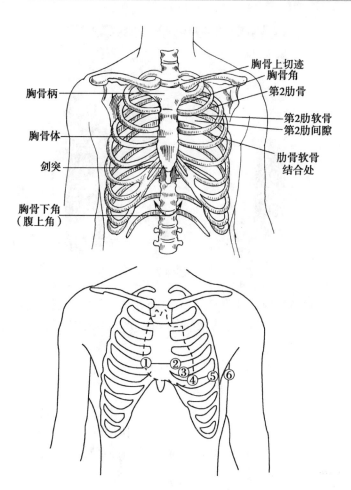

胸骨上切迹
胸骨角
第2肋骨

第2肋软骨
第2肋间隙

肋骨软骨
结合处

胸骨柄

胸骨体

剑突

胸骨下角
（腹上角）

图 15-1　胸前导联的位置

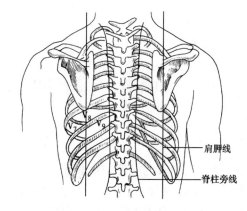

肩胛线

脊柱旁线

图 15-2　V_7、V_8、V_9 导联的位置

9. 描记心电图

（1）设定纸速为 25mm/s。

（2）观察基线是否稳定,有无交流电或其他干扰,如有应设法排除。

（3）每个导联记录长度不少于 3~4 个完整的心动周期。

遇有心律失常时应做长程 II 或 V_1 记录,做多导联同步记录最好。

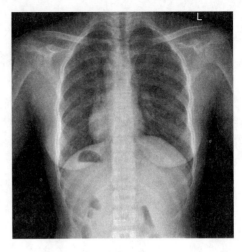

图 15-3 　正位胸片——右位心

（4）对急性缺血性胸痛的患者，首次心电图检查必须加做 V_7、V_8、V_9、V_3R、V_4R、V_5R，并将胸前各导联放置部位用记号笔做标记，以便以后进行动态比较。

（5）对于电压过高而描记失真的导联，应选用 1mV=5mm 的标准作补充记录。

（6）记录的心电图必须标明患者姓名、性别、年龄、检查日期、时间。手动记录要标明导联。不能仰卧位的患者应注明体位。

10. 心电图操作结束后，去除电极，清洁被检者皮肤，关闭开关，拔掉电源，最后拔除地线，为下次使用做好准备。

五、并发症及处理

局部皮肤不良反应。

1. 原因：胸部探察电极吸附时间过长或对导电膏过敏。

2. 表现：局部皮肤出现小水疱或红、痒、皮疹。

3. 预防及处理：一般无需特殊处理，去掉电极观察，严重者可予抗过敏治疗。

六、相关知识

心脏约 2/3 位于正中线的左侧，1/3 位于正中线的右侧，前方对向胸骨体和第 2~6 肋软骨，后方平对第 5~8 胸椎。心脏在发育过程中沿心脏纵轴轻度向左旋转，故左半心位于右半心的左后方。若平第 4 肋间隙通过心脏做一水平切面并标以钟面数字，有助于对心腔位置关系的了解：右室在 5~8 点；右房在 8~11 点；左房在 11~1 点；左室相当于 2~5 点；房间隔和室间隔大致在 10 点半和 4 点半位置，与身体正中面约成 45° 角。

（首都医科大学宣武医院　魏嘉平　高来顺）

（北京大学人民医院　刘元生　陈红）

参 考 文 献

1. 陈红,陈江天.内科常用操作技术手册.北京:北京大学医学出版社,2005.
2. 柏树令.系统解剖学.第5版.北京:人民卫生出版社,2002.

测 试 题

1. 描记 V_7、V_8、V_9 导联时患者应取
   A. 仰卧位　　　B. 左侧卧位　　　C. 右侧卧位　　　D. 立位　　　E. 半卧位

2. 常规心电图描记应是
   A. 3 导联　　　B. 6 导联　　　C. 9 导联　　　D. 12 导联　　　E. 18 导联

3. V_8 导联位于左肩胛线与
   A. V_3 同一水平　　B. V_2 同一水平　　C. V_4 同一水平　　D. 第 4 肋间　　E. 第 5 肋间

4. The normal rhythm strip of a 12-lead ECG should be
   A. 10mm/s　　　B. 25mm/s　　　C. 50mm/s　　　D. 75mm/s　　　E. 100mm/s

5. The normal gain setting of a 12-lead ECG should be
   A. 5mm/mV　　　B. 10mm/mV　　　C. 15mm/mV　　　D. 20mm/mV　　　E. 25mm/mV

6. 标准 Ⅱ 导联的正确连接方式是
   A. 左上肢为正极,右上肢为负极　　　　B. 左上肢为负极,左下肢为正极
   C. 右上肢为负极,右下肢为正极　　　　D. 左下肢为正极,右上肢为负极
   E. 左下肢为正极,右下肢为负极

7. 描记 V_4 导联时,探查电极应放置于
   A. 胸骨右缘第 4 肋间　　　　　　　　B. 胸骨左缘第 4 肋间
   C. V_3 与 V_5 连线中点　　　　　　　D. 左锁骨中线与第 5 肋间相交处
   E. 胸骨左缘第 2 肋间

8. V_5 导联的探查电极位于
   A. 胸骨左缘第 4 肋间　　　　　　　　B. 左锁骨中线与第 5 肋间交叉处
   C. 左腋前线与 V_4 同一水平　　　　　D. 左腋中线与第 5 肋间交叉处
   E. 胸骨右缘第 4 肋间

9. 当走纸速度为 25mm/s 时,心电图横坐标上每小格代表
   A. 0.05s　　　B. 0.02s　　　C. 0.04s　　　D. 0.25s　　　E. 0.50s

10. 心电图坐标格上平均 P-P 间距为 15 小格(纸速为 25mm/s),其心率为
    A. 60 次 / 分　　B. 90 次 / 分　　C. 80 次 / 分　　D. 100 次 / 分　　E. 70 次 / 分

第 **16** 章

刷 手
Surgical Hand Scrub

一、目的

手术前刷手作为一种简便易行的消毒措施,能有效预防和控制病原体传播,防止术后感染的发生。

二、适应证

所有参加手术的人员都必须进行手术前刷手。

三、禁忌证

1. 手臂皮肤有破损或有化脓性感染者。

2. 参加手术的人员患有传染性疾病且处于传染期者(如流行性感冒等)。

四、操作前准备

1. 更换刷手衣(要求内部衣衫未露出刷手衣领口及袖口外,刷手衣下沿要完全掖于刷手裤内),换手术用鞋,戴好医用帽子(勿使头发暴露)和口罩(罩住口鼻)。

2. 修剪指甲,去除甲下污垢,摘除手部饰品。

3. 将刷手衣袖挽至肘上 10cm 以上。

4. 材料准备:消毒毛刷、普通肥皂或皂液、无菌小方巾、0.5%碘伏、75% 酒精、洁肤柔洗手液和洁肤柔消毒凝胶。

五、操作步骤

(一) 肥皂水刷手法

1. 普通刷手:先用普通肥皂按六步洗手法洗手。

2. 肥皂水刷手:用消毒毛刷蘸肥皂水依次刷手指尖、手、腕、前臂至肘上 10cm 处(由远及近,沿一个方向顺序刷洗),两上肢交替进行刷洗。刷完一次后用清水将肥皂水冲去(手指向上,肘部屈曲朝下,先冲手部,再冲前臂,最后冲上臂,使水流自手部流向肘部)。按上述方法共刷洗 3 遍,时间共 10 分钟。冲洗后保持拱手姿势(双手勿低于肘、高于肩为标准)。

> 注意刷手及浸泡消毒范围、各步骤所需的时间,浸泡后保持拱手姿势,已消毒的部位不能触及有菌的物品。

3. 擦手:用无菌小方巾,先擦干双手,之后对角折叠成三角形(底边向里,尖向外,平放于一只手背上,另一只手持方巾底边两角对合),由手腕向前臂、肘部到上臂(肘上 10cm 处)顺序擦干,先擦干一侧,翻转手巾再擦另一侧,擦过肘部的手巾不能再接触手和前臂。

4. 泡手:将手、前臂到肘上 6cm 处浸泡在 75% 酒精或 0.1% 苯扎溴铵(新洁尔灭)内,共 5 分钟。

5. 手臂浸泡后保持拱手姿势,待其自然晾干。刷手后,不可再触及非无菌的任何物品,若不慎碰触非无菌的物品时,应重新刷手。

(二)简易刷手法

1. 普通刷手:先用普通肥皂按六步洗手法洗手。

2. 消毒液刷手:用消毒毛刷蘸洁肤柔洗手液刷指尖、手、腕、前臂至肘上 10cm 处(由远及近,沿一个方向顺序刷洗),刷时用相当力量,注意甲缘下及指间部位,保持指尖朝上、肘朝下,两上肢沿手、腕、前臂、肘上交替进行刷洗,刷完一次后用清水将洁肤柔洗手液冲洗干净(先冲手部,再冲前臂,最后冲上臂,使水流自手部流向肘部),时间 3 分钟。冲洗后保持拱手姿势。

3. 擦手:用无菌小方巾先擦干双手,之后对角折叠成三角形,从手腕向前臂、肘部到上臂(肘上 10cm 处)顺序擦干,先擦干一侧,翻转手巾再擦另一侧,擦过肘部的手巾不能再接触手和前臂。

4. 涂手:用 5~10ml 洁肤柔消毒凝胶(约含酒精 55%,DP300 0.12%)均匀涂于两手、前臂和肘上 6cm 一遍,双手搓擦至干。

(三)碘伏刷手法

1. 先用肥皂和水把手和前臂清洗一遍,用干净一次性纸巾或干毛巾擦干。

2. 碘伏刷手:用消毒的软毛刷蘸取 0.5% 碘伏刷手。刷手顺序采用三段法:先刷双手,顺序为指端、甲缘及两侧甲沟,由拇指的桡侧起渐次到背侧、尺侧,依次刷完五指及指蹼,然后刷手掌、手背;再刷双前臂;最后刷双上臂至肘上 6cm。刷手时间 5 分钟,要求用力适当,均匀一致,从手到臂,交替逐渐上行,顺序不可逆转,不可留有空白区。时间的安排并不是均匀分配的,双手的用时要多一些。

3. 擦手:用无菌小方巾擦干手部后,对角折叠成三角形,放于前臂并使三角形的底边朝上,另一手抓住下垂的两角,拉紧和旋转,逐渐向上移动至肘上 6cm。再用另一块无菌小方巾以同样的方法擦干对侧手和臂。注意毛巾移动方向只能从手到上臂,切忌相反。擦手的目的是为了方便戴无菌手套,因此,擦手不一定要把碘伏擦得十分干净,适当留下一些碘伏会形成一层保护膜,更加有利于无菌操作。

刷手注意:

1. 注意手指甲缝、指关节、指蹼处、腕部尺侧和肘后方等部位的刷洗。

2. 无菌毛刷、无菌小方巾接触到上臂后,不能再接触手部和前臂。

3. 刷手冲洗过程应保持双手位于胸前并高于肘部,保证水由手部流向肘部。

4. 刷手完成后体位:双手保持在胸前,双肘成半屈位。消毒后的双手应该保持下不可低过腰际,上不可高过肩部的位置。刷手后,不可再触及非无菌的任何物品,如误触及非无菌物品,必须重新刷手。

六、相关知识

1. 消毒药品:种类很多,如 1∶1000 苯扎溴铵、1∶2000 氯己新液等。使用这些浸泡液时,刷手时间可缩短为 5 分钟。浸泡前一定要冲干净手臂上的肥皂水,以免影响杀菌药效。这样的消毒液使用不能超过 4 次。

2. 连台手术的刷手:若前一台手术为无菌或清洁手术,术后手套未破,需连续施行另一台手术时,可不用重新刷手,仅需将手、前臂和肘上 6cm 浸泡 75% 酒精或 0.1% 苯扎溴铵溶液 5 分钟,也可用碘尔康或灭菌王涂擦手和前臂,或用洁肤柔消毒凝胶涂擦手和前臂一遍,再穿无菌手术衣和戴无菌手套。若前一次手术为污染手术,则连续施行手术前应重新刷手。

3. 普通洗手的方法(六步洗手法洗手):采用流水洗手,使双手充分浸湿。取适量肥皂或者一般消毒液,均匀涂抹至整个手掌、手背、手指和指缝。认真揉搓双手至少 15 秒,应注意清洗双手所有皮肤,清洗指尖、指背和指缝,具体揉搓步骤为:

洗手口诀:内、外、夹、弓、大、立。

第一步:掌心相对,手指并拢,相互揉搓。
第二步:掌心对手背,沿指缝交叉,相互揉搓,交换进行。
第三步:掌心相对,双手指交叉,指缝相互揉搓。
第四步:弯曲手指,使关节在另一手掌心旋转揉搓,交换进行。
第五步:右手握住左手大拇指旋转揉搓,交换进行。
第六步:将 5 个手指尖并拢放在另一手掌心旋转揉搓,交换进行。

最后在流水下彻底冲洗双手,擦干。

(中山大学附属第一医院 王深明 赖佳明)
(中山大学附属第一医院 肖海鹏)

参 考 文 献

1. 医师资格考试指导用书专家编写组.国家医师资格考试实践技能应试指南(临床执业医师).北京:人民卫生出版社,2011.
2. 黄晓波.外科学总论实习精要.北京:北京大学医学出版社,2009.
3. 杨镇.外科实习医师手册.第 5 版.北京:人民卫生出版社,2013.
4. 杜玉君,安莲华,刘彬.临床实践技能操作规范.北京:人民卫生出版社,2013.

测 试 题

1. 医护人员在以下哪一类情况下可以参加手术
   A. 霍乱　　　　　　　　　　　B. 禽流感
   C. 手背皮肤有破损　　　　　　 D. 指甲甲沟炎
   E. 慢性肝炎

2. 关于手术前刷手,以下描述正确的是
   A. 目前刷手已经改进,只用洁肤柔消毒凝胶消毒手和前臂两遍就可以上手术
   B. 如果用肥皂水刷手,应该要刷洗两遍,时间共 10 分钟
   C. 擦手时用无菌小方巾由手向前臂、肘部到上臂顺序擦干,先擦干一侧,翻转手巾再擦另一侧,擦过肘部的手巾不能再接触手和前臂
   D. 刷手完成后,手接触到自己上臂衣服,要再浸泡 75% 酒精 5 分钟,不必重新刷手
   E. 简易刷手法刷手时,刷手时间可缩短到 1 分钟

3. 以下哪一种消毒药品不可以用于手术前刷手
   A. 1∶1000 苯扎溴铵　　　　　 B. 洁肤柔消毒凝胶
   C. 1∶2000 氯己新液　　　　　 D. 石炭酸(苯酚)
   E. 洁肤柔刷手液

4. The disinfectant solutions below can be used for hand brushing before operation except
   A. 1∶1000 benzalkonium bromide　　B. Jifro disinfectant gel
   C. 1∶2000 chlorhexidine solution　　D. carbolic acid
   E. Jifro brushing solution

5. Under which circumstance below, re-scrubbing is not needed when participating in another operation continuously
   A. It is a thyroid surgery previously
   B. It is a VATS lobectomy
   C. The aseptic clothes and gloves wearied in surgery are imported with original packaging
   D. The gloves are broken after previous surgery
   E. Hands and forearms have been scrubbed with Jifro disinfectant gel for three times before surgery

6. 关于六步洗手法洗手的步骤,以下正确的是
   A. 采用流水洗手,使双手充分浸湿
   B. 取适量肥皂液,均匀涂抹至整个手掌、手背、手指和指缝
   C. 揉搓双手至少 15 秒
   D. 在流水下彻底冲洗双手,擦干
   E. 以上均正确

7. 连续施行另一台手术时,以下哪一种情况下可以不用重新刷手
   A. 上一台为甲状腺手术
   B. 手术时穿戴的无菌衣服和手套为原装进口
   C. 上一台手术完毕后发现手套已经破损
   D. 手术前已经用洁肤柔消毒凝胶涂擦手和前臂 3 遍
   E. 上一台为肝脓肿切开引流术

8. 医务人员洗手六步法的第四步是
   A. 掌心相对揉搓
   B. 手指交叉,掌心对手背揉搓,交换进行
   C. 手指交叉,掌心相对揉搓
   D. 拇指在掌中揉搓,交换进行
   E. 弯曲手指关节在掌心揉搓,交换进行

9. 手卫生是指
   A. 洗手
   B. 卫生手消毒
   C. 外科手消毒
   D. 医务人员洗手、卫生手消毒和外科手消毒的总称
   E. 吃饭前要洗手

10. 甲状腺腺瘤连台手术(两台),第一台手术后手套未破,可以不用重新刷手,但在重新穿无菌手术衣和戴无菌手套前要
    A. 将手、前臂和肘上 6cm 浸泡 75% 酒精 5 分钟
    B. 将手、前臂和肘上 6cm 浸泡 0.1% 苯扎溴铵溶液 5 分钟
    C. 灭菌王涂擦手和前臂一遍
    D. 洁肤柔消毒凝胶涂擦手和前臂一遍
    E. 以上措施都可以选择

第17章

手术区消毒
Operation Disinfection

一、目的

手术区域消毒的目的是消灭拟作切口处及其周围皮肤上的细菌,防止细菌进入创口内。因此,手术区域准备是无菌操作的一个重要环节。

二、适应证

任何手术均需通过皮肤或黏膜进入手术野才能进行操作。原则上来讲,凡是准备接受手术者均需要进行手术区域的消毒。

三、禁忌证

目前消毒剂常用 2.5% 碘酊加用 75% 酒精脱碘、0.5% 吡咯烷酮(PVP)碘(普遍)、0.5% 碘尔康溶液或 1:1000 苯扎溴铵溶液。对某种消毒剂过敏者应更换其他消毒剂进行消毒。

四、消毒前准备

1. 患者准备

(1) 手术前应对手术区进行清洗、剃毛和酒精消毒,并加以保护。范围较广的剃毛原是皮肤准备的常规,例如任何腹部手术须剃去从乳头水平至耻骨联合水平、双侧腋中线之间的全部体毛。现在通过临床研究证明,毛发经过洗涤剂清洗后并不带有多量细菌,只要将切口部位的粗毛剃去,使皮肤消毒剂能充分发挥作用,不剃去一般的细汗毛,并不增加手术切口的感染率。剃毛时间以接近手术为佳(但不应在手术室内进行)。剃毛时勿损伤皮肤,应用安全剃刀,也可用除毛剂。

(2) 择期手术患者在病情允许的情况下,术前一天要沐浴更衣,用肥皂温水洗净皮肤,尤其手术区域必须洗净。注意清除脐或会阴等处的积垢,以免影响手术台上的皮肤消毒。如皮肤上留有膏药或胶布粘贴痕迹,需用乙醚或松节油擦净。

(3) 头颅部应剃除一部分或全部头发,并用 75% 酒精涂擦,最后用无菌巾包裹。

（4）心血管手术、器官移植术、人工组织植入术等手术前须用 2.5% 碘酊和 75% 酒精涂擦，骨科的无菌手术须用碘酊、酒精连续三天消毒准备，每天一次，用无菌巾包裹。

（5）儿外科手术除在头部者外不必去毛。

（6）一般非急症手术，若发现患者皮肤切口处有红疹、毛囊炎、小疖肿等炎症，应延期手术，以免造成切口感染。

（7）烧伤后和其他病变的肉芽创面施行植皮术以前，需换药尽量减轻感染和减少分泌物。

2. 材料准备

（1）手术扇形台。

（2）消毒剂。

（3）消毒棉球。

（4）托盘 1 只。

（5）卵圆钳 2 把。

3. 操作者准备

口罩、手术衣帽，术者自身消毒也是无菌屏障的重要组成部分。

（1）消毒者剪短指甲。

（2）进入手术室后更换手术衣、裤、鞋。

（3）戴好口罩和帽子。

（4）消毒者手及手臂消毒。

（5）进入手术室后，洗手护士传递给消毒器械。

五、操作步骤

1. 消毒步骤

（1）操作者站在患者右侧。检查消毒区皮肤清洁情况。

注意消毒液不能浸蘸过多，以免引起周围皮肤黏膜的刺激与损伤。

（2）一助从器械护士手中接过盛有浸蘸消毒液的消毒弯盘与无菌卵圆钳。

（3）手臂消毒后（不戴手套），用无菌卵圆钳夹持纱球，由一助完成消毒。

（4）第一遍消毒由手术中心开始，向周围皮肤无遗漏地涂布消毒液。

注意每一遍消毒范围都应以不超过前一次消毒范围为准。

（5）待第一遍消毒液晾干后，换无菌卵圆钳以同样的方式涂布消毒液一遍，为第二遍。共三遍消毒。

（6）普遍用 0.5% PVP 碘进行手术区皮肤消毒。因为该消毒剂有碘酊相同的杀菌能力，又无碘酊对皮肤的刺激性。用此剂消毒时只按上法涂擦两次，不用脱碘即可。

2. 消毒方式

（1）环形或螺旋形消毒，用于小手术野的消毒。

（2）平行或叠瓦形消毒，用于大手术野的消毒。

总体原则为先消毒相对洁净区域，再消毒相对污染区域。

3. 消毒原则

（1）离心形消毒：清洁刀口皮肤消毒应从手术野中心部开始

向周围涂擦。

（2）向心形消毒：感染伤口或肛门、会阴部的消毒，应从手术区外周清洁部向感染伤口或肛门、会阴部涂擦。

4. 不同手术部位所采用的消毒溶液：由于手术患者年龄和手术部位不同，手术野皮肤消毒所用的消毒剂种类也不同。

（1）婴幼儿皮肤消毒：婴幼儿皮肤柔嫩，一般用75%酒精或0.75%碘酊消毒。会阴部、面部等处手术区，用0.3%或0.5%碘伏消毒。

（2）颅脑外科、骨外科、心胸外科手术区皮肤消毒：0.5% PVP碘进行手术区皮肤消毒。

（3）普通外科手术皮肤消毒：0.5% PVP碘进行手术区皮肤消毒。

（4）会阴部手术消毒：会阴部皮肤黏膜用0.5%碘伏消毒两遍。

（5）五官科手术消毒：面部皮肤用75%酒精消毒两遍，口腔黏膜、鼻部黏膜用0.5%碘伏或2%红汞消毒。

（6）植皮术对供皮区的皮肤消毒：用75%酒精涂擦2~3遍。

（7）皮肤受损污染者的消毒：烧伤清创和新鲜创伤的清创，用无菌生理盐水反复冲洗，至创面基本上清洁时拭干。烧伤创面按其常规处理。创伤的伤口内用3%过氧化氢和1∶10碘伏浸泡消毒，外周皮肤按常规消毒。创伤较重者在缝合伤口前还需重新消毒铺巾。

5. 手术野皮肤消毒范围：手术切口周围15~20cm的区域。

（1）头部手术皮肤消毒范围（图17-1）：头及前额。

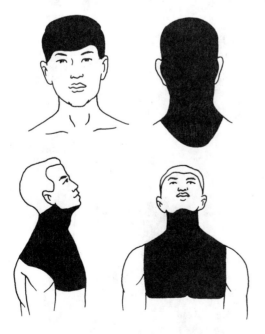

图17-1 头、前额及颈部手术消毒范围

确定消毒区域时，应对可能的手术范围有一个较准确的预先判断，尽量避免手术过程中二次消毒。例如，虽为上腹部手术，但术前判断可能开胸或手术可能扩大至下腹部。消毒时应将可能的手术区域均进行消毒，而不限于上腹部。

(2) 口、唇部手术皮肤消毒范围(图 17-1)：面唇、颈及上胸部。

(3) 颈部手术皮肤消毒范围(图 17-1)：上至下唇，下至乳头，两侧至斜方肌前缘。

(4) 锁骨部手术皮肤消毒范围：上至颈部上缘，下至上臂上 1/3 处和乳头上缘，两侧过腋中线。

(5) 胸部手术皮肤消毒范围(侧卧位)(图 17-2)：前后过中线，上至锁骨及上臂 1/3 处，下过肋缘。

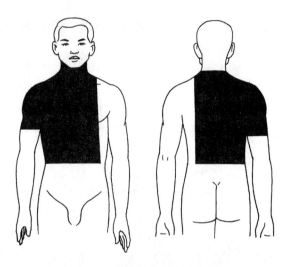

图 17-2　胸部手术皮肤消毒范围

(6) 乳腺根治手术皮肤消毒范围：前至对侧锁骨中线，后至腋后线，上过锁骨及上臂，下过脐平行线。如大腿取皮，则大腿过膝，周围消毒。

(7) 上腹部手术皮肤消毒范围(图 17-3)：上至乳头，下至耻骨联合，两侧至腋中线。

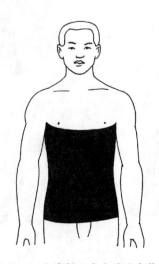

图 17-3　上腹部手术皮肤消毒范围

（8）下腹部手术皮肤消毒范围：上至剑突，下至大腿上 1/3，两侧至腋中线。

（9）腹股沟及阴囊部手术皮肤消毒范围（图 17-4）：上至脐水平线，下至大腿上 1/3，两侧至腋中线。

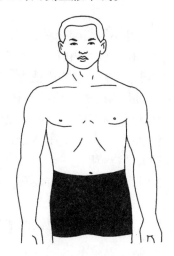

图 17-4　腹股沟及阴囊部手术皮肤消毒范围

（10）颈椎手术皮肤消毒范围：上至颅顶，下至两腋窝连线。

（11）胸椎手术皮肤消毒范围：上至肩，下至髂嵴连线，两侧至腋中线。

（12）腰椎手术皮肤消毒范围：上至两腋窝连线，下过臀部，两侧至腋中线。

（13）肾脏手术皮肤消毒范围（图 17-5）：前后过中线，上至腋窝，下至腹股沟。

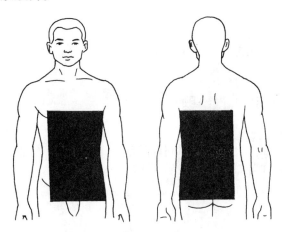

图 17-5　肾脏手术皮肤消毒范围

（14）会阴部手术皮肤消毒范围：耻骨联合、肛门周围及臀，大腿上 1/3 内侧。

（15）四肢手术皮肤消毒范围：周围消毒，上下各超过一个关节。

六、相关知识

1. 面部、口唇和会阴部黏膜、阴囊等处，不能耐受碘酊的刺激，宜用刺激性小的消毒液来代替。如用 2% 红汞或 0.5% 碘伏液消毒，以上两种消毒剂都不能与碘接触或混用。

2. 涂擦各种消毒溶液时，应稍用力，以便增加消毒剂渗透力。

3. 清洁伤口应以切口为中心向四周消毒；感染伤口或肛门处手术，则应由手术区外周开始向感染伤口或肛门处消毒。已接触消毒范围边缘或污染部位的消毒纱布，不能再返擦清洁处。

4. 消毒范围要包括手术切口周围 15~20cm 的区域，如有延长切口的可能，则应扩大消毒范围。

5. 消毒腹部皮肤时，先在脐窝中滴数滴消毒溶液，待皮肤消毒完毕后再擦净。

6. 碘酊纱球勿蘸过多消毒液，以免流散他处，烧伤皮肤。脱碘必须干净。

7. 消毒者双手勿与患者皮肤或其他未消毒物品接触，消毒用钳不可放回手术器械桌。

（上海交通大学医学院附属瑞金医院　朱正纲　邓漾）

参考文献

1. Skandalakis LJ, Skandalakis JE, Skandalakis PN. Surgical Anatomy and Technique: A Pocket Manual. Springer, 2008.
2. 医师资格考试指导用书专家编写组. 国家医师资格考试实践技能应试指南(临床执业医师). 北京：人民卫生出版社, 2011.
3. 马丹. 临床技能学基础. 武汉：湖北科学技术出版社, 2007.
4. 陈孝平, 陈义发. 外科手术基本操作. 北京：人民卫生出版社, 2007.

测试题

1. 上腹部手术皮肤消毒范围包括
   A. 剑突下，脐水平线以上
   B. 乳房以下，脐水平线以上
   C. 剑突下，腹股沟韧带以上
   D. 腹部手术切口周围 15cm 的区域
   E. 乳房以下，腹股沟韧带以上

2. 甲状腺手术皮肤消毒范围包括
   A. 上至鼻以下
   B. 上至眼部以下
   C. 下至锁骨
   D. 两侧至斜方肌前缘
   E. 下至脐水平线以下

3. 对于感染伤口或肛门、会阴部的消毒，以下哪项是正确的

    A. 从中心到四周   B. 从左到右   C. 从上到下   D. 从下到上   E. 从四周到中心

4. The scope of operation disinfection should be_____around incision.

    A. 5~10cm   B. 10~15cm   C. 15~20cm   D. 1~5cm   E. 2~8cm

5. 患者手术区皮肤消毒常用

    A. 2.5% 碘酊   B. 5% 碘酊   C. 70% 酒精   D. 络合碘   E. 氨水

6. 手术进行中,术者前臂碰触了有菌的地方,此时应

    A. 更换另一手套   B. 重新洗手、穿无菌衣、戴手套

    C. 用 75% 酒精消毒术者前臂衣袖   D. 加穿另一无菌袖套

    E. 重新更换手术无菌单

7. 手术时对患者手术区皮肤消毒,以下哪项是正确的

    A. 常用消毒剂是 25% 碘酊和 70% 酒精

    B. 消毒范围应包括手术切口周围 10cm 的区域

    C. 对婴儿、口腔、肛门、外生殖器、面部皮肤等处可以使用碘酊消毒

    D. 消毒步骤应该自上而下、自外周向切口中心

    E. 对感染伤口或肛门等处手术,应自手术区外周逐渐向感染伤口或会阴肛门处消毒

8. 手术人员手臂刷洗消毒后,手臂应保持的姿势是

    A. 手臂向上高举   B. 手臂自然下垂   C. 胸前拱手姿势

    D. 手臂向前伸   E. 双手放置背后

9. 横结肠造瘘术后患者施行瘘口关闭手术,手术区皮肤涂擦消毒剂的顺序是

    A. 由手术区中心向四周涂擦   B. 由手术区外周向瘘口周围涂擦

    C. 由手术区的上方向下方涂擦   D. 由手术区的一侧向另一侧涂擦

    E. 以上均不对

10. 以下对手术区消毒描述不正确的是

    A. 手术区消毒的目的是消灭拟作切口处及其周围皮肤的微生物,使其达无菌的要求

    B. 手术区皮肤消毒范围为包括手术切口周围 15cm 的区域,如有手术延长切口的可能,则应事先相应扩大皮肤消毒范围

    C. 消毒完毕,操作者要再用消毒液擦手一次

    D. 肛门区手术,消毒液涂擦顺序为肛门、会阴及手术区外周

    E. 消毒时常用 2.5% 碘酊涂擦皮肤,待碘酊干后,再以 75% 酒精涂擦两遍,将碘酊擦净

第 **18** 章

铺单(铺巾)
Clothing

一、目的

1. 显露手术切口所必需的皮肤区,使手术区域成为无菌环境。

2. 遮盖手术区外的身体其他部位,以避免或尽量减少术中污染。

二、操作前准备

1. 患者准备

(1) 除局部麻醉外,手术患者已完成相应的麻醉工作。

(2) 根据手术需要,已对手术患者完成留置导尿。

术前沟通,确认切口部位、方向、长度等很重要。

(3) 手术患者已根据具体的手术方式选择好相应的手术体位,相应手术部位已作醒目标记。

(4) 手术患者的手术区皮肤已进行了正确的消毒。

2. 材料准备

(1) 根据手术的不同,需要准备相应的一整套无菌巾单。以腹部手术为例,通常需要无菌巾 4~6 块、中单 2 条、薄膜手术巾 1 块、剖腹单 1 条。

(2) 如无薄膜手术巾,通常准备巾钳 4 把。

3. 操作者准备

(1) 需要两个人操作,一位为铺巾者,另一位为传递无菌巾和配合有关操作的护士或医生。

(2) 操作者已刷手,如手术为 I 类切口,则操作者需戴无菌手套后铺巾。

(3) 操作者应了解患者病情、拟行手术方案及主刀者的切口设计。

铺巾注意事项:

1. 拿无菌巾位置正确,无菌巾高低合适。

2. 无菌巾顺序及方向正确,范围大小合适。

3. 不向内挪动治疗。

三、操作步骤(以腹部手术为例)

1. 铺巾者(第一助手)站在患者的右侧,确定切口。

2. 铺无菌巾:洗手护士将 4 块无菌巾按 1/4 和 3/4 折叠后逐一递给铺巾者,前 3 块折边向着手术助手,第 4 块折边向着器械护士(图 18-1)。铺巾者先铺 4 块无菌巾于切口四周(近切口侧的

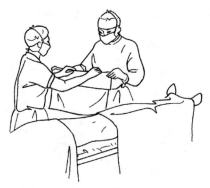

图 18-1　铺巾传递

无菌巾向下反折 1/4 或 1/3,反折部朝下)。

3. 铺巾顺序(图 18-2):首先接第一块无菌巾,无菌巾在距皮肤 10cm 以上高度放下盖住切口的下方,然后铺置于手术野对侧、上方,第 4 块无菌巾盖住铺巾者的贴身侧。

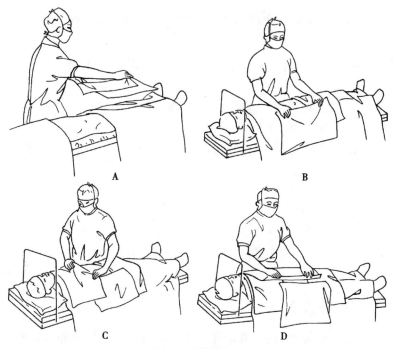

图 18-2　铺巾顺序

A. 第一块铺盖下方;B. 第二块铺盖对侧;C. 第三块铺盖上方;D. 第四块铺盖患者左侧

4. 用巾钳夹住无菌巾之交叉处固定(图 18-3),或用薄膜手术巾覆盖切口。

5. 铺中单:洗手护士协助铺巾者铺中单,头侧超过麻醉架,足侧超过手术台。

6. 铺完中单后,铺巾者应再用消毒剂泡手 3 分钟或用络合碘制剂(碘伏)涂擦手臂,再穿灭菌手术衣、戴灭菌手套,铺大单。

铺中 / 大单注意: 手握单角向内卷遮住手背,以防手碰到周围有菌物品。

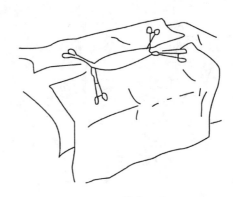

图 18-3 铺巾固定

▶ 手术野四周及托盘上的无菌巾(单)为 4~6 层,手术野以外为 2 层以上。

7. 铺大单时洞口对准手术区,指示大单头部的标记应位于切口上方。两侧铺开后,先向上展开,盖住麻醉架,再向下展开,盖住手术托盘及床尾,遮盖除手术区以外身体所有部位。

四、操作中注意事项

▶ 切记无菌原则,有错必纠。

1. 铺巾者与洗手护士的手不能接触,应于洗手护士两手之内侧接单。

2. 铺巾时,每块无菌巾(单)的反折部靠近切口,并且反折部向下。

3. 消毒的手臂不能接触靠近手术区的灭菌敷料,铺单时双手只接触无菌巾(单)的边角部。

4. 放下的无菌巾(单)不能移动,若位置不正确,只能由手术区向外移动,否则取走之,重新铺新的无菌巾(单)。

5. 铺无菌巾(单)时如被污染应当即更换。

6. 固定最外一层无菌单或固定吸引、电刀线等不得用巾钳,以防钳子移动造成污染,可用组织钳固定。

7. 大单的头端应盖过手术架,两侧和足端部应垂下超过手术台边缘 30cm。

五、相关知识

1. 一般原则:铺巾者未穿上手术衣铺巾、单时,应先铺对侧,后铺操作侧;穿上手术衣后,先铺操作侧,后铺对侧;先铺"脏区"(如会阴部、下腹部),后铺洁净区;先铺下方,后铺上方。

2. 一次性铺巾:相对于传统的灭菌布料铺巾,现在越来越多地采用一次性手术铺巾,这种铺巾采用的面料材料有 SMS、木浆水刺布、PE 复合浸渍无纺布等,具有良好的隔阻能力、抗燃能力和低纤维絮。同时,铺巾上附有粘纸条,以方便铺巾与患者身体以及铺巾之间的固定。

(上海交通大学医学院附属瑞金医院 朱正纲 费健)

参 考 文 献

1. Skandalakis LJ,Skandalakis JE,Skandalakis PN. Surgical Anatomy and Technique:A Pocket Manual. Springer,2008.
2. 医师资格考试指导用书专家编写组. 国家医师资格考试实践技能应试指南(临床执业医师). 北京:人民卫生出版社,2011.
3. 马丹. 临床技能学基础. 武汉:湖北科学技术出版社,2007.
4. 陈孝平,陈义发. 外科手术基本操作. 北京:人民卫生出版社,2005.

测 试 题

1. 上腹部手术铺巾,第一块铺巾应铺在
   A. 切口上方　　　 B. 切口对侧　　　 C. 切口已侧　　　 D. 切口下方　　　 E. 随便铺

2. 已穿上手术衣在做下腹部手术铺巾时,第四块铺巾应铺在
   A. 切口上方　　　 B. 切口对侧　　　 C. 切口已侧　　　 D. 切口下方　　　 E. 随便铺

3. 手术野四周及托盘上的无菌巾(单)应为
   A. 4~6 层　　　 B. 1~2 层　　　 C. 3~4 层　　　 D. 4~5 层　　　 E. 7~8 层

4. 以下论述哪项是正确的
   A. 铺巾时每块无菌巾的反折部远离切口
   B. 铺巾者与洗手护士的手能接触
   C. 消毒的手臂能接触靠近手术区的灭菌敷料
   D. 放下的无菌巾能移动,若位置不正确,能由手术区向内移动
   E. 铺无菌巾时如被污染应当即更换

5. The range of operation Clothing under operation table should be
   A. 5cm　　　 B. 10cm　　　 C. 20cm　　　 D. 25cm　　　 E. 30cm

6. 关于患者手术区的准备,下列哪项是错误的
   A. 碘酊、酒精涂擦皮肤应包括手术切口周围 15cm
   B. 一律应由手术区中心部向四周皮肤涂擦
   C. 铺巾顺序为先铺操作者对面或铺相对不洁区,最后铺靠近操作者的一侧
   D. 无菌巾位置不正确时,只能由手术区向外移而不应向内移动
   E. 大单头端应盖过麻醉架,两侧和足端应垂下超过手术床边 30cm

7. 较大手术时,铺盖无菌巾(单)的原则是
   A. 除手术野外,至少有 4 层无菌巾(单)遮盖
   B. 先铺操作者的对侧或铺相对不洁区
   C. 无菌巾(单)铺下后,不可再随便移动
   D. 如果无菌巾(单)的位置不正确,只能由外向内移动以作调整
   E. 无菌巾(单)铺下后,可再随便移动

8. 铺巾时,若铺巾滑落
   A. 可继续使用　　　　　　 B. 消毒后再使用　　　　　　 C. 换面使用

    D. 重新置换无菌铺巾　　　　　　E. 30分钟后再使用

9. When we cover the operation area with operation towels, the operation exposure range should be
    A. 5cm　　　　　B. 10cm　　　　　C. 20cm　　　　　D. 25cm　　　　　E. 30cm

10. 手术中,如果有一侧铺巾被腹腔渗液浸湿,最简易而有效的方法是
    A. 术中更换　　　　　　　　B. 继续手术　　　　　　　　C. 加铺无菌铺巾
    D. 移去该浸湿铺巾　　　　　E. 用消毒液消毒浸湿铺巾

第 **19** 章

穿脱手术衣与戴无菌手套

Wearing and Removing the Surgical Gowns and Surgical Gloves

一、目的

隔绝手术室医护人员皮肤及衣物上的细菌,防止细菌移位到手术切口和皮肤引起污染。任何一种洗手方法都不能完全消灭皮肤深处的细菌,这些细菌在手术过程中逐渐移行到皮肤表面并迅速繁殖生长。所以,外科洗手之后仍不能直接接触无菌物品和手术切口,必须穿上无菌手术衣,戴上无菌手套,方可进行手术。

二、操作前准备

1. 在穿无菌手术衣与戴无菌手套前,手术人员必须进行外科洗手,并经消毒液刷手和晾干。

2. 无菌手术衣包事先由巡回护士打开,无菌手套亦由巡回护士备好。

三、操作步骤

1. 穿手术衣、戴无菌手套

(1) 抓取一件折叠的手术衣,手不得触及下面的手术衣,远离胸前及手术台和其他人员,辨认手术衣的前后及上下,用双手分别提起手术衣的衣领两端,轻抖开手术衣,内面朝自己,有腰带的一面向外。

(2) 将手术衣略向上抛起,顺势双手同时插入袖筒,手伸向前,不可高举过肩,待巡回护士在后面协助穿衣,使双手伸出袖口(若为无接触戴手套,双手不伸出袖口),不得用未戴手套的手拉衣袖或接触其他部位。

(3) 由巡回护士从背后系紧颈部和腰部的衣带。

(4) 戴无菌手套

1) 常规戴无菌手套法:选用与自己手尺码相一致的无菌手套一副,由巡回护士拆开外包,术者取出内层套袋。用左手自手套袋内捏住两只手套套口的翻折部而一并取出之。先将右手伸入右手手套内,再用已戴好手套的右手指插入左手手套的翻折部,以助左手伸入手套内。先后整理两个手术衣袖口,将手套翻

> 穿手术衣时,不得用未戴手套的手拉衣袖或接触其他处,以免污染。

> 未戴手套的手不可接触手套外面。

折部翻回盖住手术衣袖口。注意在未戴手套前,手不能接触手套之外面,已戴手套后,手套外面不能接触皮肤。手套外面的润滑粉需用无菌盐水冲净。

2) 无接触戴手套法:穿上无菌手术衣后,双手伸进袖口处,手不出袖口。左手在袖口内手掌朝上摊平,右手隔着衣袖取无菌手套放于左手手掌上,手套的手指指向自己,各手指相对。左手四指隔着衣袖将手套的侧翻双层折边抓住,右手隔着衣袖将另一侧翻折边翻于袖口上,然后将单层折边向上提拉并包住左手。右手隔着衣袖向上提拉左手衣袖,左手伸出衣袖并迅速伸入手套内。同样方法戴右手手套。

（5）解开并提起前襟的腰带,将右手的腰带递给已戴好手套的手术人员,或由巡回护士用无菌持物钳夹持,自身向左后旋转,使腰带绕穿衣者一周,穿衣者自行在左侧腰间系紧（某些一次性手术衣需要双手交叉提左右腰带略向后递送,由护士在身后系紧腰带）

（6）穿好手术衣、戴好手套,在等待手术开始前,应将双手互握置于胸前。双手不可高举过肩、垂于腰下或双手交叉放于腋下。

2. 脱手术衣

（1）他人帮助脱衣法:自己双手抱肘,由巡回护士将手术衣肩部向肘部翻转,然后再向手的方向扯脱,如此则手套的腕部就随着翻转于手上。

（2）个人脱手术衣法:左手抓住右肩手术衣,自上拉下,使衣袖翻向外。同法拉下左肩手术衣。脱下全部手术衣,使衣里外翻,保护手臂及洗手衣裤不被手术衣外面所污染。最后脱下手术衣扔于污衣袋中。

3. 脱手套法

（1）手套对手套法脱下第一只手套:先用戴手套的手提取另一手的手套外面脱下手套,不使触及皮肤。

（2）皮肤对皮肤法脱下第二只手套:用已脱手套的拇指伸入另一戴手套的手掌部以下,并用其他各指协助,提起手套翻转脱下,手部皮肤不接触手套的外面。

四、相关知识

1. 传统后开襟手术衣穿法:前面部分介绍的是全遮盖式手术衣穿法,此外还有传统后开襟手术衣穿法,步骤如下。

（1）手臂消毒后,抓取手术衣,双手提起衣领两端,远离胸前及手术台和其他人员,认清手术衣里外及上下,双手分别提起手术衣的衣领两端,抖开手术衣,内面朝向自己。

（2）将手术衣向空中轻掷,两手臂顺势插入袖内,并略向前伸。

（3）由巡回护士在身后协助拉开衣领两角并系好背部衣带,

无接触戴手套主要是为了防止手接触手套增加手术感染的机会。

穿上无菌手术衣、戴上无菌手套后,肩部以下、腰部以上、腋前线前、双上肢为无菌区。

穿衣者将手向前伸出衣袖。可两手臂交叉将衣袖推至腕部,避免手部接触手术衣外面。

(4) 穿上手术衣后,稍弯腰,使腰带悬空,两手交叉提起腰带中段,腰带不要交叉,将手术衣带递于巡回护士。

(5) 巡回护士从背后系好腰带,避免接触穿衣者的手指。

2. 戴湿手套法

(1) 手消毒后,趁湿戴手套,先戴手套,后穿手术衣。

(2) 从盛手套的盆内取湿手套一双,盛水于手套内。

(3) 左手伸入手套后,稍抬高左手,让积水顺腕部流出戴好。然后左手伸入右手套反折部之外圈戴右手套,抬起右手,使积水顺腕部流出(先戴右侧手套亦可)。

(4) 穿好手术衣,将手套反折部位拉到袖口上,不可露出手腕。目前,多数医院使用经高压蒸汽灭菌的干手套或一次性无菌干手套,有条件医院一般不宜采用。

(浙江大学医学院附属第一医院 郑树森 余松峰)

参 考 文 献

1. Larson EL, APIC Guidelines Committee. APIC guideline for handwashing and hand antisepsis in health care settings. Am J Infect Control, 1995, 23(4):251-269.

2. 医师资格考试指导用书专家编写组. 国家医师资格考试实践技能应试指南(临床执业医师). 北京:人民卫生出版社,2011.

3. 郑树森. 外科学. 北京:高等教育出版社,2004.

测 试 题

1. 手术者穿上无菌手术衣、戴好无菌手套后的无菌区域是
   A. 肩以上　　　B. 背部　　　C. 腰以下　　　D. 腰以上、肩以下　　　E. 膝盖以上、肩以下

2. 做连台手术,对术者的无菌要求是
   A. 无菌手术完毕,手套未破,施另一台手术时可不用重新刷手
   B. 无菌手术完毕,脱手套时,双手可以接触自己的皮肤
   C. 若为污染手术,手套未破,施另一台手术时可不用重新刷手
   D. 若为无菌手术,脱手套时,手套的外面可以接触皮肤
   E. 先脱手术衣,再脱手套

3. 下列哪一项不符合无菌技术原则
   A. 若前一次手术为污染手术,接连施行手术前要重新洗手
   B. 没有戴无菌手套的手,只允许接触手套套口的向外翻折的部分
   C. 穿无菌手术衣时,衣服外面勿对向自己
   D. 右手已戴好无菌手套才可碰未戴无菌手套的左手
   E. 自己将腰带从右手自身体后侧递到左手,但不接触其他物品

4. 下列哪一项描述是错误的
   A. 穿手术衣前必须进行外科洗手
   B. 穿好手术衣后双手可交叉放于腋下
   C. 未戴手套的手不能接触手套外面
   D. 无接触戴手套时,双手不伸出手术衣袖口
   E. 脱下手术衣时,应使衣里外翻,避免手臂及衣裤被手术衣外面所污染

5. 哪些人员需要穿无菌手术衣、戴手套
   A. 麻醉医生　　　B. 洗手护士　　　C. 麻醉护士　　　D. 巡回护士　　　E. 参观手术人员

6. 关于戴无菌手套和穿手术衣,下列哪一项描述是错误的
   A. 戴无菌手套和穿手术衣前必须进行外科消毒洗手
   B. 无菌手术衣由巡回护士直接递给穿衣者
   C. 穿传统后开襟手术衣时,两手交叉提起腰带中段,向后交由巡回护士在背后系紧
   D. 脱手套时尽量避免手部皮肤接触手套外面
   E. 取手术衣时手不得触及其余的手术衣

7. 戴好手套后,双手位置姿势正确的是
   A. 双手互握置于胸前　　　　B. 双手自然下垂　　　　C. 双手交叉放于腋下
   D. 双手可高举过肩　　　　E. 双手交叉自然下垂

8. 关于无接触戴手套法,下列说法错误的是
   A. 仅适用于穿好无菌手术衣后进行
   B. 穿好手术衣、戴手套前,双手不伸出衣袖口
   C. 如双手已伸出衣袖口,将双手缩回衣袖内再开始戴手套
   D. 取手套置于手掌时,手套的手指指向自己,各手指相对
   E. 无接触戴手套可以完全避免手接触手套外面

9. 常规戴无菌手套法,未戴手套的手只能接触手套的哪个部位
   A. 外面　　　B. 套口的翻折部分　　　C. 掌面　　　D. 套口　　　E. 侧面

10. 穿无菌手术衣及戴手套时,下列哪项是错误的
    A. 先穿无菌手术衣,后戴湿手套
    B. 先穿无菌手术衣,后戴干手套
    C. 先戴湿手套,后穿无菌手术衣
    D. 连台手术应先脱手套、后脱手术衣,再浸泡消毒,之后先穿手术衣、后戴手套
    E. 紧急抢救手术来不及按常规洗手,用碘酊和酒精消毒双手和前臂,应先戴手套,后穿手术衣,再戴一副手套

第 20 章

手术基本操作
Essential Surgical Skill

切开(分离)、缝合、结扎是临床医学各科,特别是外科手术的基本技巧。基本操作的训练有助于锻炼医生手的灵活性和稳定性,培养左右手的协调配合能力。熟练掌握外科基本操作技术对全面提高临床医疗,特别是外科手术的质量,提高医疗服务水平有非常重要的意义。

第一节 切 开

一、目的

1. 是外科手术的必要步骤,也是解剖、暴露各种组织的基本方法。

2. 是清除脓肿和病变组织的主要治疗方式。

二、切开前的基本准备

1. 为确保手术切口和病变部位及手术方式一致,术前应再次检查患者资料、病变部位和预定术式。

2. 所有的切口均应在预定切口区用深色笔画标记线。

3. 针对手术选用相应的麻醉方式。

4. 手术区域的消毒、铺巾、麻醉。

5. 手术人员的消毒、无菌准备。

三、器械的准备

切开的主要器械是手术刀,手术刀分为刀片和刀柄两部分。刀片通常有圆和尖两种类型以及大、中、小三种规格。使用前用持针器夹持刀片背侧,和刀柄的沟槽嵌合推入即可,不可用手操作。术毕用同法取出刀片。

四、执刀方式

根据切口的部位、大小和性质的不同,执刀的方式常有以下四种。

1. 执弓法:适用于较大的胸腹部切口(刀和皮肤呈 15°角)。

2. 抓持法:适用于范围较广的大块组织切割,如截肢等。

3. 执笔法:适用于小的皮肤切口或较为精细组织的解剖等(手术刀和组织间保持 45°角)。

4. 反挑法:先将刀锋刺入组织,再向上反挑。适用于胆管、肠管的切开,局部的小脓肿切开等。

五、切口的选择原则

1. 方便手术区域的暴露。

2. 减少组织损伤,避开可能的主要血管和神经。

3. 切口的大小要选择合适,对简单的手术提倡微创切口,而复杂的恶性肿瘤根治等手术则尽量要求足够的显露。

4. 方向尽量保持和皮纹一致,注意术后的瘢痕不影响外观(如乳腺、甲状腺)和各种关节的功能。

5. 各种探查手术还要考虑便于手术切口的延长。

六、技术操作

1. 皮肤切开(图 20-1)

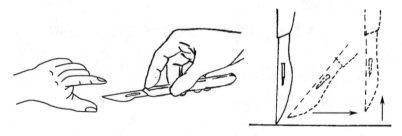

图 20-1　皮肤切开法

(1) 切开前再次消毒一次,用齿镊检查切口的麻醉情况,通知麻醉师手术开始。

(2) 切开时不可使皮肤随刀移动,术者应该分开左手拇指和示指,绷紧、固定切口两侧皮肤,较大切口应由术者和助手用左手掌边缘或纱布垫相对应地压迫皮肤。

(3) 刀刃与皮肤垂直,否则切成斜形的创口,不易缝合,影响愈合;切开时用力要均匀,一刀切开皮肤全层,避免多次切割致切口不整齐。要点是垂直下刀,水平走行,垂直出刀,用力均匀。

(4) 电刀切开技术方法:先按前述方法将皮肤切至真皮层,再在术者和助手使用齿镊相对提起组织后,使用电刀逐层切开皮肤、皮下组织。

2. 浅部脓肿切开

(1) 用尖刀刺入脓肿腔中央,向两端延长切口,如脓肿不大,切口最好到达脓腔边缘。

（2）切开脓腔后，以手指伸入其中，如有间隔组织，可轻轻地将其分开，使成单一的空腔，以利于排脓。如脓腔不大，可在脓腔两侧切开做对口引流。

（3）填入蓬松湿盐水纱布或碘伏纱布，或凡士林纱布，并用干纱布或棉垫包扎。

3. 深部脓肿切开

（1）切开之前先用针穿刺抽吸，找到脓腔后，将针头留在原处，作为切开的标志。

（2）先切开皮肤、皮下组织，然后顺针头的方向，用止血钳钝性分开肌层，到达脓腔后，将其充分打开，并以手指伸入脓腔内检查。

（3）手术后置入干纱布条，一端留在外面，或置入有侧孔的橡皮引流管。

（4）若脓肿切开后，腔内有多量出血时，可用干纱布按顺序紧紧地填塞整个脓腔，以压迫止血。术后两天，用无菌盐水浸湿全部填塞之敷料后，轻轻取出，改换成烟卷或凡士林纱布引流。

（5）术后作好手术记录，特别应注意引流物的数量。原则上应将脓液送做细菌培养加药敏试验。

4. 腹膜切开

（1）术者与一助交替提起腹膜，用刀柄或手指检查确保无其他组织。

（2）在两钳之间先切小口然后再扩大。

5. 胆管、输尿管的切开：原则上应在管道的前壁预定切口的两侧做细丝线悬吊后，再用尖刀片在两线之间切开，避免直接切开可能伤及管道后壁。

第二节　基本缝合法

一、目的

缝合的目的是借缝合的张力维持伤口边缘相互对合以消灭空隙，有利于组织愈合。切口的良好愈合与正确选用缝合方法、合理选择缝合材料及精细的操作技术有关。在临床上因缝合不当而发生严重并发症，危及患者生命的情况并非少见。临床医师必须要注意掌握常见的缝合方法和原则。

二、适应证

手术切口和适宜一期缝合的新鲜创伤伤口。

三、禁忌证

污染严重或已化脓感染的伤口。

四、器械准备(以腹部手术缝合为例)

缝线:1、4、7 号丝线若干(供术者作选择用);常规腹部外科的缝针数套;手术刀 1 把;无齿镊、有齿镊各 1 把;持针器 1 把;小直止血钳 2 把;线剪 1 把;三种型号的手套各 1 盒。

五、操作方法

根据缝合后切口边缘的形态分为单纯、内翻、外翻缝合三类,每类又有间断或连续缝合两种。

1. 单纯缝合法:为外科手术中广泛应用的一种缝合法,缝合后切口边缘对合(图 20-2)。

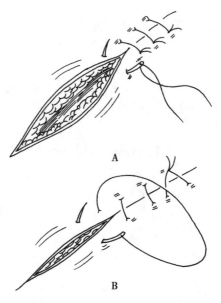

图 20-2　单纯缝合法
A. 单纯间断缝合法;B. 单纯连续缝合法

(1)单纯间断缝合法(interrupted suture)(图 20-2A):简单、安全,不影响创缘的血运,最常用。常用于皮肤、皮下组织、腹膜及胃肠道等的缝合。一般皮肤缝合的针距约 1~2cm、边距约 0.5~1cm。

(2)单纯连续缝合法(continuous suture)(图 20-2B):优点是节省用线和时间,减少线头,创缘受力较均匀,对合较严密;缺点是一处断裂则全松脱。常用于缝合腹膜、胃肠道和血管等,不适于张力较大组织的缝合。

以上两种方法常用于皮肤、皮下组织、腹膜及胃肠道等的

---

1. 外科缝合材料选择:有多种外科缝合材料(缝线),适应的范围各不相同,应注意合理选择缝线。

(1)丝线:广泛使用于皮肤、胃肠道、肌肉、筋膜等组织。

(2)金属线:张力缝合或骨缝合。

(3)单纤维尼龙线:与无创伤针联合使用。用于各种精细缝合(如血管吻合等)。

(4)多纤维尼龙线:用于腹部和其他部位的减张缝合。

(5)可吸收缝线:用于胆管、输尿管及部分要求精细的皮肤缝合以减少术后瘢痕形成。

2. 使用丝线时的注意事项

(1)丝线反应虽轻,但为不吸收的永久性异物,因此在可能情况下尽量先用较细丝线或少用。

(2)丝线经过反复加温消毒及长期浸泡后抗张力都有下降,在做重要的结扎时须注意其抗张力强度。

(3)使用丝线时须打湿,以增强其拉力。

缝合。

(3)"8"字形缝合法(图 20-3):实际上是两个间断缝合,结扎较牢固且可节省时间。常用于缝合腱膜、腹直肌鞘前层及缝扎止血。

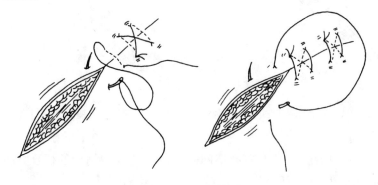

图 20-3 "8"字形缝合法

(4) 连续扣锁缝合法:又称毯边(锁边)缝合法。闭合及止血效果较好,常用于胃肠道吻合时后壁全层缝合。

2. 内翻缝合法(mattress suture):缝合后切口内翻,外面光滑,常用于胃肠道吻合。

(1) 垂直褥式内翻缝合法:又称 Lembert 缝合法。分间断与连续两种,常用的为间断法。在胃肠及肠肠吻合时用以缝合浆肌层。

(2) 水平褥式内翻缝合法

1)间断水平褥式内翻缝合法:又称 Halsted 缝合法。用以缝合浆肌层或修补胃肠道小穿孔。

2)连续水平褥式内翻缝合法:又称 Cushing 缝合。多用于缝合浆肌层。

3)连续全层水平褥式内翻缝合法,又称 Connell 缝合法。多用于胃肠吻合时缝合前壁全层。

(3) 荷包口内翻缝合法:用于埋藏阑尾残端,缝合小的肠穿孔或固定胃、肠、膀胱、胆囊造瘘等引流管。

3. 外翻缝合法:缝合后切口外翻,内面光滑。常用于血管吻合、腹膜缝合、减张缝合等,有时亦用于缝合松弛的皮肤(如老年或经产妇腹部、阴囊皮肤等),防止皮缘内卷,影响愈合。

(1) 间断水平褥式外翻缝合法(图 20-4)
(2) 间断垂直褥式外翻缝合法(图 20-5)
(3) 连续外翻缝合法

六、缝合注意事项

1. 无论何种缝线(可吸收或不可吸收)均为异物,因此应尽可能选用较细缝线或少用。一般选用线的拉力能胜过组织张力即可。为了减少缝线量,肠线宜用连续缝合,丝线宜用间断

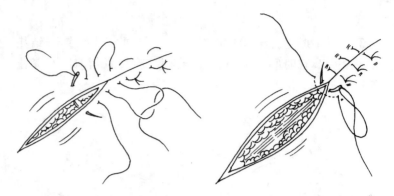

图 20-4 间断水平褥式外翻缝合法　　图 20-5 间断垂直褥式外翻缝合法

缝合。

2. 不同的组织器官有不同的缝合方法,选择适当的缝合方法是做好缝合的前提条件。

3. 1 号丝线用作皮肤、皮下组织及部分内脏,或用于小血管结扎;4 号或 7 号丝线作较大血管结扎止血,肌肉或肌膜、腹膜缝合时应用;10 号丝线仅用于减张性缝合及在结扎未闭的动脉导管时用;00000、0000000 丝线作较小血管及神经吻合用。

4. 增加缝合后切口抗张力的方法是增加缝合密度而不是增粗缝线。虽然连续缝合的力量分布均匀,抗张力较用间断缝合者强,但缺点是一处断裂将使全部缝线松脱,伤口裂开,同时连续缝合的线较多,异物反应亦较大,特别是伤口感染后的处理较间断缝合伤口更为困难,如无特殊需要,一般少用连续缝合。

5. 缝合切口时应将创缘各层对合好。缝合皮肤、皮下时,垂直进针和出针,包括切口 2/3 深度,不宜过深或过浅。结扎时以将创缘对拢为宜,不宜过紧或过松。过浅或过松将留下死腔、积血积液,或切口对合不齐,导致伤口感染或裂开;过深或过紧则皮缘易内卷或下陷,过紧尚可影响切口血循环,妨碍愈合。以间断缝合为佳,一般情况下,每针边距约 0.5~0.6cm,针距约 1.0~1.2cm,相邻两针间的四点形成正方形为佳。

6. 结扎张力适当。结扎过紧,会造成组织缺血坏死,造成感染或脓肿。结扎过松,遗留死腔,形成血肿或血清肿,导致感染而影响愈合。

7. 已经感染的伤口除皮肤外,不宜用丝线缝合。

8. 剪线。此处深浅不同,使用专用的弯头(体腔深部)和直头的线剪(表浅部位)。剪线时由打结者将两线头尽量并拢牵直,由持剪者将线剪尖端略微张开,沿线滑下,在接近线头 3~4mm 处将剪刀倾斜 45°,可刚好保留 2~3mm 线头处将线剪断。原则上,体内组织结扎的丝线线头保留 2mm;肠线线头保留 3~4mm;血管缝线保留 5~8mm;皮肤缝合的线头应留长,一般为 5~8mm,便于以后拆除。

第三节 结 扎

一、目的

正确而熟练的打结是外科医生必备而又重要的基本功,是保证手术成功的关键。因为手术中的止血和缝合均需进行结扎,而结扎是否牢固可靠又与打结的方法是否正确有关。如果结打得不牢固,出现松动、滑脱,就会引起术后出血、消化道瘘、胆瘘等并发症,轻者给患者带来痛苦,重者危及患者生命。可见,打结是外科手术操作中十分重要的技术,要求临床医师在学习和工作中首先了解正确的打结方法,然后逐渐熟练掌握。

二、结的种类

1. 平结:又称方结、缩帆结,是外科手术中主要的打结方式。其特点是结扎线来回交错,第一个结与第二个结方向相反,着力均匀,不易滑脱,牢固可靠。用于较小血管和各种缝合时的结扎。

2. 三重结:在平结基础上再重复第一个结,共三个结,第二个结和第三个结方向相反,加强了结扎线间的摩擦力,防止结线松散滑脱,因而牢固可靠,用于较大血管的结扎。重复两个二重结即为四重结,仅在结扎特别重要的大血管时采用。

3. 外科结:打第一个结时缠绕两次,打第二个结时仅缠绕一次,其目的是让第一个结圈摩擦力增大,打第二个结时不易滑脱和松动,使结扎更牢固。大血管或有张力缝合后的结扎强调使用外科结(图 20-6)。

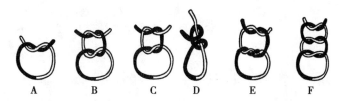

图 20-6 结的种类

A. 单结;B. 平结;C. 假结;D. 滑结;E. 外科结;F. 三重结

其中假结和滑结容易滑脱,是初学者常犯的错误,应尽量避免。

三、打结的方法

常用的打结方法有如下三种。

1. 单手打结法:是最常用的一种方法。打结速度快,节省结扎线,左右手均可打结,简便迅速。

2. 双手打结法:也较常采用。结扎可靠,主要用于深部或组织张力较大的缝合结扎,缺点是打结速度较慢,结扎线需较长。

3. 持针器打结法:用持针器或止血钳打结。常用于体表小手术或线头短用手打结有困难时,仅术者一人操作,方便易行,节省线。在张力缝合时,为防止滑脱,可在第一个结时连续缠绕两次形成外科结。

此外,对深部组织如胸、腹、盆腔的组织结扎,应实行深部打结法,即在完成线的交叉后,左手持住线的一端,右手示指尖逐渐将线结向下推移,再略超过结的中点和左手相对用力,直至线结收紧。

四、打结注意事项

1. 无论用何种方法打结,第一结和第二结的方向不能相同,否则即成假结,容易滑脱;即使两结的方向相反,如果两手用力不均匀,只拉紧一根线,即成滑结。两种结均应避免。

2. 打结时,每一结均应放平后再拉紧,如果未放平,可将线尾交换位置,忌使成锐角,否则,稍一用力即会将线扯断。

3. 结扎时,用力应缓慢均匀。两手的距离不宜离线结处太远,特别是深部打结时,最好是用一手指按线结近处,徐徐拉紧,否则均易将线扯断或未结扎紧而滑脱。

4. 临床工作实践中,结扎组织和血管时,应在第一个单结完成后,让助手松开止血钳,打结者再次收紧线结确保可靠后再打第二个结。

5. 重要的血管和组织需要施行两次以上的结扎;大的血管使用细线结扎比粗线更可靠,粗线难以完全阻断血流且更容易滑脱。

(四川大学华西临床医学院　陈晓理　杨烈)

参 考 文 献

1. Kirk RM. Basic Surgical Techniques. 5th ed. Churchill Livingstone,2002.
2. 杨镇. 外科实习医师手册. 第 4 版. 北京:人民卫生出版社,2008.

测 试 题

1. 下列关于皮肤切开的操作描述,哪一项是错误的
   A. 妥善固定皮肤　　　　　　　　B. 手术前在预定的切口画出标志线
   C. 一点一点逐渐切开,以防切入过深　D. 手术刀和切口皮肤垂直
   E. 皮肤切开后深度一致

2. 血管常采用下列哪项方法缝合
   A. 外翻缝合法
   B. 毯边连续缝合
   C. 内翻缝合
   D. Connell 缝合法
   E. Cushing 缝合法

3. 以下哪一项的切开方式有错误
   A. 腹膜切开适合用执弓法
   B. 执弓法:适用于较大的胸腹部切口
   C. 抓持法:适用于范围较广的大块组织切割,如截肢等
   D. 执笔法:适用于小的皮肤切口或较为精细组织的解剖等
   E. 反挑法:适用于胆管、肠管的切开,局部的小脓肿切开等

4. 以下皮肤缝合的要点中,哪一项是错误的
   A. 切口两侧组织应按层次严密正确对合
   B. 针距、边距两侧应一致
   C. 不留死腔
   D. 缝合线结扎得愈紧愈好
   E. 手腕用力,垂直进、出针,顺针的弧度拔针

5. 以下关于切开前准备工作的描述,错误的是
   A. 术前核对患者的临床资料、病变部位、术式
   B. 手术区的常规消毒、铺巾及麻醉
   C. 一般中小手术可不用在预定切口画线
   D. 选择合适的手术刀
   E. 用持针器夹持刀片背侧,和刀柄沟槽嵌合即可

6. 胃肠道吻合后壁多采用以下哪一种方法
   A. Lembert 垂直褥式内翻缝合法
   B. 连续水平褥式内翻缝合法
   C. 单纯间断缝合法
   D. 连续扣锁(毯边)缝合法
   E. "8"字形缝合法

7. 以下脓肿切开的要点中,哪一项是错误的
   A. 深部脓肿切开前最好先穿刺
   B. 切口宜小,以加快愈合
   C. 深部脓肿皮肤、皮下切开后,应用止血钳钝性分离肌肉
   D. 手指伸入脓腔分开间隔以利排脓
   E. 如有出血应用干纱布填塞脓腔

8. 以下打结方法的描述中,正确的是
   A. 大血管使用粗线结扎更可靠
   B. 结扎血管时,首先应让助手松开止血钳
   C. 第一个结方向应和第二个结一致并重叠
   D. 打结时以右手为主要力量进行
   E. 深部打结应用一手指按压线结近处,两指靠拢,徐徐拉紧

9. 下列关于缝线选择的描述,正确的是
   A. 血管缝合使用可吸收线
   B. 多纤维尼龙线用于肠管缝合
   C. 溃疡穿孔用可吸收线缝合
   D. 皮肤缝合通常采用 1 号丝线
   E. 10 号丝线用于肠肠吻合

10. 下列缝合方法选择的要点中,错误的是
    A. 单纯连续缝合法适用于张力较大的组织如腱膜缝合

B. "8"字形缝合法适用于缝扎止血

C. 连续扣锁缝合法闭合和止血的效果较好

D. 荷包内翻缝合适用于阑尾残端、小肠破口的封闭

E. Lembert 缝合法适合胃肠吻合的浆肌层缝合

第**21**章

换 药
Dressing Change

一、目的

1. 观察伤口的情况和变化。

2. 针对各种伤口的清洁或污染程度,通过规范的换药操作,创造有利条件,促进伤口愈合。

3. 保护伤口,避免再损伤。

4. 预防及控制伤口继发性感染。

二、适应证

1. 术后无菌伤口,如无特殊反应,3 天后第一次换药(国外有术后 3~4 天第一次换药,并且如环境许可,伤口无红肿、渗出,继而采用伤口暴露的方法,便于观察)。

切口感染是术后发热的常见原因。

2. 伤口有血液或液体流出,需换药检视并止血。

3. 感染伤口,分泌物较多,需每天换药。

4. 新鲜肉芽创面,隔 1~2 天换药。

5. 严重感染或置引流的伤口及粪瘘等,应根据引流量的多少决定换药的次数。

6. 有烟卷、皮片、纱条等引流物的伤口,每日换药 1~2 次,以保持敷料干燥。

注意点:引流条逐日外退少许,使伤口由底部起逐步愈合。

7. 硅胶管引流伤口,隔 2~3 天换药一次,引流 3~7 天更换或拔除时给予换药。拔除引流管后需置入纱条引流,避免引流口皮肤过早闭合、引流不畅、影响痊愈。随后伴随每日引流物的减少,换药至伤口愈合。

三、操作前准备

1. 患者准备

(1) 了解换药部位情况,对操作过程可能出现的状况作出评价。

(2) 告知患者换药的目的、操作过程及可能出现的情况。

(3) 患者应采取相对舒适、适宜换药操作、伤口暴露最好的体位,注意保护患者隐私。

（4）应注意保暖，避免患者着凉。

（5）如伤口较复杂或疼痛较重，可适当给予镇痛或镇静药物以解除患者的恐惧及不安。

2. 操作者准备

（1）了解情况：了解伤口情况，协助患者体位摆放。

（2）安排时间：避开患者进食及陪护人员，操作前半小时勿清扫。

（3）决定顺序：给多个患者换药时，先处理清洁伤口，再处理污染伤口，避免交叉感染。

（4）无菌准备：清洁的工作衣、帽、口罩，操作者洗手、剪指甲等。

（5）换药地点：根据用品多少、参与人员多少、伤口大小及操作的复杂程度，可以选择在病房或换药室进行。一些需要辅以麻醉措施的换药，必要时需要进入手术室进行。

（6）操作者手卫生：给多个患者换药时，每个换药操作前、后均要规范洗手。

物品准备原则：

1. 用什么，取什么。

2. 用多少，取多少。

3. 先干后湿。

4. 先无刺激性，后有刺激性。

5. 先用后取，后用先取。

3. 材料准备

（1）治疗车：车上载有以下物品：

1）换药包：内含治疗碗（盘）2个，有齿、无齿镊各1把或止血钳2把，手术剪1把。

2）换药用品：2.5%碘酊和75%酒精棉球或碘伏、生理盐水、棉球若干；根据伤口所选择的敷料、胶布卷，无菌手套。

（2）其他用品：引流物、探针、注射器（5ml或20ml）、汽油或松节油、棉签。

（3）根据伤口需要酌情备用胸、腹带或绷带。必要时备酒精灯、火柴、穿刺针等。

（4）合理放置器械：通常选择患者右侧床边适当位置，避免物品受污染。

四、操作步骤

1. 一般换药方法

（1）暴露伤口，揭去敷料：在做好换药准备后，用手揭去外层敷料，将沾污敷料内面向上放在弯盘中，再用镊子轻轻揭取内层敷料。如分泌物干结黏着，可用盐水湿润后再揭下，以免损伤肉芽组织和新生上皮。

（2）观察伤口，了解渗出：关注揭下敷料吸附的渗出物，观察伤口有无红肿、出血，有无分泌物及其性质，注意创面皮肤、黏膜、肉芽组织的颜色变化。如有引流管，还要注意观察引流管固定状况。

（3）清理伤口，更换引流：用双手执镊操作法。一把镊子可直接接触伤口,另一把镊子专用于从换药碗中夹取无菌物品,递给接触伤口的镊子(两镊不可相碰)。先以酒精棉球自内向外消毒伤口周围皮肤两次(如引流管周围有分泌物,在消毒皮肤时暂不触及,需另用酒精棉球擦拭管周分泌物并消毒),然后以盐水棉球轻轻拭去伤口内脓液或分泌物,拭净后根据不同伤口,适当安放引流物(纱布、凡士林纱布条、皮片或引流管)。

(4) 覆盖伤口,固定敷料:根据引流物种类或伤口渗出决定所需纱布量,盖上无菌干纱布,以胶布粘贴固定,胶布粘贴方向应与肢体或躯体长轴垂直。一般情况下,敷料宽度占粘贴胶布长度的2/3,胶布距敷料的边缘约0.5cm。如创面广泛、渗液多,可加用棉垫。关节部位胶布不易固定时可用绷带包扎。

2. 缝合伤口的换药

(1) 更换敷料:一般在缝合后第三日检查有无创面感染现象。如无感染,切口及周围皮肤消毒后用无菌纱布盖好,对缝线有脓液或缝线周围红肿者,应挑破脓头或拆除缝线,按感染伤口处理,定时换药。

(2) 存在引流:对于手术中渗血较多或有污染、放置皮片或硅胶管引流的伤口,如渗血、渗液湿透外层纱布,应随时更换敷料。盖纱布时,先将若干纱布用剪刀剪一"Y"形缺口,夹垫于引流管与皮肤之间以免管壁折叠、皮肤受压造成坏死。

(3) 取出引流:引流物(如皮片、硅胶管等)一般在手术后24~48小时取出,局部以75%酒精消毒后,更换无菌敷料。烟卷引流在换药时,要一手用镊子夹住其边缘,适度上下提拉,同时用针筒插入中央乳胶管抽吸积液。如需更换,须在术后5~7天待窦道形成后方可实行。拔除后应先以纱条引流替代,视伤口渗出量多少决定纱条是否可以取出。"T"形引流管一般在术后2~3周视全身和局部引流状况给予拔除。双套管的更换或拔除则视患者局部引流状况而定,最好在术后5~7天以后再更换。

(4) 伤口异常:如果患者伤口疼痛或3~4日后尚有发热,应及时检查伤口是否有感染的可能。一般手术后2~3天,由于组织对缝线的反应,针眼可能稍有红肿,可用75%酒精湿敷;如见针眼有小水疱,应提前拆去此针缝线;如局部红肿范围大,并触到硬结,甚至波动,应提前拆除缝线,伤口敞开引流,按脓腔伤口处理。

(5) 拆线:详见第22章拆线。

3. 不同创面的换药

(1) 浅、平、洁净的创面:用无菌盐水棉球拭去伤口渗液后,盖以凡士林纱布。干纱布保护,1~2天换药一次。

(2) 肉芽过度生长的创面:正常的肉芽色鲜红、致密、洁净、表面平坦、易出血。如发现肉芽色泽淡红或灰暗,表面呈粗大颗粒状,水肿发亮高于创缘,可将其剪除,再将盐水棉球拭干,压迫止血;也可用 10%~20% 硝酸银液烧灼,再用等渗盐水擦拭;若肉芽轻度水肿,可用 3%~10% 高渗盐水湿敷。

(3)脓液或分泌物较多的创面:此类伤口宜用消毒溶液湿敷,以减少脓液或分泌物。湿敷药物视创面情况而定,可用 1∶5000 呋喃西林或漂白粉硼酸溶液等。每天换药 2~4 次,同时可根据创面培养的不同菌种,选用敏感的抗生素。对于有较深脓腔或窦道的伤口,可用生理盐水或各种有杀菌去腐作用的溶液进行冲洗,伤口内放置适当的引流物。

(4)慢性顽固性溃疡:此类创面由于局部循环不良、营养障碍、早期处理不当或由于特异性感染等原因,使创面长期溃烂,久不愈合。处理此类创面时,首先找出原因,改善全身状况。搔刮创面、红外线照射、高压氧治疗、局部用生肌散等,都有利于促进肉芽生长。

五、引流物的种类和使用

1. 常用引流物

(1)凡士林纱条:用于新切开的脓腔或不宜缝合的伤口。优点是保护肉芽和上皮组织,不与创面粘连,易于撕揭而不疼痛。缺点是不易吸收分泌物,不适宜渗出物较多或深部伤口。

(2)纱布引流条:生理盐水或药液浸湿后的纱布条对脓液有稀释和吸附作用。用于切开引流后需要湿敷的伤口。

(3)硅胶引流条:用于术后渗血或脓腔开口较小的伤口。

(4)烟卷引流:将纱布卷成长形作引流芯,然后用乳胶皮片包裹,形似香烟。主要利用管芯纱布的毛细管作用引流,质地柔软,表面光滑,多用于腹腔引流或肌层深部脓肿的引流。

(5)硅胶引流管:用于腹腔引流、深部感染引流,或预防深部感染。

(6)双腔引流管:为平行的管,顶端均有数个侧孔,一个管进空气,另一个用于引流。

(7)双套引流管:是将一细的引流管套入另一粗的引流管,各自的顶端也均有数个侧孔,粗管可进入空气,细管用于引流。双腔管和双套管主要用于腹腔内部位较深和分泌物持续大量产生区域的引流。有的双套管在粗细管间还有一根毛细管,可用于持续滴注药物或冲洗液。

(8)特殊管状引流物:多为适应某些空腔脏器的特点或特殊的引流功能要求而制。如"T"形管引流,专门用于胆道引流;蕈状导尿管引流,用于膀胱及肾盂造口,也用于胆囊造口的引流。

2. 引流物的放置与拔除

(1) 引流物的选择

1) 切口内少量渗液用硅胶皮条引流。

2) 脓液较多时用烟卷引流。

3) 脏器腔内或腹腔引流用硅胶管、双腔或双套管引流。

4) 脓腔引流用硅胶皮条、凡士林纱条或纱布引流条引流。

(2) 引流物的放置

1) 脓腔应先排净脓液,清洗,吸干余液后再放引流。

2) 探明伤口深度、方向、大小,将引流物一端放置于底部,向上稍拔出少许,使之与底部肉芽稍有距离,另一端放在伤口的浅面以利肉芽由底部向上生长。

3) 腹腔引流最好应另戳创引出,以免影响主要切口的愈合。

4) 纱布引流时应去除碎边,以防异物遗留在伤口内。

5) 引流物应妥善固定。

6) 长期放置引流时,应定期更换引流物。

(3) 引流物的拔除

1) 术后预防性引流一次性拔除。

2) 脓腔引流逐渐拔除。

3) 拔除时去除固定缝线,松动、旋转,使其与周围组织充分分离。

4) 多条或多根引流物应逐条或逐根拔除。

5) 应注意拔除引流物的数量、完整性,注意有无残留物。

六、相关知识

1. 严格执行无菌操作技术:操作前做好手卫生。凡接触伤口的物品,均须无菌,防止污染及交叉感染。各种无菌敷料从容器中取出后,不得放回。污染的敷料须放入弯盘或污物桶内,不得随便乱丢。

2. 换药次序:先无菌伤口,后感染伤口,对特异性感染伤口,如气性坏疽、破伤风等,应在最后换药或指定专人负责。

3. 特殊感染伤口的换药:如气性坏疽、破伤风、铜绿假单胞菌等感染伤口,换药时必须严格执行隔离技术,除必要物品外,不带其他物品。用过的器械要专门处理,敷料要焚毁或深埋。

4. 换药时伤口分泌物识别

(1) 血液:血性、淡血性、鲜红血性、陈旧血性。

(2) 血浆:淡黄色清亮液体。

(3) 脓液:颜色、气味、黏稠度等根据细菌种类而不同。

(4) 空腔脏器漏出液:胆汁、胰液、胃肠道液体和尿液等。

(上海交通大学附属第六人民医院　邹扬　王洪)

多个换药操作的先后原则:

1. 先无菌,后感染。

2. 先缝合,后开放。

3. 先感染轻,后感染重。

4. 先一般,后特殊。

渗出物的描述: 伤口渗出物颜色、量、气味、混浊程度等的描述对病情的判断十分重要,是换药时关注的主要内容。

参 考 文 献

1. 医师资格考试指导用书专家编写组. 国家医师资格考试实践技能应试指南(临床执业医师). 北京:人民
卫生出版社,2011.
2. Way LW, Doherty GM. Current Surgical Diagnosis & Treatment. 11th ed. McGraw-Hill Companies,2003.

测 试 题

1. 对于肉芽生长过度的伤口处理方法是
   A. 用凡士林纱布覆盖　　　　　　B. 用5%氯化钠溶液湿敷
   C. 用手术剪将其剪平　　　　　　D. 用呋喃西林纱布湿敷
   E. 用鱼石脂软膏外敷

2. 关于换药操作的描述,哪项是错误的
   A. 用手揭去外层敷料
   B. 沾污敷料内面向上放在弯盘内
   C. 两把镊子分别用于接触伤口与敷料
   D. 酒精棉球清洁伤口周围皮肤应由外向内
   E. 胶布粘贴方向应与肢体或躯干长轴垂直

3. 应由专人负责换药并处理污物、敷料的伤口是
   A. 气性坏疽术后伤口　　　　　　B. 乳腺癌改良根治术伤口
   C. 急性蜂窝织炎伤口　　　　　　D. 压疮创面
   E. 急性化脓性阑尾炎手术伤口

4. Concentration of skin disinfectant alcohol is
   A. 30%　　　B. 50%　　　C. 70%　　　D. 90%　　　E. 95%

5. 下列哪一项不是烟卷引流在换药时的注意点
   A. 用镊子夹住其边缘,适度上下提拉
   B. 用针筒插入中央乳胶管抽吸积液
   C. 如需更换或拔除,在术后2~3天
   D. 拔除后应先以纱条引流替代
   E. 引流管要稍离伤口底部,以便伤口愈合

6. Usually the time of dressing change after operation for sterile wound is
   A. 1st day　　　B. 2nd day　　　C. 3rd day　　　D. 5th day　　　E. 7th day

7. 腹壁脓肿换药时,正确的伤口消毒方法是
   A. 从伤口中央向周围消毒　　　　B. 从伤口外周向中央消毒
   C. 从伤口左侧向右侧消毒　　　　D. 从伤口上方向下方消毒
   E. 以上都是

8. 下列手术切口换药的先后顺序,哪一项是正确的
   A. 胆囊切除术、结肠造瘘术、疝修补术

B. 甲状腺次全切除术、胃癌根治术、结肠造瘘术

C. 结肠造瘘术、胆总管探查术、乳癌根治术

D. 乳癌根治术、肛旁脓肿切开术、胆总管探查术

E. 肛旁脓肿切开术、疝修补术、胆总管探查术

9. 对于肠瘘患者的换药,采取哪种引流物较为合适

　　A. 硅胶引流条　　B. 烟卷引流条　　C. 负压球　　　　D. 纱条　　　　E. 双套管

10. 下面除哪一项外均为慢性顽固性溃疡的换药治疗措施

　　A. 搔刮创面　　B. 红外线照射　　C. 高压氧治疗　　D. 局部用生肌散　　E. 紫外线照射

第 **22** 章

拆　线
Suture Removal

一、目的

1. 不论愈合伤口或感染伤口,一切皮肤不可吸收的缝线作为异物均需在适当的时间被剪除。

2. 手术切口发生某些并发症时(如切口化脓性感染、皮下血肿等),拆除切口内缝线,便于充分引流和线段异物的去除。

二、适应证

1. 正常手术切口,已到拆线时间,切口愈合良好,局部及全身无异常表现者。

2. 头面颈部手术后 4~5 日;下腹部、会阴部手术后 6~7 日;胸部、上腹部、背部、臀部手术后 7~9 日;四肢手术后 10~12 日;近关节处手术和减张缝线需 14 日。

3. 伤口术后有红、肿、热、痛等明显感染者,应提前拆线。

三、延迟拆线的指征

1. 严重贫血、消瘦,轻度恶病质者。
2. 严重失水或水、电解质紊乱尚未纠正者。
3. 老年体弱及婴幼儿患者伤口愈合不良者。
4. 伴有呼吸道感染,咳嗽没有控制的胸、腹部切口。
5. 切口局部水肿明显且持续时间较长者。
6. 有糖尿病史者。
7. 服用糖皮质激素者。
8. 腹内压增高,大量腹水等。

四、操作前准备

1. 患者准备

(1)了解拆线伤口的愈合情况,对拆线过程可能出现的状况作出评价。

(2)告知患者拆线的目的、操作过程及可能出现的情况。

(3)患者应采取相对舒适、适宜操作、拆线部位显露最好的体

拆线时间的确定: 原则上应早期拆线,以减少针眼的炎症反应,改善局部血液循环。拆线的早晚应考虑以下几点:

1. 切口部位以及各部位血液循环情况。

2. 切口的大小、张力。

3. 全身一般情况、营养状况。

4. 年龄。

位,注意保护患者隐私。

(4) 应注意保暖,避免患者着凉。

(5) 如拆线过程较复杂或有不适,操作之前需要给予充分的解释,以解除患者的恐惧并获得更好的配合。

2. 操作者准备

(1) 核对患者信息。

(2) 了解情况:了解伤口情况,协助患者体位摆放。

(3) 安排时间:避开患者进食及陪护人员,操作前半小时勿清扫。

(4) 决定顺序:多个拆线操作时,先处理清洁伤口,再处理污染伤口,避免交叉感染。

(5) 无菌准备:清洁的工作衣、帽、口罩,操作者洗手、剪指甲等。

(6) 拆线地点:根据拆线部位和操作的复杂程度,可以选择在病房或换药室进行。

(7) 操作者手卫生;多个患者拆线时,注意操作前、后均要规范洗手,以免发生交叉污染。

3. 材料准备

(1) 拆线包:内含治疗碗(盘)2 个,有齿、无齿镊各 1 把或止血钳 2 把,拆线剪刀 1 把。

(2) 换药用品:2.5% 碘酊和 75% 酒精棉球或碘伏,生理盐水棉球若干,根据伤口所选择的敷料、胶布卷,无菌手套。

五、操作步骤(图 22-1)

1. 消毒:取下切口上的敷料,依次用碘酊和酒精或用碘伏由内至外消毒缝合切口及周围皮肤 5~6cm,待干。

2. 剪线:用镊子夹起线头轻轻提起,把埋在皮内的线段拉出针眼之外 1~2mm,将剪尖插进线结下空隙,紧贴针眼,在由皮内拉出的部分将线剪断。

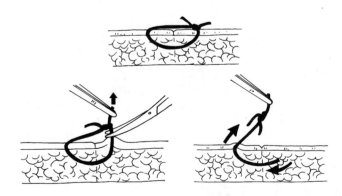

图 22-1　拆线过程示意图

拆线过程中避免皮肤外的线段经过皮下而增加感染的机会。

3. 拉线:随即将皮外缝线向切口的缝线剪断侧拉出,动作要轻巧。如向对侧硬拉可能因张力原因使创口被拉开,且患者有疼痛感。

4. 覆盖:酒精棉球或碘伏再擦拭一次,覆盖敷料,胶布固定。

六、相关知识

1. 蝶形胶布的使用:拆线后如发现伤口愈合不良、裂开,可用蝶形胶布在酒精灯火焰上消毒后,将伤口两侧拉合固定,包扎。

2. 间断拆线:对于切口长、局部张力高、患者营养情况较差以及其他不利于伤口愈合因素的患者,在到了常规拆线时间时,有时可先间断拆去一半的缝线,余下的在 1~2 天后拆除。这样既减轻了延迟拆线造成皮肤针眼瘢痕,也确保了伤口的安全愈合。

3. 拆线后伤口 24 小时内避免沾湿。

4. 短期(6~8 周)内避免剧烈活动,以免由于张力变化对伤口形成不利的影响。老年、体弱和服用糖皮质激素者的活动更为延后。

(上海交通大学附属第六人民医院 邹扬 王洪)

参 考 文 献

1. 医师资格考试指导用书专家编写组. 国家医师资格考试实践技能应试指南(临床执业医师). 北京:人民卫生出版社,2011.

2. Way LW, Doherty GM. Current Surgical Diagnosis & Treatment. 11th ed. McGraw-Hill Companies,2003.

测 试 题

1. 以下部位的手术后拆线时间正确的是
   A. 肘部手术后 9~11 天
   B. 头皮缝合后 8~9 天
   C. 阑尾切除术后 7~9 天
   D. 腹壁减张缝线后 8~9 天
   E. 前臂术后 7~9 天

2. 拆线操作时,以下哪一项是错误的
   A. 用镊子提起皮外缝线并剪断
   B. 在线头的线结下剪断缝线
   C. 在皮下段剪断缝线
   D. 向剪断线段的一侧拉出缝线
   E. 避免皮肤外线段经过皮下

3. 拆线后哪些处理是正确的
   A. 拆线后两周内不应沾湿
   B. 拆线后短期内避免剧烈活动
   C. 先拆一侧伤口的缝线,再拆另外一侧
   D. 拆线后伤口评价为 Ⅱ / 甲,应用蝶形胶布
   E. 阑尾切除术后应当间断拆线

4. 以下哪一种情况应当拆线
   A. 肘部手术后 10 天,线头处不适
   B. 胃大部切除术后 5 天,伤口疼痛
   C. 头皮缝合后 3 天,局部有疼痛
   D. 阑尾炎手术后 3 天,切口红、肿,有渗出
   E. 腹壁疝修补术后 3 天,局部隐痛

5. Suture removal time after head and neck surgery is
   A. 2~3 days
   B. 3~4 days
   C. 4~5 days
   D. 5~6 days
   E. 6~7 days

6. Usually the time of removing tension sutures after operation is
   A. 5th day
   B. 7th day
   C. 9th day
   D. 12th day
   E. 14th day

7. 下列哪一项不属于需要延迟拆线的因素
   A. 严重贫血、消瘦,轻度恶病质者
   B. 切口表面不平整,缝线间距不一
   C. 大量腹水
   D. 有糖尿病史者
   E. 服用糖皮质激素者

8. 拆线后伤口多少小时内避免沾湿
   A. 8 小时
   B. 16 小时
   C. 24 小时
   D. 48 小时
   E. 72 小时

9. 下列关于拆线的主要操作步骤,正确的是
   A. 用镊子提起线头,把线结下埋在皮内的线段拉出剪断,皮外缝线向切口的缝线剪断侧拉出
   B. 用镊子提起线头,把线结上的线段剪断,皮外缝线向切口的缝线剪断侧拉出
   C. 用镊子提起线头,把线结下埋在皮内的线段拉出剪断,皮外缝线向一侧拉出
   D. 用镊子提起线头,把线结下埋在皮内的线段拉出剪断,皮外缝线向切口的缝线剪断侧的对侧拉出
   E. 用镊子提起线头,把线结上的线段剪断,皮外缝线向切口的缝线剪断侧的对侧拉出

10. 下列关于手术切口拆线的先后顺序,哪一项是正确的
    A. 胆囊切除术、结肠造瘘术、疝修补术
    B. 甲状腺次全切除术、胃大部切除术、结肠造瘘术
    C. 结肠造瘘术、胆总管探查术、乳癌根治术
    D. 乳癌根治术、结肠造瘘术、胆总管探查术
    E. 结肠造瘘术、疝修补术、胆总管探查术

第 **23** 章

体表肿物切除术
Superficial Mass Resection

一、目的

1. 诊断作用：了解体表肿物的性质。

2. 治疗作用：切除肿物以解决肿物引起的局部压迫或不适等情况，特殊部位手术如脸部等，可满足患者对美容效果的要求。

二、适应证

全身各部位的体表肿物，如皮脂腺囊肿、表皮样囊肿、皮样囊肿、腱鞘囊肿等，以及一些体表的良性肿瘤，如纤维瘤、脂肪瘤、表浅血管瘤等。

三、禁忌证

1. 全身出血性疾病者。
2. 肿物合并周围皮肤感染情况者。

四、操作前准备

1. 患者准备

（1）测量生命体征（心率、血压、呼吸），评估全身状况，确定对手术的耐受性。

（2）向患者解释操作目的、操作过程和可能的风险。

术前沟通、确认知情同意很重要。

（3）告知需要配合的事项（操作过程中需保持体位，如有头晕、心悸、气促等不适及时报告）。

（4）签署知情同意书。

不提倡剔除毛发，只在毛发较多较长时，使用剪刀剪去即可。

（5）术前清洗局部，剪去毛发，局部若涂有油质类药物时，可用松节油轻轻擦去。

2. 材料准备

治疗车：车上载有以下物品：

目前多使用碘伏进行消毒，若使用碘酊消毒，则需要75%酒精脱碘。

（1）切开缝合包：包括治疗碗、无菌杯、洞巾、消毒巾、布巾钳、圆刀片、刀柄、小止血钳、组织钳、有齿镊、组织剪、3/0号线、4/0号线、中圆针、三角针、持针器、纱布、弯盘等。

（2）消毒用品：0.5%碘伏。

(3) 麻醉药物:2% 利多卡因 10ml 或 1% 普鲁卡因 10ml。

(4) 其他:注射器(10ml 1 个)、注射用生理盐水、甲醛(福尔马林)溶液的标本瓶 1 个;抢救车 1 辆;无菌手套 2 副;胶布 1 卷等。

3. 操作者准备

(1) 核对患者信息。

(2) 掌握体表肿物切除操作相关知识,并发症的诊断与处理方法。

(3) 了解患者病情、操作目的及术前辅助检查情况。

(4) 协助患者体位摆放,操作者戴帽子、口罩,并准备器械。

五、操作步骤

1. 体位:根据体表肿物部位取患者舒适体位。

2. 消毒铺单

(1) 准备:术者手术洗手,在消毒小杯内放入数个棉球或纱布,助手协助,倒入适量 0.5% 碘伏。

(2) 消毒:使用 0.5% 碘伏消毒手术区域两遍(手术切口周围 30cm 范围,由内向外)。

(3) 铺巾:术者再次手术洗手,穿手术衣,戴无菌手套,铺无菌洞巾,洞巾中心对准操作区域。

3. 麻醉:沿表浅肿物周围,使用 2% 利多卡因作局部浸润麻醉,皮肤切口线可加用皮内麻醉。

4. 切除肿物

(1) 根据肿物大小不同而采用梭形或纵行切口(应平行于皮纹方向,避开关节、血管等部位)。

(2) 切开皮肤后,用组织钳将一侧皮缘提起,用剪刀沿肿物或囊肿包膜外做钝性或锐性分离。

(3) 按相同方法分离肿物的另一侧及基底部,直到肿物完全摘除。对于囊肿而言,若分离时不慎剥破囊肿,应先用纱布擦去其内容物,然后继续将囊肿完全摘除。如果是腱鞘囊肿,需将囊肿连同其茎部的病变组织以及周围部分正常的腱鞘与韧带彻底切除,以减少复发机会。

(4) 缝合切口,一般不放置引流,根据肿瘤部位,多于术后 5~7 天拆线。

5. 标本处理:记录肿物的位置、外形、大小、硬度、性质及与周围组织的毗邻关系等;若为囊肿,还需描述囊壁及囊内容物情况。将标本置于福尔马林溶液标本瓶中,送病理检查。

六、并发症及处理

1. 出血:出血少,可以局部加压包扎;出血多,需重新拆开切口止血。

使用普鲁卡因需要事先皮试。

按六步洗手法洗手。

消毒应由相对清洁区至相对不洁区。

切除过程中需随时止血,若使用电刀可以减少出血。

操作过程中需避免囊肿破裂,并注意需完整切除肿物。

标本一定要送病理检查。

2. 感染:局部热敷,更换敷料,有时需要伤口引流及使用抗生素。

3. 复发:了解病变性质后,再次手术治疗。

七、相关知识

1. 若病变病理检查为恶性,需再次手术扩大切除范围,或行相关后期治疗。

2. 合并感染的体表肿物(如皮脂腺囊肿),术后易发生切口感染,可考虑术中引流(如橡皮片引流)。

3. 若皮脂腺囊肿术中破裂,极易复发。

(华中科技大学同济医学院附属同济医院　吴剑宏)

(华中科技大学同济医学院附属同济医院　陈孝平　吴剑宏)

参 考 文 献

1. 王昌明 . 临床基本技能操作手册 . 上海:第二军医大学出版社,2006.
2. 许怀瑾 . 实用小手术学 . 第 2 版 . 北京:人民卫生出版社,2008.
3. 蒋耀光,范士志,王如文 . 门诊外科学 . 第 2 版 . 北京:人民军医出版社,2010.

测 试 题

1. 以下关于体表肿物切除的注意事项中,正确的是
   A. 多选择梭形或纵行切口
   B. 需完整切除肿瘤
   C. 肿物需送病理检查
   D. 若分离时不慎剥破囊肿,应先用纱布擦去其内容物,然后继续将囊肿完全摘除
   E. 以上都是

2. 关于体表肿物切除时切口选择的描述,哪一项是错误的
   A. 多选择梭形或纵行切口　　　　B. 切口平行于皮纹方向
   C. 切口垂直于皮纹方向　　　　　D. 避开关节
   E. 避开血管

3. 体表肿物切除的适应证不包括
   A. 皮脂腺囊肿　　　　　　　　　B. 表皮样囊肿、皮样囊肿
   C. 腱鞘囊肿　　　　　　　　　　D. 淋巴瘤
   E. 纤维瘤、脂肪瘤

4. 下列关于体表肿物切除的术前准备,哪一项是正确的
   A. 术前沟通,让患者了解手术目的
   B. 签署手术同意书
   C. 测量生命体征(心率、血压、呼吸),评估全身状况
   D. 手术器械准备

E. 以上都需要

5. 体表肿物切除后记录应包括下列哪一项
   A. 肿物的位置
   B. 肿物的硬度、性质
   C. 肿物的大小,与周围组织的毗邻关系
   D. 若为囊肿,还需描述囊壁及囊内容物情况
   E. 以上都是

6. 以下哪一项不是体表肿物切除需要使用的器械
   A. 尖刀片　　　B. 止血钳　　　C. 组织剪　　　D. 持针器　　　E. 三角针

7. 患者,男,65 岁,因发现左侧腹股沟皮肤包块 1 个月,溃烂 3 天入院。体格检查:左侧腹股沟区皮肤包块,大小 2cm×2cm,宽基底,菜花状,溃烂,伴恶臭,质硬,固定。以下最合适的处理是
   A. 立即行体表肿物切除并送检　　　B. 局部 3% 过氧化氢冲洗,湿盐水纱布覆盖
   C. 予以静脉抗生素抗感染治疗　　　D. 体表肿物局部切除送检,以明确诊断
   E. 密切观察

8. 颜面部体表小包块切除术后 4 天,切口局部红肿,首要的处理是
   A. 暂不处理,密切观察　　　B. 轻压切口四周,询问有无疼痛并观察切口渗液
   C. 酒精纱布湿敷　　　D. 切口拆线,敞开切口并换药
   E. 口服抗生素治疗

9. 患者,女,20 岁,左肘部皮肤肿物局部切除术后,病理证实为黑色素瘤,以下处理正确的是
   A. 肿瘤科门诊随访,行后续综合治疗　　　B. 告知患者病情,行扩大切除手术
   C. 密切观察,定期外科门诊随访　　　D. 口服抗生素治疗
   E. 以上都不是

10. 患者,男,19 岁,发现骶尾部皮肤包块一天。要求行体表肿物切除,以下处理错误的是
    A. 触诊包块,了解包块质地、边界、活动度等
    B. 对于体表肿块,无需行直肠指诊
    C. 详细检查局部皮肤,观察有无窦道
    D. 告知患者若手术,切口愈合不良、感染可能性大
    E. 以上都不是

第 24 章

体表脓肿切开引流
Superficial Abscess Incision and Drainage

一、目的

1. 组织感染形成脓肿时,应及时切开引流,以减少毒素吸收,减轻中毒症状,防止脓液向周边蔓延而造成感染扩散。

2. 将脓液送细菌培养并做细菌药敏试验以指导抗感染治疗。

二、适应证

1. 体表组织的化脓性感染伴脓肿形成。

2. 需行细菌药敏试验以指导抗感染治疗。

三、禁忌证

1. 全身出血性疾病者。

2. 化脓性炎症早期,脓肿尚未形成,以及抗生素治疗有效,炎症有吸收消散趋势。

四、操作前准备

1. 患者准备

(1) 测量生命体征(心率、血压、呼吸),评估全身状况。

(2) 向患者解释操作的目的、操作过程和可能的风险。

(3) 告知需要配合的事项(操作过程中需保持体位,如有不适及时报告)。

(4) 签署知情同意书。

(5) 术前清洗局部,剪去毛发,局部若涂有油质类药物时,可用松节油轻轻擦去。

2. 材料准备

治疗车:车上载有以下物品:

(1) 切开包:包括治疗碗、无菌杯、洞巾、消毒巾、布巾钳、尖刀片、圆刀片、刀柄、小止血钳、组织钳、有齿镊、组织剪、3/0 号线、4/0 号线、中圆针、三角针、持针器、纱布、弯盘等。

(2) 消毒用品:0.5% 碘伏。

(3) 麻醉药物:2% 利多卡因 10ml 或 1% 普鲁卡因 10ml。

术前沟通、确认知情同意很重要。

不提倡剔除毛发,只在毛发较多较长时,使用剪刀剪去即可。

使用普鲁卡因需皮试。

（4）其他：注射器（10ml 2 个）、注射用生理盐水、无菌凡士林纱布若干条、无菌细橡皮管 1 根；抢救车 1 辆；无菌手套 2 副；胶布 1 卷等。

3. 操作者准备

（1）核对患者信息。

（2）了解患者病情、操作目的等情况。

（3）掌握浅表脓肿切开引流操作相关知识，并发症的诊断与处理。

（4）术前协助患者体位摆放，操作者戴帽子、口罩，并准备器械。

五、操作步骤

1. 体位：根据脓肿部位取患者舒适体位。

2. 消毒铺单

（1）准备：术者手术洗手，在消毒小杯内放入数个棉球或纱布，助手协助，倒入适量 0.5% 碘伏。

按六步洗手法洗手。

（2）消毒：使用 0.5% 碘伏消毒手术区域两遍（手术切口周围30cm 范围，由内向外）。

消毒应由相对清洁区至相对不洁区。

（3）铺巾：术者再次手术洗手，穿手术衣，戴无菌手套，铺无菌洞巾，洞巾中心对准操作区域。

3. 麻醉：浅表脓肿可采用 2% 利多卡因局部浸润麻醉，但应注意注射药物时应从远处逐渐向脓腔附近推进，避免针头接触感染区域。

4. 切开及排脓

（1）于脓肿波动明显处，用尖刀做一适当的刺入，然后用刀向上反挑一切口，即可见脓液排出，注射器抽取适量脓液送细菌培养及做药敏试验。

（2）待脓液排尽后，以手指伸入脓腔，探查其大小、位置以及形状，据此考虑是否延长切口，并清除坏死组织。

（3）脓腔内有纤维隔膜将其分隔为多个小房者，应用手钝性分离，使其变为单一大脓腔，以利引流。

（4）术中切忌动作粗暴而损伤血管导致大出血，或挤压脓肿造成感染扩散。

5. 引流

（1）脓肿排尽后，应使用凡士林纱布引流。将凡士林纱布条一端送到脓腔底部，充填脓腔，纱条另一端留置于脓腔外。注意引流口宽松无狭窄，引流物不应填塞过紧。外部以无菌纱布包扎。

（2）术后第一天，更换包扎敷料及引流条，根据引流液量及脓腔愈合情况，逐步更换为盐水引流条，并最终拔除。

（3）因局部解剖关系切口不能扩大或脓腔过大者，可在两极做对口引流,充分敞开脓腔,以 3% 过氧化氢和生理盐水冲洗脓腔。

脓液一定要送细菌培养并做药敏试验。▶

6. 标本处理:记录脓肿部位、大小、脓液量与性质,将脓液送细菌培养并做细菌药敏试验。

六、并发症及处理

1. 出血:脓肿壁渗血不应盲目止血,以凡士林纱布条填塞压迫可达止血目的。

2. 感染扩散:局部引流调整,全身敏感抗生素使用。

七、相关知识

1. 在波动最明显处做切口。

2. 切口在脓腔最低位,长度足够,以利引流。

3. 切口方向选择与大血管、神经干、皮纹平行,避免跨越关节,以免瘢痕挛缩而影响关节功能。

4. 切口不要穿过对侧脓腔壁而达到正常组织,以免感染扩散。

5. 脓肿切开后切口经久不愈,可能与脓腔引流不畅、异物存留或冷脓肿等有关。

(华中科技大学同济医学院附属同济医院　吴剑宏)

(华中科技大学同济医学院附属同济医院　陈孝平　吴剑宏)

参 考 文 献

1. 王昌明 . 临床基本技能操作手册 . 上海:第二军医大学出版社,2006.

2. 关广聚 . 临床实践技能指南 . 北京:人民卫生出版社,2006.

3. 蒋耀光,范士志,王如文 . 门诊外科学 . 第 2 版 . 北京:人民军医出版社,2010.

测 试 题

1. 脓肿切开选择切口方向时,应注意

 A. 切口应平行于皮纹

 B. 应避免跨越关节,以免瘢痕挛缩而影响关节功能

 C. 切口方向选择与大血管、神经干平行

 D. 切口不要穿过对侧脓腔壁而达到正常组织

 E. 以上均正确

2. 以下关于脓肿切开时机的描述,错误的是

 A. 感染初期　　　　　　　　　B. 脓肿波动明显时

 C. 全身反应明显时　　　　　　D. 穿刺到脓液时

 E. B 超显示脓肿内部已经分隔时

3. 脓肿切开后错误的处理是
   A. 清除坏死组织
   B. 脓肿切开后行常规引流
   C. 脓肿较大时行对口引流
   D. 术后应使用抗生素治疗
   E. 清除脓肿后,一期缝合关闭切口

4. 脓肿切开引流后经久不愈,可能的原因是
   A. 脓腔引流不畅
   B. 异物存留
   C. 合并糖尿病
   D. 特殊感染,如结核杆菌等
   E. 以上均有可能

5. 脓肿切开的位置应为
   A. 脓肿波动最明显处
   B. 脓肿边缘
   C. 脓肿最中央
   D. 压痛最明显处
   E. 脓肿顶部

6. 以下关于体表脓肿切开的术前准备,哪一项是正确的
   A. 术前沟通,让患者了解手术目的
   B. 签署手术同意书
   C. 测量生命体征(心率、血压、呼吸),评估全身状况
   D. 手术器械准备
   E. 以上都需要

7. 以下哪一项不是体表脓肿切开引流需要使用的器械
   A. 尖刀片
   B. 止血钳
   C. 皮肤钉合器
   D. 组织剪
   E. 持针器

8. 以下有关脓肿切开后引流的说法,错误的是
   A. 纱布类引流物的引流原理是依赖其虹吸作用
   B. 引流物能增加切口感染的机会
   C. 引流可通过重力、溢流、毛细管作用或吸引而完成
   D. 填塞既可引流又可压迫止血,但如果留置过久亦可引起感染
   E. 引流物应尽可能早拔除

9. 有关体表脓肿切开引流术,以下说法错误的是
   A. 避免挤压脓肿,造成感染扩散
   B. 脓肿波动明显时行脓肿切开
   C. 对于脓性指头炎、手部腱鞘炎患者,应待脓肿形成后再予以切开
   D. 脓腔切开后常规引流,可使用凡士林纱条、碘仿纱条、橡皮片、引流管等
   E. 引流管为细菌逆行污染提供了途径

10. 脓肿切开引流术后,应记录的内容包括
    A. 部位
    B. 大小
    C. 量
    D. 性质
    E. 以上都是

第25章

清 创 术

Debridement

注意: 对于出现并发症的伤口(例如脂肪液化或感染)进行二次手术处理时也要进行清创操作,但此类情况不在本章节内阐述。

注意: 清创术应在伤后越早越好。

注意: 以下情况可适当放宽清创时间:污染轻、局部血液循环良好或气候寒冷;伤后早期应用过抗生素;头颈颜面、关节附近有大血管、神经等重要结构暴露的伤口。

注意: X线片检查同时可提示伤口内有无金属异物存留。

一、目的

对新鲜开放性损伤,及时、正确地采用手术方法清理伤口可以修复重要组织,使开放污染的伤口变为清洁伤口,防止感染,有利于伤口一期愈合。

二、适应证

1. 伤后 6~8 小时以内的新鲜伤口。
2. 污染较轻,不超过 24 小时的伤口。
3. 头面部伤口,一般在伤后 24~48 小时以内,争取清创后一期缝合。

三、禁忌证

1. 超过 24 小时、污染严重的伤口。
2. 有活动性出血、休克、昏迷的患者,必须首先进行有效的抢救措施,待病情稳定后,不失时机地进行清创。

四、操作前准备

1. 患者准备

(1) 综合评估病情,如有颅脑损伤或胸、腹严重损伤,或已有轻微休克迹象者,需及时采取综合治疗措施。

(2) X 线摄片,了解是否有骨折及骨折的部位和类型。

(3) 防治感染,早期、合理应用抗生素。

(4) 与患者及家属谈话,做好各种解释工作,如一期缝合的原则、发生感染的可能性和局部表现、若不缝合下一步的处理方法、对伤肢功能和美容的影响等。争取清醒患者配合,并签署有创操作知情同意书。

(5) 良好的麻醉状态。

2. 材料准备:无菌手术包、无菌软毛刷、肥皂水、无菌生理盐水、3% 过氧化氢溶液、2.5% 碘酊、75% 酒精、0.5% 碘伏、0.5% 苯扎溴铵(新洁尔灭)、止血带、无菌敷料、绷带等。

3. 操作者准备

(1) 戴帽子、口罩、手套。

(2) 了解伤情,检查伤部,判断有无重要血管、神经、肌腱和骨骼损伤;针对伤情,进行必要的准备,以免术中忙乱。

五、操作步骤

1. 清洗

(1) 皮肤的清洗:先用无菌纱布覆盖伤口,剃去伤口周围的毛发,其范围应距离伤口边缘 5cm 以上,有油污者,用酒精或乙醚擦除。更换覆盖伤口的无菌纱布,戴无菌手套,用无菌软毛刷蘸肥皂液刷洗伤肢及伤口周围皮肤 2~3 次,每次用大量无菌生理盐水冲洗,每次冲洗后更换毛刷、手套及覆盖伤口的无菌纱布,至清洁为止。注意勿使冲洗液流入伤口内。

(2) 伤口的清洗:揭去覆盖伤口的纱布,用无菌生理盐水冲洗伤口,并用无菌小纱布球轻轻擦去伤口内的污物和异物,用 3% 过氧化氢溶液冲洗,待创面呈现泡沫后,再用无菌生理盐水冲洗干净。擦干皮肤,用碘酊、酒精或碘伏在伤口周围消毒后,铺无菌巾准备手术。

2. 清理:术者按常规洗手、穿手术衣、戴无菌手套。依解剖层次由浅入深仔细探查,识别组织活力,检查有无血管、神经、肌腱与骨骼损伤,在此过程中如有较大的出血点,应予止血。如四肢创面有大量出血,可用止血带,并记录上止血带的压力及时间。

(1) 皮肤清创:切除因撕裂和挫伤已失去活力的皮肤。对不整齐、有血供的皮肤,沿伤口边缘切除 1~2mm 的污染区域并加以修整。彻底清除污染、失去活力、不出血的皮下组织,直至正常出血部位为止。对于撕脱伤剥脱的皮瓣,切不可盲目直接缝回原位,应彻底切除皮下组织,仅保留皮肤,行全厚植皮覆盖创面。

(2) 清除失活组织:充分显露潜行的创腔、创袋,必要时切开表面皮肤,彻底清除存留其内的异物、血肿。沿肢体纵轴切开深筋膜,彻底清除挫裂严重、失去生机、丧失血供的组织,尤其是坏死的肌肉,应切至出血、刺激肌组织有收缩反应为止。

(3) 重要组织清创

1) 血管清创:血管仅受污染而未断裂,可将污染的血管外膜切除;完全断裂、挫伤、血栓栓塞的肢体重要血管,则需将其切除后吻合或行血管移植;挫伤严重的小血管予以切除,断端可结扎。

2) 神经清创:对污染轻者,可用生理盐水棉球小心轻拭;污染严重者,可将已污染的神经外膜小心剥离切除,并尽可能保留其分支。

3) 肌腱清创:严重挫裂、污染、失去生机的肌腱应予以切除;未受伤的肌腱应小心加以保护。

注意:备皮操作可由巡回护士完成。

注意:一般情况下,碘酊及酒精禁用于无角质层覆盖的人体组织,例如开放创面,呼吸道、消化道和泌尿道黏膜。

注意:洁净或轻微污染伤口消毒时以伤口边缘为中心向外周延伸至少 15cm,重度污染或感染伤口清创时应由外周距离伤口至少 15cm 处向伤口边缘消毒。

注意:四肢伤可在伤口近端预置充气式止血带以备用。

4）骨折断端清创：污染的骨折端可用刀片刮除、咬骨钳咬除或清洗；污染进入骨髓腔内者，可用刮匙刮除。与周围组织失去联系、游离的小骨片酌情将其摘除；与周围组织有联系的小碎骨片，切勿草率地游离除去。大块游离骨片在清创后用 0.1% 苯扎溴铵浸泡 5 分钟，再用生理盐水清洗后原位回植。

注意：有多种消毒剂可用于伤口内清洗，应酌情使用。

（4）再次清洗：经彻底清创后，用无菌生理盐水再次冲洗伤口 2~3 次，然后以 0.1% 苯扎溴铵浸泡伤口 3~5 分钟。若伤口污染较重、受伤时间较长，可用 3% 过氧化氢溶液浸泡，最后用生理盐水冲洗。更换手术器械、手套，伤口周围再铺一层无菌巾。

（5）修复

注意：骨折修复和内固定后，应术中透视检查骨折修复及固定情况是否满意。

1）骨折的整复和固定：清创后应在直视下将骨折整复，若复位后较为稳定，可用石膏托、持续骨牵引或骨外固定器行外固定。下列情况可考虑用内固定：①血管、神经损伤行吻合修复者；②骨折整复后，断端极不稳定；③多发骨折、多段骨折。但对损伤污染严重、受伤时间较长、不易彻底清创者，内固定感染率高，应用时应慎重考虑。

2）血管修复：重要血管损伤清创后，应在无张力下一期吻合。若缺损较多，可行自体血管移植修复。

3）神经修复：神经断裂后，力争一期缝合修复。如有缺损，可游离神经远、近端或屈曲邻近关节使两断端靠拢缝合。缺损 >2cm 时行自体神经移植。若条件不允许，可留待二期处理。

4）肌腱修复：利器切断、断端平整、无组织挫伤，可在清创后将肌腱缝合。

（6）伤口引流：伤口表浅、止血良好、缝合后无死腔，一般不必放置引流物。伤口深、损伤范围大且重、污染严重的伤口和有死腔、可能有血肿形成时，应在伤口低位或另外做切口放置引流物，并保持引流通畅。

（7）伤口闭合：组织损伤及污染程度较轻、清创及时（伤后 6~8 小时以内）彻底者，可一期直接或减张缝合；否则，宜延期缝合伤口。有皮肤缺损者可行植皮术。若有血管、神经、肌腱、骨骼等重要组织外露者，宜行皮瓣转移修复伤口，覆盖外露的重要组织。最后用酒精消毒皮肤，覆盖无菌纱布，并妥善包扎固定。

六、并发症及处理

1. 体液和营养代谢失衡：根据血电解质、血红蛋白、血浆蛋白的测定等采取相应措施。

2. 感染：合理使用抗菌药和破伤风抗毒素或免疫球蛋白。术后应观察伤口有无红肿、压痛、渗液及分泌物等感染征象，一旦出现应拆除部分乃至全部缝线敞开引流。

3. 伤肢坏死或功能障碍：术后应适当抬高伤肢，以利血液和淋巴回流。注意定期观察伤肢血供、感觉和运动功能。摄 X 线片了解骨折复位情况,如复位不佳,需待伤口完全愈合后再行处理。

七、相关知识

1. 脉冲式伤口冲洗器是一种高科技脉冲式直流电驱动变速柔和振动冲洗装置,它自控变速,将抗生素、冲洗液根据不同的软组织,以脉冲式的方式将冲洗液喷射到创伤组织内,同时利用前置的冲洗盘以柔软的方式刷洗创伤组织,将异物以及坏死组织清除。脉冲式伤口冲洗器同时将沉积在伤口内的冲洗液吸到回收瓶内,以使伤口保持清洁,并减少手术清创反复冲刷创伤组织造成的二次损伤。

2. 负压封闭引流技术(vacuum sealing drainage,VSD)是一种处理各种复杂创面和用于深部引流的全新方法,相对于现有各种外科引流技术而言,VSD 技术是一种革命性的进展。VSD 的原理是利用医用高分子泡沫材料作为负压引流管和创面间的中介,高负压经过引流管传递到医用泡沫材料,且均匀分布在医用泡沫材料的表面,由于泡沫材料的高度可塑性,负压可以到达被引流区的每一点,形成一个全方位的引流。较大块的、质地不太硬的块状引出物在高负压作用下被分割和塑形成颗粒状,经过泡沫材料的孔隙进入引流管,再被迅速吸入收集容器。而可能堵塞引流管的大块引出物则被泡沫材料阻挡,只能附着在泡沫材料表面,在去除或更换引流时与泡沫材料一起离开机体。通过封闭创面与外界隔绝,防止污染和交叉感染,并保证负压的持续存在。持续负压使创面渗出物立即被吸走,从而有效保持创面清洁并抑制细菌生长。由于高负压经过作为中介的柔软的泡沫材料均匀分布于被引流区的表面,可以有效地防止传统负压引流时可能发生的脏器被吸住或受压而致的缺血、坏死、穿孔等并发症。在这个高效引流系统中,被引流区的渗出物和坏死组织将及时地被清除,被引流区内可达到"零积聚",创面能够很快地获得清洁的环境。在有较大的腔隙存在时,腔隙也将因高负压的存在而加速缩小。对浅表创面,透性粘贴薄膜和泡沫材料组成复合型敷料,使局部环境更接近生理性的湿润状态。高负压同时也有利于局部微循环的改善和组织水肿的消退,并刺激肉芽组织生长。

(北京协和医院 邱贵兴 林进)

参考文献

1. 陈孝平 . 外科手术基本操作 . 北京:人民卫生出版社,2002.
2. 黄志强 . 外科手术学 . 第 3 版 . 北京:人民卫生出版社,2005.
3. 葛宝丰,卢世璧 . 手术学全集 . 第 2 版 . 北京:人民军医出版社,2009.

4. 邱贵兴 . 骨科手术学 . 第 3 版 . 北京 : 人民卫生出版社 , 2005.
5. 陈孝平 . 外科学 . 第 2 版 . 北京 : 人民卫生出版社 , 2010.

测 试 题

1. 面颊部开放性损伤，受伤后 12 小时就诊，局部处理宜
   A. 感染伤口处理，换药不清创　　　B. 清创不缝合　　　C. 清创延期缝合
   D. 清创一期缝合　　　E. 使用 VSD

2. 受伤达 12 小时的严重污染伤口，应采取
   A. 清创及一期缝合
   B. 清创及延期缝合
   C. 清创后不予缝合
   D. 无需清创
   E. 继续观察到 24 小时，根据伤口情况再行处理

3. 清创过程中，下列哪项操作是错误的
   A. 用肥皂水和自来水刷洗伤口周围皮肤两遍
   B. 用 2.5% 碘酊和 75% 酒精消毒创面和周围皮肤
   C. 剪除失活的组织和被污染的皮缘
   D. 清除伤口内的全部异物
   E. 污染严重的神经组织只需小心剥离外膜即可

4. 创伤性炎症如果不并发感染、异物存留，炎症消退的时间是
   A. 1~2 天　　　B. 3~5 天　　　C. 6~8 天　　　D. 12~14 天　　　E. 14~16 天

5. Which treatment is wrong in open fracture debridement
   A. remove inactive tissue totally
   B. remove all the comminuted fragments
   C. salvage the wound with plenty of saline
   D. keep the injured nerve as much as possible
   E. remove all foreign body as much as possible

6. 下列哪项不适合立即行清创治疗
   A. 不超过 24 小时的轻度污染伤口　　　B. 受伤 24~48 小时的头面部伤口
   C. 有活动性出血、休克的患者　　　D. 受伤 6~8 小时的新鲜伤口
   E. 患者没钱缴纳医疗费用

7. 下列哪种情况无需放置引流
   A. 伤口表浅　　　B. 污染严重的伤口　　　C. 有死腔的伤口
   D. 血肿、损伤范围大且重的伤口　　　E. 伤口创面渗血较多

8. 下列哪项是不正确的
   A. 重要血管损伤清创应在无张力下一期缝合
   B. 神经断裂后力争一期缝合
   C. 损伤污染严重、受伤时间较长的骨折应用内固定

D. 利器切断、断端平整、无组织挫伤的肌腱可清创后缝合

E. 伤口内可能存在金属异物时应在清创前拍摄 X 线片

9. 关于清创缝合,下列哪项不正确

    A. 一般可在伤口内做局部浸润麻醉

    B. 仅有皮肤或皮下裂开者可做单层缝合

    C. 伤口污染较重者,皮肤缝线可暂不结扎,24 小时后无感染再行结扎

    D. 清除污物、异物,切除失活组织,彻底止血

    E. 患者处于休克状态时先行急救治疗

10. 下列描述错误的是

    A. 即使受伤超过 24 小时,仍可考虑清创后一期缝合的有:头面部、大血管和神经暴露的伤口

    B. 受伤 12 小时,污染较重的伤口可清创后延期缝合

    C. 战地伤已 6 小时,清创后一期缝合

    D. 大块皮肤撕脱的伤口,清创后行中厚皮片移植

    E. 清创前应先清理伤口周围皮肤

第 **26** 章

局部封闭技术

Local Block

一、目的

1. 消炎止痛。不仅可以早期止痛,减少形成顽固性、难治性疼痛的可能性,还可能协助医师判断疼痛产生的原因和部位。

2. 诊断性治疗。

3. 软化纤维瘢痕组织。

4. 降低局部创伤免疫反应。

二、适应证

1. 慢性劳损性疾病,如腰肌筋膜炎、跟痛症、滑囊炎等。

2. 急性损伤性疾病,如急性腰扭伤、软组织扭伤和挫伤、创伤性滑膜炎等。

3. 骨 - 纤维管压迫综合征,如弹响指、桡骨茎突部狭窄性腱鞘炎、腕管综合征等。

4. 退行性变疾病,如腰椎间盘突出症、骨关节炎等。

5. 其他疾病,如尾骨痛等。

三、禁忌证

1. 患者拒绝接受封闭或对封闭异常担心。

2. 穿刺部位或邻近皮肤有局部感染。

3. 怀疑局部疼痛可能与局部感染有关。

4. 痛点处或痛点邻近处的 X 线片提示有骨或软组织病理性病变,如骨肿瘤。

5. 有正在治疗中的全身慢性感染,如结核病。

6. 患者的凝血功能异常。

7. 有消化道反复出血史,特别是近期有消化道出血者。

8. 有严重的高血压或糖尿病。

9. 患者不能使用激素或对激素、麻醉药过敏。

四、操作前准备

1. 患者准备

（1）向患者解释此项操作的目的、操作过程和可能的风险。

（2）告知需要配合的事项（操作过程中注意避免剧烈活动，保持体位，如有头晕、心悸、气促等不适及时报告）。

2. 材料准备

治疗车：车上载有以下物品：

（1）消毒用品：2.5% 碘酊和 75% 酒精，或安尔碘。

（2）药品：麻醉药（常用为利多卡因或罗哌卡因），糖皮质激素（常用为复方倍他米松 0.5~1ml 或曲安奈德 0.5~1ml）。

（3）其他：注射器（5ml 1 个、20ml 1 个）、输液贴 1 个、无菌棉签若干。

3. 操作者准备：操作者洗手，摆好患者体位，打开需要用的药品。

五、操作步骤

1. 体位：充分暴露穿刺点即可。

2. 穿刺点选择：应仔细寻找压痛点，要求找到压之最疼痛的一点，然后估计进针的深度，此时要想一想该进针点下方的解剖，有没有重要的神经、血管经过。如系肌肉起止点处的疼痛，如网球肘，高尔夫球肘，针尖必须抵到肱骨外上髁或内髁，但不是在外上髁或内髁的顶点，那里的皮肤很薄，很容易造成皮肤萎缩。如果压痛点偏内髁内侧，进针时就应该想到周围的重要结构，如肱动脉、肱静脉和正中神经，切不可损伤它们。如系神经卡压，该神经如紧贴骨骼，针尖必须抵到骨，比如上臂桡神经卡压，针尖必须抵到肱骨。

3. 消毒：严格执行无菌技术，消毒部位用碘酊和酒精或安尔碘消毒 2~3 遍。

4. 抽药前一定核对药物的有效期和浓度。

5. 注射：从合适部位进针，到达应该到达的部位后（如骨膜处、腱鞘内等），回抽药物，确定针头不在血管内后再推药。

6. 拔针后注射点用无菌输液贴覆盖。

7. 在任何部位做局部封闭后，都应该让患者休息并观察 10~15 分钟，注意部分患者可能出现头晕、步态不稳的情况。

六、并发症及注意事项

1. 局部难以治愈的感染，软化纤维组织的作用导致肌腱断裂甚至跟腱断裂，皮肤皮下脂肪组织明显萎缩、发白等。感染可能导致肢体的残疾，感染可沿腱鞘或组织间隙蔓延，治疗不及时可能累及骨与关节，甚至不得不截肢。

2. 激素注射后可发生如下改变：减少发炎部位免疫细胞数目，减少血管扩张，稳定溶酶体膜，抑制巨噬细胞的吞噬作用，减少前列腺素及相关物质生成。应该注意，凡是激素可能发生的副作用，

注意：操作前沟通、确认知情同意很重要，应使患者知晓封闭治疗并不能解决所有症状。

注意：如需使用普鲁卡因，需要先询问过敏史或进行皮试。

注意：不可注射到皮下，更不能注入皮内，以免造成皮肤发白、变薄。如患者皮下脂肪很少，则应从组织肥厚一些的部位进针。

注意：不要从皮肤十分厚而坚韧的部位进针，如局部封闭跟骨骨刺引起的疼痛，可从跟内侧皮肤较薄处对准痛点进针，到位后再注入药物，效果会更好。

注意：某些常用的局部麻醉药（如利多卡因）同时也可能影响心律，因此切忌直接注射至血管内，每次更换注射点后均需先回抽证实无回血后再给药，同时也应避免药物过量。

注意：不要注入肌腱内，因为激素有软化纤维组织的作用，可能造成肌腱断裂。

147

局部封闭时都可能发生,如骨质疏松、股骨头无菌性坏死等。只是局部封闭时用激素的量小,间隔时间长,单位时间起作用的激素量更小,可能发生激素副作用的几率小而已。因此不可频繁注射。

3. 局部封闭所用的局部麻醉药,注射后都可能产生头晕、步态不稳的情况,注射点愈近头部就愈易发生。这可能是局部麻醉药被吸收后导致全身小血管扩张造成的,因此,局部封闭后要求患者休息并观察 15~20 分钟。

4. 注射时万万不可将药物直接注入神经干内,这将造成患者剧烈的麻痛,接着是该神经干支配区的感觉麻痹、运动丧失,极少数患者可能发生不可逆的神经损伤。所以,如果患者在穿刺过程中感觉麻痛,应立即改变穿刺方向,切不可将药物注入神经干内。

5. 邻近脏器的损伤。如在胸背部做局部封闭造成张力性气胸,膝部注射导致膝关节内血肿等,所以要想到穿刺点下方的脏器和可能发生的危险并加以避免。

注意: 尽可能用最小号的针头注射,使穿刺的创伤减少到最低程度。

七、相关知识

1. 关于每年可做几次局部封闭的问题,目前还没有定论。这和每次的用药量和用药的间隔时间有很大的关系。如复方倍他米松(得宝松)一次用 1 支和用多支影响是不同的。复方倍他米松中的二丙酸倍他米松在体内难以溶解且可以持续产生作用 3 周,用药后 3 周至 1 个月再次封闭时,体内已经没有外来的激素,相当于每天用泼尼松 2.8mg 左右,这样的剂量不应该有太大的影响。曲安奈德(确炎舒松 -A)在体内大概可维持 1 周左右,因此再注射要求相隔 1 周左右。

2. 麻醉剂常用罗哌卡因和利多卡因。罗哌卡因常用浓度为 0.5%,利多卡因用于神经阻滞的常用浓度为 1%~2%。局部用药时,复方倍他米松每次用量 0.2~1ml,同时加麻醉剂 1~2ml。曲安奈德局部封闭时每处 20~30mg,每次用量不超过 40mg,使用时可添加局部麻醉药(同复方倍他米松)。但因为局部封闭可以用于全身多处部位,随具体部位不同剂量也有所不同。

(北京协和医院　邱贵兴　林进)

参 考 文 献

1. 陈德松 . 局部封闭 . 上海:上海科学技术出版社,2009.
2. 赵定麟 . 现代骨科学 . 北京:科学出版社,2004.
3. Griffin LY. 简明骨科治疗 . 第 3 版 . 张洪,主译 . 北京:人民卫生出版社,2010.

测 试 题

1. 狭窄性腱鞘炎,疗效较好的方法是

　A. 理疗　　　　　　　　B. 限制活动　　　　　　　C. 内服止痛药物

　　D. 伤湿止痛膏局部贴敷　　　　　　E. 局部封闭

2. 男性,20岁。运动后左踝痛半个月,为持续性隐痛,活动后加剧,休息可减轻。无全身不适,既往史无特殊。检查:左踝轻度肿胀,皮肤无炎症,外踝前下方压痛,前踝压痛,跖屈轻度受限。X线片:踝关节骨结构无明显异常,关节周围软组织影像增厚。在此期间如给予对症治疗,下列哪一项是错误的
　　A. 理疗　　　　　　　　　　　　　B. 非甾体抗炎药
　　C. 局部注射 2% 利多卡因 2ml　　　D. 局部注射醋酸泼尼松龙 25mg
　　E. 外用中草药熏洗

3. 治疗髌骨软化症,下列哪项措施应慎用
　　A. 理疗　　　　　　　　　B. 口服氨糖美辛　　　　　　C. 制动休息
　　D. 股四头肌运动练习　　　E. 关节内注射醋酸泼尼松

4. What is the contraindication of using local block
　　A. carpal tunnel syndrome　　　　B. muscle twist　　　　C. osteoarthritis of knee joint
　　D. flexor tendon stenosing tenosynovitis　　E. local infection

5. What is wrong about local block
　　A. Indications include chronic injuries
　　B. The injection spot should precise
　　C. Avoid injecting into blood vessels
　　D. Oral analgesics must be taken together
　　E. Patients should be observed for 15 minutes after local block

6. 可采取利多卡因局部封闭治疗的是
　　A. 胸壁结核　　　　　　　B. 原发性骨肿瘤　　　　　　C. 转移性骨肿瘤
　　D. 非特异性肋软骨炎　　　E. 化脓性关节炎

7. 关于胫骨结节骨软骨炎的治疗,不宜采用的方法是
　　A. 减少膝关节剧烈活动可缓解症状　　B. 症状明显时可行膝关节短期制动
　　C. 局部封闭　　　　　　　　　　　　D. 成年后仍有症状可行钻孔和植骨术
　　E. 一般无需服用镇痛药

8. 关于醋酸泼尼松龙局部封闭,下列说法错误的是
　　A. 适用于诊断明确的慢性损伤性炎症　　B. 严格无菌操作
　　C. 注射部位准确　　　　　　　　　　　D. 防止注入神经干内
　　E. 必须配合口服止痛药治疗

9. 下列哪种疾病不适合采用局部封闭治疗
　　A. 蜂窝织炎　　　　　　　B. 肱骨外上髁炎　　　　　　C. 肩周炎
　　D. 棘上韧带炎　　　　　　E. 桡骨茎突腱鞘炎

10. 下列哪种局部封闭用药需要皮试
　　A. 醋酸泼尼松龙　　　　　B. 复方倍他米松　　　　　　C. 利多卡因
　　D. 罗哌卡因　　　　　　　E. 普鲁卡因

第 **27** 章

手法复位技术
Manipulative Reduction

一、目的

通过术者的手法技术操作使移位的骨折段获得解剖或功能复位。

二、适应证

1. 新鲜的闭合骨折。
2. 稳定和易于外固定的骨折。

注意：应严格掌握禁忌证。

三、禁忌证

1. 开放性骨折。
2. 肢体高度肿胀难以复位及固定。
3. 骨折并发重要的血管、神经损伤。
4. 关节内骨折。
5. 整复后不易维持复位的不稳定骨折。
6. 患者无法配合麻醉和(或)操作。

四、操作前准备

1. 患者准备

(1) 测量患者的生命体征，评估患者的一般情况。

注意：良好的沟通才会有满意的配合。

(2) 向患者说明手法复位的优点和缺点，告知患者手法复位可能失败，并由患者自己选择是否接受手法复位。

(3) 向患者解释手法复位的具体步骤，告知患者在操作过程中应配合的事项(如充分放松患肢肌肉、有不适随时告知术者)。

(4) 确认患者既往无麻醉药物过敏史。

2. 材料准备

(1) 治疗车。

(2) 消毒用品:2.5% 碘酊、75% 酒精。

(3) 局部麻醉药:2% 利多卡因 10ml。

(4) 其他:无菌手套、消毒棉签、10ml 的无菌注射器。

(5) 座椅或检查床。

3. 操作者准备

（1）需要两人或多人操作。

（2）术者仔细观阅患者的影像学资料,明确骨折的部位、移位情况、是否稳定等特征。

（3）术者熟练掌握骨折手法复位的相关技术,对于手法复位中出现的并发症及复位失败等情况可以妥善处理。

（4）术者洗手,戴帽子和无菌手套;助手协助患者摆放体位并显露出骨折部位。

五、操作步骤(图 27-1)

1. 体位:根据具体的骨折部位和需要进行的手法复位操作而采取不同的体位。以常见的桡骨远端骨折为例,患者取直立坐位,患肢外展。

2. 消毒:用 2.5% 碘酊,以骨折部位的血肿进针点为中心,向周边环形扩展,以 75% 酒精脱碘 2 次。

3. 麻醉:以 10ml 无菌注射器吸入 2% 利多卡因 10ml,取骨折部位肿胀最明显处进针,回抽见淤血后将利多卡因注射入血肿内,等待 5~10 分钟。

4. 肌松弛位:将患肢各关节置于肌松弛的体位,以减少肌肉对骨折段的牵拉。

5. 对准方向:将远端骨折段对准近端骨折段所指的方向。

6. 拔伸牵引:对骨折段施以适当的牵引力和对抗牵引力。在患肢远端,沿其纵轴牵引,矫正骨折移位。牵引时必须同时施以对抗牵引以稳定近端骨折段。根据骨折移位情况施以不同的拔伸手法以矫正短缩、成角和旋转移位。

7. 手摸心会:术者参考影像学资料所示的移位,用双手触摸骨折部位,体会骨折局部情况,并决定复位手法。

8. 反折、回旋:反折手法用于具有较锐尖齿的横行骨折,术者两拇指抵压于突出的骨折端,其余两手各指环抱下陷的另一骨折端,先加大其原有成角,两拇指再用力下压突出的骨折端,待两拇指感到两断端已在同一平面时,即可反折伸直,使两断端对正。回旋手法用于有背向移位、也称"背靠背"的斜行骨折(即两骨折面因旋转移位而反叠),先判断发生背向移位的旋转途径,然后以回旋手法循原途径回旋复位。

9. 端提、捺正:端提手法用于矫正前臂骨折的背、掌侧方移位,术者在持续手力牵引下,两拇指压住突出的骨折远端,其余各指握住骨折近端向上提拉。捺正手法用于矫正前臂骨折的内、外侧方移位,使陷者复起、突者复平。

10. 掀正、分骨:尺、桡骨和掌、跖骨骨折时,骨折段可因成角移位及侧方移位而互相靠拢,此时可采用掀正手法。术者用两手

注意:需 1~2 名助手施以对抗牵引。

注意:术前仔细阅片是正确判断骨折情况和成功复位的关键。

注意:因手法复位桡骨远端骨折需采用血肿内局部麻醉,回抽注射器时可见淤血,而误穿刺至静脉内时,回抽注射器也可见深色血液。为避免无法鉴别局部麻醉注射器针头是穿刺至静脉内还是血肿内,通常采取腕部背侧进针,以避开腕部掌侧重要血管、神经。背侧局部麻醉注射时仅需避开肌腱。

注意:需待麻醉生效后方可操作,不可过急。

注意:牵引时最重要的不是牵引力的大小,而是牵引的持续状态,即避免因急躁而使用暴力,否则轻者造成患者肌肉抵抗复位失败,重者可能造成二次损伤。

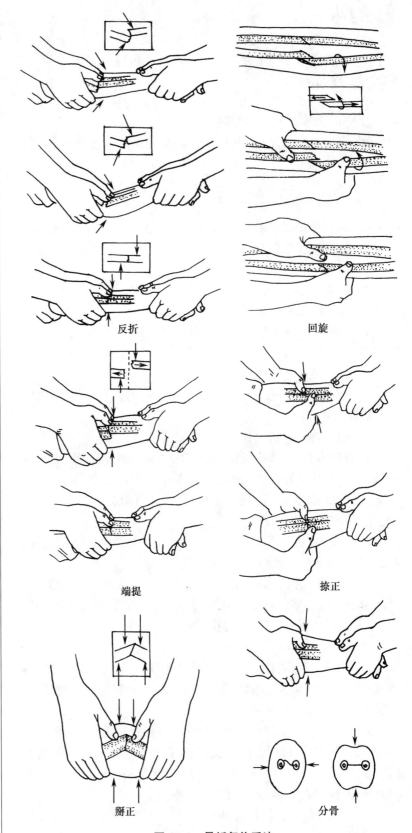

反折　　　　　　　　回旋

端提　　　　　　　　捻正

掰正　　　　　　　　分骨

图 27-1　骨折复位手法

拇指及其余各指分别挤捏骨折背侧及掌侧骨间隙,矫正成角移位和侧方移位,使靠拢的骨折两端分开。儿童青枝骨折仅有成角移位时,可采用分骨手法。术者用两手拇指压住成角的顶部,其余四指分别掰折远、近骨折段即可矫正。

六、并发症及处理

1. 麻醉药物过敏:注射局部麻醉药时出现心悸、气促、面色苍白等表现,应立即停止注射,并给予抗过敏治疗。

2. 手法复位失败:可因以下原因引起:

(1) 适应证选择不当,如极度不稳定的骨折。

(2) 受伤时间过久,局部软组织肿胀严重。

(3) 患者不能充分配合。

(4) 术者操作手法不当。一次手法复位失败,可待患者稍事休息后再次尝试手法复位,若再次失败,应转为切开复位,切不可反复多次尝试和粗暴操作。

注意:手法复位失败后不可反复多次尝试,尤其应避免粗暴操作。

3. 罕见并发症:包括复位过程中骨折端伤及血管、神经,出现患肢麻木、苍白、皮温下降等。应立即停止操作,转为切开复位,并探查、修复相应的血管、神经。

七、相关知识

1. 骨折复位的基本原则

(1) 早期复位。

(2) 无痛。

(3) 患肢放松位。

(4) 牵引与对抗牵引。

(5) 远端对近端。

(6) 手法操作轻柔。

(7) 首选闭合复位。

(8) 力争解剖复位,保证功能复位。

2. 解剖复位:骨折段通过复位,恢复了正常解剖关系,对位(两骨折端的接触面)、对线(两骨折端在纵轴上的关系)完全良好。

3. 功能复位:由于各种原因未能达到解剖复位,但骨折愈合后对肢体功能无明显影响。功能复位的标准如下:

(1) 旋转、分离移位:必须完全纠正。

(2) 短缩移位:成人下肢骨折不应超过1cm,上肢不应超过2cm,儿童下肢骨折短缩应在2cm以内。

(3) 成角移位:具有生理弧度的骨干,允许与其弧度一致的10°以内的成角。侧方成角必须完全复位侧方移位。

(4) 长骨干横行骨折,骨折端对位至少应达到1/3,干骺端骨折对位应不少于 3/4。

（北京协和医院　邱贵兴　林进）

参 考 文 献

1. 赵定麟. 现代骨科学. 北京:科学出版社,2004.
2. 陈孝平,刘允怡. 外科学. 北京:人民卫生出版社,2009.
3. 陈孝平. 外科学. 北京:人民卫生出版社,2006.

测　试　题

1. 以下哪项不是手法复位的禁忌证
   A. 新鲜骨折　　　　　　　　　　B. 开放骨折　　　　　　　　　　C. 关节内骨折
   D. 极度不稳定骨折　　　　　　　E. 伴神经损伤的骨折

2. 对于具有较尖锐齿的横行骨折,可采用下面哪种复位手法
   A. 端提　　　　B. 捺正　　　　C. 回旋　　　　D. 反折　　　　E. 分骨

3. 以下哪项不是骨折复位的基本原则
   A. 早期复位　　　　　　　　　　B. 首选闭合复位
   C. 反复闭合复位直至成功　　　　D. 力争解剖复位
   E. 复位后必须固定

4. When perform local anesthesia before reduction,the anesthetic should be injected to
   A. skin　　　　B. muscle　　　　C. hematoma　　　　D. bone　　　　E. nerve

5. Which patients have high risk of manipulative reduction failure
   A. children　　　　　　　　　　B. patients with transverse fractures
   C. patients with unstable fractures　　　D. patients with fresh fractures
   E. patients with intra joint fracture

6. 下列关于手法复位前的准备工作,哪项是不正确的
   A. 嘱患者尽量放松配合
   B. 手法复位前均需准备局部麻醉药备用
   C. 如操作者力气较大,可单独完成桡骨远端骨折的手法复位
   D. 操作前需仔细阅读 X 线片,选择合适的复位手法
   E. 如患者签字拒绝手法复位,可建议考虑手术复位

7. 下列哪种骨折可尝试手法复位
   A. 腰椎压缩性骨折　　　　　　　B. 不完全骨折　　　　　　　　　C. 颈椎骨折
   D. 锁骨骨折　　　　　　　　　　E. 尺骨鹰嘴骨折

8. 下列哪项不是桡骨远端骨折手法复位失败的可能原因
   A. 患者体形矮小、桡骨直径过细
   B. 复位前未给予局部麻醉

C. 患处过度肿胀

D. 复位过程中患者疼痛难忍,无法配合操作

E. 骨折端粉碎程度较高,极度不稳定

9. 以下哪项手法复位结果不符合功能复位的标准

    A. 儿童下肢长骨短缩 1cm

    B. 成人下肢长骨短缩 2mm

    C. 长骨干横行骨折,骨折端对位达到 1/2

    D. 与股骨干弧度一致的 5° 成角

    E. 旋转移位 4°

10. 以下哪种骨折类型不适用手法复位

    A. 外踝骨折   B. 腕舟状骨骨折   C. 胫骨平台骨折

    D. Colles 骨折   E. 第 5 跖骨基底骨折

第 **28** 章

石膏绷带固定技术
Plaster Fixation

一、目的

维持治疗体位,固定骨折脱位。

二、适应证

1. 骨折脱位的固定,包括临时固定及长期治疗所需固定。

2. 肢体肌腱、血管、神经损伤,吻合术后,维持肢体位置,保护上述组织修复。

3. 肢体矫形术后,固定肢体,对抗软组织挛缩,防止畸形再发。

4. 骨关节炎症、结核等,可固定肢体,减轻疼痛,促进修复,预防畸形。

5. 运动损伤,包括韧带、肌腱损伤,石膏固定可减轻疼痛,促进修复,减少后遗症发生。

6. 畸形的预防,如运动神经麻痹后神经功能未恢复前,预防肌肉挛缩引起的畸形,将关节固定于功能位。

三、禁忌证

1. 开放性损伤,包括软组织缺损及开放骨折。

2. 肢体严重肿胀,张力水疱形成,血液循环障碍者。

3. 局部皮肤病患者酌情应用。

4. 儿童、年老、体弱、神志不清及精神异常;不能正确描述固定后感觉及异常者审慎使用。

四、操作前准备

1. 使用器材:石膏绷带、温水(35~40℃)、普通绷带、棉衬及袜套、石膏床、拆除石膏所需剪锯及撑开器等。

2. 患者准备:采取舒适的体位,脱掉内外衣,暴露固定肢体。局部清洗,需要手法复位者可局部消毒麻醉。维持治疗所需要的位置,确定固定范围,测量确定石膏夹板或管型的长度。

3. 操作者准备:核对患者信息。根据所测量长度准备石膏;助手协助维持患者肢体位置。

选择石膏绷带时要查看有效期及密封袋是否失效。长期暴露空气中,石膏绷带上的部分熟石膏会吸收水分变成生石膏,生石膏浸水后不再发生固化反应,石膏强度会受影响。

4. 交代事项:向患者交代包扎时的注意事项,并向家属和患者说明石膏固定的必要性。

五、操作步骤

1. 石膏夹板

(1) 根据治疗所需的固定范围,确定石膏夹板长度,剪裁相应长度的棉衬及合适大小的袜套。

(2) 棉质袜套贴皮肤套在患肢,外附适当厚度的棉衬。

(3) 根据测量长度,在平整的桌面上反复叠加石膏绷带至12~14层,上肢12层,下肢14~16层。

(4) 将铺好的石膏绷带卷成柱状,手掌堵在两端浸入温水中,浸透后(水中气泡基本消失),两手掌相对挤出多余水分(至不滴水为度),在石膏桌上展开抹平。

(5) 将石膏夹板置于做好衬垫的患处,助手维持位置,扶托石膏时应用手掌禁用手指。在跨越关节的部位可在两侧适度剪开,可减轻石膏夹板皱褶,防止皮肤压迫,也可达到美观的效果。操作者用普通绷带自远端向近端缠绕,绷带不能有皱褶,不能扭转,后一次与前次缠绕重叠1/3,松紧度合适。固定可靠后,双手掌塑形,使石膏与肢体尽可能贴附,同时调整肢体关节的屈伸角度达到治疗所需位置。

(6) 石膏硬化后,再用绷带加固1~2层,可在适当位置标记日期。上肢可应用三角巾悬吊于颈部。

2. 石膏管型

(1) 确定固定肢体部位,局部皮肤清洗,剪裁相应大小的棉质袜套套在患肢上,外附适当厚度棉衬,骨突处加衬垫。

(2) 助手维持患肢位置。操作者先按所需长度制作一6~8层石膏托置于患肢(上臂置于外侧,前臂置于背侧,下肢置于后侧)以维持固定所需位置,选择合适大小的石膏绷带若干,两手掌堵住绷带两端浸入温水中,对掌挤出多余水分。

(3) 在放好衬垫的患肢上自近端向远端滚动,相邻重叠1/3~1/2,适度拉紧展平,石膏绷带不能出现皱褶,松紧度合适,助手同时用手掌抹平,使相邻层面贴附牢靠,反复缠绕达12~14层,同时塑形、表面抹平达到美观。塑形过迟可造成管型断裂,失去固定效果。肘、踝关节处可采用"8"字法缠包,以加强牢固度。

(4) 修整两端,远端肢体要充分外露,便于观察血液循环,近端要圆滑平整,避免损伤局部皮肤。抹平时手掌均匀用力,避免局部凹陷造成皮肤压迫。

(5) 石膏包扎完毕后,应标记注明石膏固定及拆除日期。

骨突部位如踝及腓骨小头等,可加厚棉衬,防止压疮。

对掌挤压石膏卷两端是为了减少石膏流失,确保石膏夹板强度。

石膏固定范围一般需要固定骨折部位的远端及近端关节。如前臂骨折需要固定肘关节及腕关节;小腿部位骨折需要固定膝关节及踝关节;另外,下肢的长腿骨折应尽可能使用前后托,这样可以防止单独后托在膝关节固定过程中,力臂较长发生断裂,从而影响固定效果。固定关节的位置根据复位需要而确定,一般情况下要固定在功能位。如肘关节固定在屈曲90°位,前臂旋转中立位,但肱骨髁上骨折时,为了维持复位,有时需要固定肘关节在大于90°的屈曲位;背侧移位的桡骨远端骨折需要固定腕关节于掌屈位。固定范围根据骨折类型及治疗需要也可有变化。如桡骨远端骨折一般情况下远端固定至掌指关节,近端不超肘关节,但远端尺桡骨双骨折或骨折不稳定,需要控制前臂旋转时,石膏固定近端要超过肘关节。

六、并发症及处理

1. 皮肤压疮:主要原因是骨突处未加衬垫,包扎过紧,石膏接触皮肤的部分不平坦,特别是操作时在石膏固化前手指挤压造成局部凹陷,接触皮肤的一面则局部突出压迫皮肤,时间长久则出现压疮。操作时塑形及抹平石膏应使用手掌,避免手指挤压,发现挤压应及时矫正,回复石膏夹板或管型表面顺滑。

2. 神经麻痹:主要发生在表浅神经,如腓总神经、尺神经等,原因是不熟悉这些表浅神经的解剖,保护不足,局部压迫时间过长,相应神经麻痹。早期发现并及时解除压迫可能恢复,时间过长则难以恢复,重在预防。短腿石膏近端应远离腓骨小头 3~4 横指,长腿石膏腓骨小头处加充足衬垫,局部塑形不可过紧。

3. 筋膜间室综合征:闭合骨折早期肢体肿胀,局部血肿或软组织反应会使肿胀加重,石膏固定过紧会进一步限制间室容积的扩大,造成间室内压力增高,影响血液回流,最终发生筋膜间室综合征。早期发现应及时彻底松解石膏,解除肢体的外部挤压因素,患者往往表现为剧烈疼痛,止痛药难以控制,被动活动足趾会加剧疼痛,应高度警惕,及时处理,重在预防,骨折早期固定不可过紧,要密切观察。

4. 关节固定时间过久会发生僵硬,粘连,特别是非功能位固定会造成肢体功能障碍,应及时拆除石膏,尽早进行关节功能练习,恢复关节活动度,必要时辅助理疗,或应用非甾体抗炎止痛药。

5. 石膏固定会造成失用性肌肉萎缩、骨质疏松,固定期间应做等长肌肉收缩练习,拆除石膏后加强肌肉力量训练及负重练习。

七、相关知识

1. 石膏的塑形固化是利用了无水硫酸钙(熟石膏)遇水变成带结晶水的硫酸钙(生石膏)结晶硬化的原理,临床上可制作成不同规格的石膏绷带。熟石膏喷洒在纱布上制成卷带,密封防水保存,使用时拆封加水进行操作。石膏硬化速度与水的温度有关,冷水可降低硬化速度,可根据需要决定水的温度。传统石膏价廉,操作方便,但不耐磨、不防水,容易断裂,重量大。

2. 随着技术改进,临床上目前有高分子材料制作的类石膏夹板或卷带,其原理也是高分子有机材料遇水或空气中的水蒸气硬化成塑料样结构,硬化之前同样可以进行塑形,但硬化后质地硬,容易造成皮肤压迫,特别是边缘锐利,要注意防护,衬垫要充足。新型石膏耐磨、防水、不易断裂,但费用高。

(北京大学第三医院　陈仲强　姬洪全)

腓总神经麻痹是石膏固定过程中相对常见及严重的并发症。要熟悉其解剖及走行部位,一般位于腓骨小头下 2~3 横指处,位置表浅,位于骨面无肌肉覆盖,轻微压迫即可造成麻痹,出现足下垂,影响踝关节功能。使用长腿石膏托或管型石膏时要高度重视腓骨小头部位的保护。

缠绕绷带时不可过紧,往往骨折端经过手法整复后还要进一步肿胀,绷带缠绕过紧会影响血液回流,加重局部肿胀。要及时发现并松解绷带。告知患者发现异常肿胀、疼痛及肢体颜色变化要及时复查处理。

神经、血管、肌腱吻合术后,需要维持上述组织处于松弛状态,确保缝合效果及组织修复,邻近的关节可能需要固定在非功能位。如跟腱断裂修复术后需要固定踝关节于跖屈位。

高分子材料制成的类石膏夹板固化后硬度大,很难再塑形;修剪的残端很锐利,要格外注意皮肤保护,残端要用衬垫包裹;跨越关节部位要两侧剪开,防止过多皱褶压迫皮肤。

参 考 文 献

1. 唐农轩,范清宇.骨科常用诊疗技术.北京:人民军医出版社,2006.
2. 胥少汀,葛宝丰.实用骨科学.第2版.北京:人民军医出版社,1999.
3. 吴在德,吴肇汉.外科学.第7版.北京:人民卫生出版社,2009.

测 试 题

1. 短腿石膏固定踝关节骨折时,近端要离开腓骨小头一段距离,一般为3~4横指,目的是
   A. 加强固定　　　　　　　　B. 舒适　　　　　　　　　　C. 避免皮肤压疮
   D. 避免神经压迫　　　　　　E. 提高膝关节活动度

2. 踝关节骨折不需要手法复位,采取石膏固定时,踝关节应采取何种位置
   A. 内翻位　　　B. 外旋位　　　C. 中立位　　　D. 极度背屈位　　　E. 跖屈位

3. 安装石膏夹板或管型时,助手需要手扶石膏,术者进行绷带缠绕,此时助手应采取手掌平托石膏,此操作的目的是
   A. 患者舒服　　　　　　　　B. 避免石膏局部变形造成压迫
   C. 术者操作方便　　　　　　D. 助手可坚持更长时间
   E. 避免石膏水分过快流失

4. Which of the following can increase the effectiveness of external casting or splinting for the treatment of fracture
   A. position of the joint that should be involved in the cast
   B. extent of extremities that should be covered
   C. the cast or splint should have close contact with the contours of the extremity
   D. the cast or splint should be adjusted when it is loosed
   E. all above mentioned

5. Which of the following is the most important measure in preventing pressure area when a cast of plaster is made
   A. proper molding around bony prominences following the normal contour of the extremity
   B. application of great amount of padding
   C. quick massage the layer of plaster as they are applied
   D. trim the margin of both end
   E. using bandage as little as possible

6. 制作完成的石膏绷带要密封保存,其目的是
   A. 便于运输　　　　　　　　B. 防止粉尘污染　　　　　　C. 防止变质失效
   D. 储存方便　　　　　　　　E. 减少粉尘吸入

7. 石膏固定术后,患者剧烈疼痛,有加重趋势,此时的处理正确的是
   A. 使用更强的止痛药　　　　B. 抬高患肢
   C. 请疼痛科会诊　　　　　　D. 检查石膏松紧度,酌情松解石膏
   E. 解释病情,继续观察

8. 跟腱断裂术后,采取石膏托固定,踝关节的位置应固定于

　　A. 功能位　　　　　　　　　　　　B. 跖屈位

　　C. 背伸位　　　　　　　　　　　　D. 只要限制活动即可,位置可随意选择

　　E. 根据患者舒适程度确定

9. 老年人髌骨骨折无移位,采取长腿石膏托固定 1 周,突感憋气、心慌、呼吸急促,此时的处理正确的是

　　A. 拍片检查骨折是否移位　　　　　B. 检查石膏松紧度,重新固定

　　C. 抬高患肢　　　　　　　　　　　D. 使用抗生素处理肺炎

　　E. 胸部检查除外肺栓塞

10. 目前高分子材料的类石膏使用逐渐普及,使用过程中要更加关注

　　A. 空气污染　　　　　　　　　　　B. 使用者的保护

　　C. 患者的经济承受能力　　　　　　D. 废料的处理

　　E. 硬化后造成的损伤及压迫

第 **29** 章

牵 引 术
Traction

一、目的

复位固定,纠正畸形,缓解疼痛,促进愈合,方便护理。

二、适应证

1. 骨折急救时应用,可临时稳定骨折端,减轻疼痛,防止休克发生,避免加重损伤。

2. 骨折脱位治疗时,牵引可实现复位,矫正畸形,维持对位。

3. 对于关节畸形或挛缩,牵引可达到纠正关节挛缩的目的。

4. 术前牵引可纠正骨折短缩畸形或软组织挛缩,便于术中复位;术后牵引可悬吊患肢,减轻肿胀。

5. 对于腰腿痛、颈肩痛,牵引可使轻、中度突出的椎间盘复位,缓解疼痛。

6. 骨骼病变包括骨肿瘤、骨髓炎和骨结核等,用皮肤牵引可防止发生病理性骨折。

三、禁忌证

1. 绝对禁忌:局部皮肤缺损感染;软组织感染;骨髓炎(为骨牵引禁忌)。

2. 相对禁忌:张力水疱形成;严重骨质疏松;骨缺损或关节漂浮;牵引可造成血管、神经损伤加重者。

四、操作前准备

1. 器材准备:长宽适合的胶布条、牵引床、牵引架、牵引弓、固定肢体的皮肤牵引套、骨针、牵引绳、不同重量的牵引砣、床尾调高或垫高器材、局部麻醉药、电钻、皮肤消毒剂、无菌手套等。

2. 患者准备:牵引部位皮肤清洗,剃毛发。

3. 操作者准备:核对患者信息;手部清洗;确定牵引方式,如采用骨牵引需确定牵引针进针部位及进针方向并做标记。

五、操作步骤

1. 皮牵引

(1) 骨隆起部位加衬垫保护；使用胶布时应剔去局部毛发；粘贴胶布或直接安装不同大小规格的皮牵引套，在受牵引的皮肤部位可涂抹苯甲酸酊，帮助胶布黏着，绷带包扎加固。

(2) 越过肢体最远端安装撑木，防止牵引带压迫肢体。

(3) 牵引绳与撑木连接，将肢体抬高或置于牵引架上。

(4) 牵引绳一端穿过牵引床或架上的滑轮，调整肢体高度，使牵引绳与肢体力线一致。

(5) 牵引绳另一端在距地面适当高度连接牵引砣。

(6) 确定牵引重量，一般不超过5kg。使用胶布者1~2小时待粘贴牢固后加重量牵引，可维持3~4周。

(7) 检查牵引部位的皮肤，避免包扎过紧使皮肤褶皱及骨突部位压迫。

2. 骨牵引

(1) 皮肤消毒，包括对侧出针部位；铺无菌单；进针点局部麻醉药分层麻醉到骨膜；助手将穿针部位皮肤向肢体近端稍做推移。

(2) 经皮插入骨牵引针到骨膜，垂直骨干纵轴，与邻近关节面平行，用骨锤敲击或骨钻穿过骨质(骨皮质部分严禁锤击进针，防止骨质劈裂)，对侧出针部位软组织及皮肤注射局部麻醉药，牵引针直接穿出。

(3) 调整牵引针两侧长度对称，连接牵引弓，牵引针两端用抗生素药瓶或特制尾帽保护，以免刺伤患者或划破床单，调整进出针部位的皮肤保持平整，酒精纱布覆盖，定期滴加酒精防止感染。

(4) 牵引绳一端与牵引弓连接，另一端通过牵引床或牵引架的滑轮，在距地面适当高度连接牵引砣。调整肢体高度使牵引绳与肢体力线一致，适度抬高床尾，利用体重对抗牵引。

(5) 选择牵引重量为体重的1/12~1/7，应根据不同部位、年龄、体重等进行调整。

(6) 牵引安装完成后要定期测量肢体长度，观察肢体肿胀、肢体活动及血液循环情况。

六、并发症及处理

1. 皮牵引可因包扎过紧或牵引重量过重出现皮肤水疱、压疮，严重者坏死。骨突部位保护不足造成皮肤压疮、表浅神经麻痹，如腓总神经麻痹。定期检查牵引带的松紧度、远端肢体血液循环状况。

使用小腿牵引套或粘贴胶布时也需要注意保护腓总神经。

局部麻醉要分层注射到骨膜，确保麻醉效果。

安装牵引针时，助手适度向近端拉皮肤的目的是防止牵引时牵引针向远端过度牵拉皮肤，造成针道周围皮肤坏死。

牵引针穿过骨骼时，穿过松质骨时使用骨锤更安全，此时需要助手维持肢体位置，术者掌控进针方向。使用电钻容易控制方向，也省时省力，但存在软组织缠绕牵引针的风险。

2. 骨牵引安装时可发生神经、血管损伤,如股内侧血管神经束、胫后血管神经束、腓总神经等。预防为主,熟悉牵引部位的局部解剖结构,选择合适进针点及方向。

3. 骨牵引针道的软组织感染,骨髓炎。加强针道护理,定期用75%酒精消毒针道周围皮肤。发生感染者可静脉应用抗生素,针道周围及时清洗换药。穿针处感染应保持引流通畅,局部干燥,感染严重则需要去除牵引针更换位置再牵引。

4. 长期制动可发生深静脉血栓(deep venous thrombosis,DVT)、肺栓塞(pulmonary embolism,PE)等,可加强护理,鼓励肢体做等长肌肉收缩活动,必要时可注射或口服预防血栓形成的药物。

5. 晚期并发症还包括:坠积性肺炎、压疮、关节僵硬、肌肉萎缩等。

七、相关知识

牵引的作用原理是力学作用力与反作用力定律。牵引力量根据具体情况决定,初始重量可较大(一般复位重量是维持重量的1.5~2倍),畸形矫正或复位后可改用维持重量。牵引方向根据治疗目的决定,骨折牵引一般与近端轴线一致,对抗牵引的反作用力可由身体重量提供,也可以由牵引装置作用于被牵引肢体的两端实现。跨关节牵引会造成关节韧带的过度拉长而损伤,应注意牵引重量不宜过大或时间过长。牵引种类很多,除了上述常用的皮牵引和骨牵引,临床工作中还会遇到多种牵引,如外固定架牵引、指甲牵引等。维持有效牵引要注意调整牵引重量、牵引方向及牵引体位,滑动牵引要注意调整床尾高度,避免身体滑动造成牵引失效。牵引重量开始宜大,一段时间后根据影像结果决定减轻重量,保持合适的维持重量。牵引方向特别是四肢骨折的牵引,应与骨折近端的纵轴一致。牵引体位既要舒适,又要兼顾治疗需要。

(北京大学第三医院　陈仲强　姬洪全)

进针点一般选在有血管、神经束通过的一侧,避免牵引针偏斜造成损伤。例如,股骨髁上牵引应自内向外进针,入针点在髌骨上缘近端1cm垂直股骨画线,内侧入针点为过股骨内髁最高点与髌骨上缘画线的垂直交点,外侧出针点为过腓骨小头中点与髌骨近端画线的垂直交点;胫骨结节牵引自外向内进针,入针点为胫骨结节远侧1cm,内外各旁开2横指(向内向外各3cm左右),垂直胫骨纵轴进针;跟骨牵引自内向外进针,进针点为内踝尖与跟骨后下缘连线中点,垂直跟骨进针;尺骨鹰嘴牵引则自内向外进针,进针点在鹰嘴尖远侧3cm处两侧旁开2cm,垂直尺骨纵轴进针。

参考文献

1. 唐农轩,范清宇. 骨科常用诊疗技术. 北京:人民军医出版社,2006.
2. 胥少汀,葛宝丰. 实用骨科学. 第2版. 北京:人民军医出版社,1999.
3. 吴在德,吴肇汉. 外科学. 第7版. 北京:人民卫生出版社,2009.

测试题

1. The purpose of adding cotton to bone prominence area while applying skin traction is for

A. comfortableness　　　　　　　B. prevention of skin compression

C. increasing of traction force　　　D. convenience of nursing

E. avoiding over traction

2. The weight of skin traction should be less than

A. 3kg　　　B. 7kg　　　C. 5kg　　　D. 10kg　　　E. 12kg

3. The direction of traction in the treatment of fracture of extremities should be

A. in line with proximal end of fracture

B. in line with distal end of fracture

C. perpendicular to fracture line

D. parallel to fracture line

E. in opposite direction with muscle strength

4. 骨牵引时需要抬高床尾,目的是

A. 促进血液回流　　　B. 舒适　　　C. 体重对抗牵引

D. 患者随时观察血运情况　　　E. 改变牵引角度

5. 骨牵引时可选择自内向外或自外向内进针,主要依据是

A. 操作者方便　　　B. 患者舒适　　　C. 操作安全性

D. 肢体侧别　　　E. 操作者及助手的喜好

6. 老年患者下肢骨折进行牵引治疗期间,鼓励患者做肌肉的收缩活动,首要目的是

A. 减轻疼痛　　　B. 防止肌肉萎缩　　　C. 防止感染

D. 促进血液循环,防止血栓形成　　　E. 骨折复位

7. 老年股骨粗隆间骨折,进行下肢牵引保守治疗,治疗期间往往被忽视且容易造成猝死的并发症是

A. 坠积性肺炎　　B. 泌尿系结石　　C. 皮肤压疮　　D. 心功能不全　　E. 下肢血栓形成

8. 跟骨骨牵引时,牵引针要尽可能垂直肢体纵轴线或平行胫骨远端关节面,主要目的是

A. 减轻疼痛　　　B. 操作方便

C. 牵引装置美观　　　D. 两侧受力均匀,便于牵引方向调整

E. 患者感觉舒适

9. 股骨干骨折进行股骨髁上牵引保守治疗,骨折远端向后内侧移位,牵引方向如何确定

A. 水平牵引,牵引方向与下肢轴线一致即可

B. 向外成角牵引,纠正内侧移位

C. 水平牵引,压迫近端协助复位

D. 向前向外牵引,纠正移位

E. 根据影像估计牵引方向与骨折近端一致

10. 骨折进行骨牵引治疗时,牵引重量如何确定

A. 骨折类型　　　B. 软组织条件　　　C. 患者承受能力

D. 患者体重及牵引部位　　　E. 医师经验

第 30 章

创伤急救四大技术

第一节 创伤急救止血技术
Techniques of First Aid—Hemostasis

一、目的

快速、有效地控制外出血,减少血容量丢失,避免休克发生。

二、适应证

1. 周围血管创伤性出血。

2. 特殊感染截肢不用止血带,如气性坏疽。

3. 动脉硬化症、糖尿病、慢性肾功能不全者,慎用止血带或休克裤。

三、操作前准备

1. 器材准备:止血器材,包括急救包、纱布垫、纱布、三角巾、绷带、弹性橡皮带、空气止血带、休克裤等。

2. 止血药物:生理盐水及必要的止血药,如凝血酶、去甲肾上腺素等。

3. 操作者准备:协助伤者采取舒适体位;根据伤者出血伤口的具体情况,选择适当止血器材;告知伤者即将采取的止血措施及具体方法,消除伤者紧张、恐惧情绪,争取伤者配合。

四、操作步骤

1. 指压止血法:指压止血法是一种简单有效的临时性止血方法,它根据动脉的走向,在出血伤口的近心端,用指压住动脉处,向骨骼方向加压,达到临时止血的目的。指压止血法适用于头部、颈部、四肢的动脉出血,依据出血部位的不同,可分为如下几种方法。

(1)头顶出血压迫法:方法是在伤侧耳前,对准下颌关节上方,用拇指压迫颞动脉(图 30-1)。

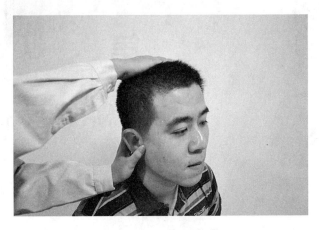

图 30-1　头顶出血压迫法

禁止同时压迫两侧的颈总动脉，否则会造成脑缺血坏死。

（2）头颈部出血压迫法：方法是用拇指将伤侧的颈总动脉向后压迫（图 30-2）。

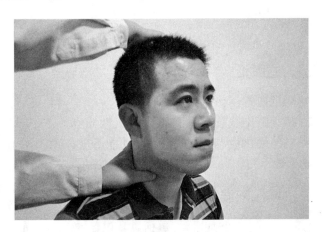

图 30-2　头颈部出血压迫法

（3）面部出血压迫法：用拇指压迫下颌角处的面动脉（图 30-3）。

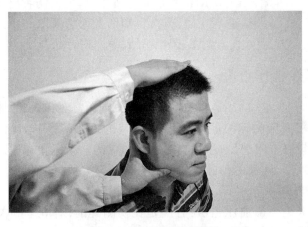

图 30-3　面部出血压迫法

(4) 头皮出血压迫法:头皮前部出血时,压迫耳前下颌关节上方的颞动脉。头皮后部出血则压迫耳后突起下方稍外侧的耳后动脉(图30-4)。

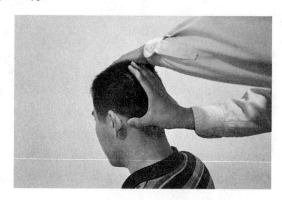

图 30-4　头皮出血压迫法

(5) 腋窝和肩部出血压迫法:在锁骨上窝对准第一肋骨用拇指向下压迫锁骨下动脉(图30-5)。

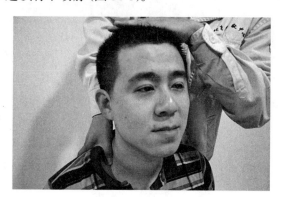

图 30-5　腋窝和肩部出血压迫法

(6) 上臂出血压迫法:一手将患肢抬高,另一手用拇指压迫上臂内侧的肱动脉。

(7) 前臂出血压迫法:用拇指压迫伤侧肘窝肱二头肌腱内侧的肱动脉末端(图30-6)。

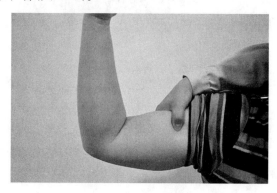

图 30-6　前臂出血压迫法

（8）手部出血压迫法：用两手指分别压迫腕部的尺动脉、桡动脉（图 30-7）。

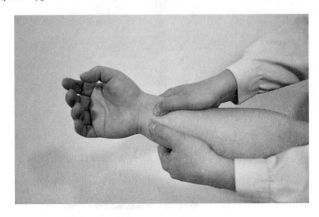

图 30-7　手部出血压迫法

（9）手指出血压迫法：用拇指及示指压迫伤指尺、桡两侧之指动脉（图 30-8）。

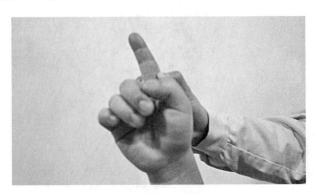

图 30-8　手指出血压迫法

（10）下肢出血压迫法：用两手拇指重叠向后用力压迫腹股沟中点稍下方的股动脉及腘动脉（图 30-9）。

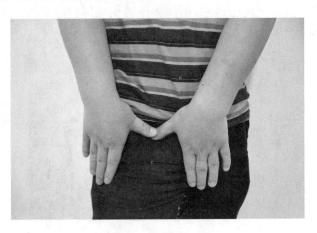

图 30-9　下肢出血压迫法

（11）足部出血压迫法：用两手拇指分别压迫足背踇长伸肌腱外侧的足背动脉和内踝与跟腱之间的胫后动脉（图30-10）。

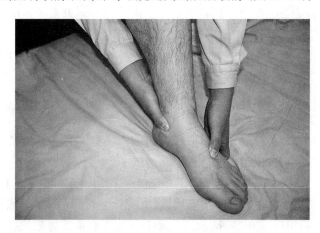

图30-10　足部出血压迫法

2. 加压包扎止血法：此种止血方法多用于静脉出血和毛细血管出血。用消毒纱布或干净的毛巾、布块折叠成比伤口稍大的垫盖住伤口，再用绷带或折成条状的布带或三角巾紧紧包扎，其松紧度以能达到止血目的为宜（图30-11）。

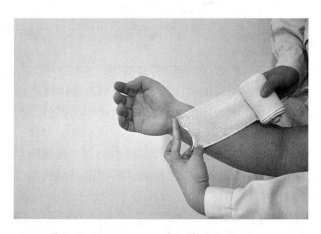

图30-11　加压包扎止血法

3. 填塞止血法：广泛而深层的软组织创伤，如腹股沟或腋窝等部位活动性出血，以及内脏实质性脏器破裂，如肝粉碎性破裂出血，可用灭菌纱布或子宫垫填塞伤口，外加包扎固定。外部加压敷料应超出伤口至少5cm。

4. 止血带法：止血带一般适用于四肢大动脉的出血，并常常在采用加压包扎不能有效止血的情况下才选用止血带。

（1）止血带的类型：常用的止血带有以下几种类型：

1）橡皮管止血带：常用弹性较大的橡皮管，便于急救时使用。

2）弹性橡皮带（驱血带）：用宽约5cm的弹性橡皮带，抬高患

　　在做好彻底止血的准备之前，不得将填入的纱布抽出。否则可导致无法控制的大出血。

肢,在肢体上重叠加压,包绕几圈,以达到止血目的。

3)充气止血带:压迫面宽而软,压力均匀,还有压力表测定压力,比较安全。常用于四肢活动性大出血或四肢手术过程中应用。

(2)止血带应用要点

1)止血带不可直接缠在皮肤上,止血带的相应部位要有衬垫,如三角巾、毛巾、衣服等均可。

2)止血带绕扎部位:标准位置上肢为上臂上 1/3,下肢为大腿中、上 1/3。

3)成人上肢止血带压力不高于 40kPa(300mmHg),下肢不高于 66.7kPa(500mmHg),儿童减半。

> 上止血带的松紧要合适,压力是使用止血带的关键问题之一。止血带的松紧应该以出血停止、远端不能摸到脉搏为度。
> 严禁同一部位反复捆扎止血带。

4)原则上应尽量缩短使用止血带的时间,通常可允许 1 小时左右。如病情危急需持续应用,可松开止血带(局部加压包扎)10 分钟左右继续应用,再次应用时必须改变止血带放置位置。

5)止血带的解除要在输液、输血和准备好有效的止血手段后,在密切观察下缓慢放松止血带。若止血带缠扎过久,组织已发生明显广泛坏死时,在截肢前不宜放松止血带。

6)应用止血带的时间和部位要求有明显记录及标志。

五、并发症及处理

1. 持续出血:因加压包扎及止血带止血中压力不足导致。需要调整绷带及止血带压力。

> 止血带压力较低,只阻断静脉,致使静脉回流受阻,反而加重出血。

2. 皮肤瘀斑、水疱:创伤后伤口周围软组织肿胀,应用加压包扎及止血带止血均可加重皮肤受压,从而产生瘀斑及张力性水疱。加压包扎及止血带止血后应密切观察局部肿胀情况,调整绷带及止血带压力。

3. 伤者烦躁不安及伤口远端疼痛加重:主要原因为阻断肢体供血时间过久,导致肢体缺血性疼痛。可根据出血控制情况调整绷带及止血带压力。

4. 神经损伤:常见于:①伤者存在骨折及关节脱位,已有局部神经压迫,此时继续伤口局部加压包扎,进一步加重神经损伤;②止血带放置位置不当引起,应用止血带止血应放置正确位置。

> 强调应用止血带时注意放置位置,预设压力值,严格控制应用时间。

5. 肢体缺血坏死:止血带应用压力过高及持续时间过长所致。应严格遵守止血带应用规范。

6. 止血带休克:放松止血带时,大量血液流向患肢,造成全身有效血容量急剧减少所导致的休克。放松止血带时应遵循"慢放 - 观察 - 再慢放 - 再观察"的原则,不要一放到底。

7. 下肢深静脉血栓:使用止血带会造成患肢远端静脉血流淤滞和血管内皮损伤,同时可加剧伤者的高凝状态,有深静脉血栓形成倾向。严格遵守止血带应用规范及尽量减少止血带使用时间尤为重要。

六、相关知识

成人的血液约占其体重的 8%，失血总量达到总血量的 20% 以上时，可导致失血性休克。当出血量达到总血量的 40% 时，则可危及生命。各种出血中，以动脉出血最为危险，其特点是伤口呈喷射状搏动性向外涌出鲜红色的血液，如伤口持续向外溢出暗红色的血液，则为静脉出血，而毛细血管损伤则是伤口向外渗出鲜红色的血液。急救止血过程中，各种止血方法可单独应用，也可联合应用，达到快速、可靠、安全的止血目的。

第二节　创伤急救包扎技术
Techniques of First Aid—Bandage

一、目的

保护伤口；减少污染；压迫止血；固定骨折、关节、敷料；减轻伤者疼痛。

二、适应证

1. 头面部、躯干及四肢开放性损伤。

2. 头颅外伤伴脑组织外露、胸腹部开放性损伤伴脏器外露及骨断端外露的伤口需特殊方式包扎。

3. 特殊原因需开放、暴露的伤口不能包扎，如颜面部烧伤等。

4. 局部骨折并伴有神经损伤症状的伤口禁忌行加压包扎。

三、操作前准备

1. 器材准备：无菌敷料、绷带、三角巾等，急救现场没有上述常规包扎材料时，可用身边的衣服、手绢、毛巾等材料进行包扎。

2. 操作者准备：戴手套，观察并检查伤口，根据伤口具体情况准备适当包扎器材。告知伤者即将采取的包扎方法，消除伤者紧张、恐惧心理；协助伤者采取舒适体位，去除内外衣，尽量暴露需包扎部位。

四、操作步骤

包括绷带包扎及三角巾包扎（进行包扎前，均应以无菌敷料覆盖伤口及创面，包扎关节固定时应使其处于功能位）。

绷带的正确持法：左手持绷带头，右手持绷带卷，以绷带外面贴近包扎部位。

绷带包扎的顺序：注意"三点一走行"，即绷带起点、终点、着力点及缠绕走行，通常遵循由左到右，由远心端向近心端的顺序缠绕。

不要在伤口内应用消毒剂、消炎粉；不要在伤口表面涂抹任何药物。

1. 绷带包扎法

（1）环形包扎法：常用于肢体较小部位的包扎，或用于其他包扎法的开始和终结。包扎时打开绷带卷，把绷带斜放伤肢上，用手压住，将绷带绕肢体包扎一周后，再将带头和一小角反折过来，然后继续绕圈包扎，第二圈盖住第一圈，包扎 3~4 圈即可（图30-12）。

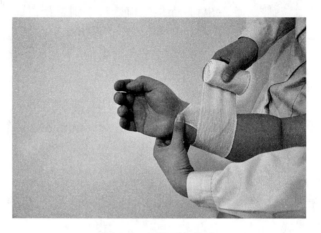

图 30-12　环形包扎法

（2）螺旋包扎法：绷带卷斜行缠绕，每卷压着前面的一半或三分之一。此法多用于肢体粗细差别不大的部位（图 30-13）。

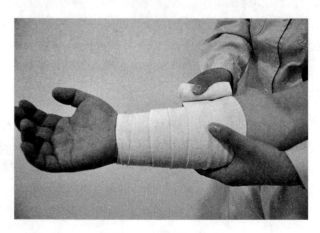

图 30-13　螺旋包扎法

（3）反折螺旋包扎法：螺旋包扎时，用一拇指压住绷带上方，将其反折向下，压住前一圈的一半或三分之一。多用于肢体粗细相差较大的部位（图 30-14）。

（4）"8"字包扎法：多用于手部、足踝部及肩关节部位的包扎。在关节上方开始做环形包扎数圈，然后将绷带斜行缠绕，一圈在关节下缠绕，两圈在关节凹面交叉，反复进行，每圈压过前一圈一半或三分之一（图 30-15）。

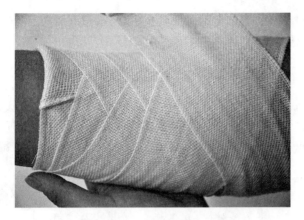

图 30-14 反折螺旋包扎法

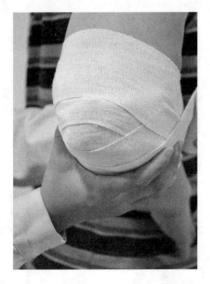

图 30-15 "8"字包扎法

（5）回返包扎法：用于头部、指（趾）末端及断肢残端的包扎。先行环形包扎，再将绷带反转90°，反复来回反折。第一道在中央，以后每道依次向左右延伸，直至伤口全部覆盖，最后进行环形包扎，压住所有绷带返折处（图 30-16）。

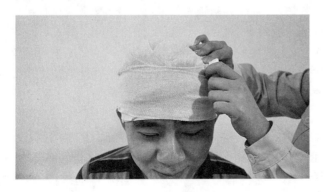

图 30-16 回返包扎法

包扎完毕,绷带末端可用胶布粘合,如没有胶布,可采取末端撕开打结或末端反折打结固定。

2. 三角巾包扎法

(1) 头顶帽式包扎法:将三角巾底边折边并齐眉,中点对鼻梁,顶角向后盖住头部,两底角从耳郭上方向后压住顶角,在枕骨粗隆下交叉反折向前,在前额打结,将后面顶角拉平,压迫伤口后,将多余部分整理后塞入交叉处。适用于头顶部出血的包扎(图30-17)。

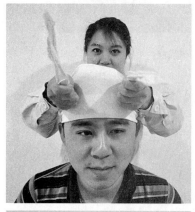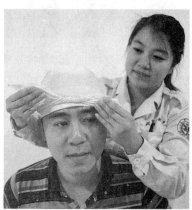

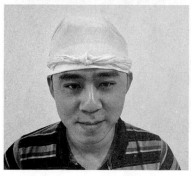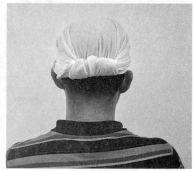

图30-17 头顶帽式包扎法

(2) 头、耳部风帽式包扎法:将三角巾顶角与底边中心线各打一结,顶角置于前额齐眉处,底边于枕后,包住头部,将两底边向面部拉紧,并分别向内折成宽条状,在颏部交叉拉至枕部,在底边结上打结。适用于颜面部、下颏部出血的包扎(图30-18)。

(3) 面具式包扎法:将三角巾顶角打一结,提住两底角,顶角结兜住下颏部,底边拉向枕后,两底角拉紧在枕后交叉压住底边,再绕前至前额处打结。用手提起眼、口、鼻处,剪开小洞。用于面部创伤出血的包扎(图30-19)。

(4) 单眼包扎法:将三角巾折成条状,以2/3向下斜放于伤侧眼部,此端从伤侧耳下绕头后部经健侧耳至前额,压住另一端绕行。另一端与健侧眉弓向外反折,于耳上拉向枕部,两端打结。用于伤侧眼球脱落的包扎(图30-20)。

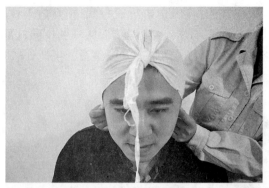

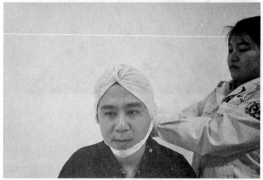

图 30-18　头、耳部风帽式包扎法

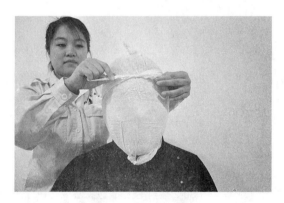

图 30-19　面具式包扎

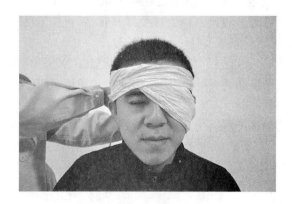

图 30-20　单眼包扎法

（5）双眼包扎法：将三角巾折成条状，中点放于枕部下，两端从耳下绕至面部，在两眼处交叉盖眼，从耳上拉向枕部打结。用于双侧眼部外伤及单侧受伤眼球未脱落者的包扎（图 30-21）。

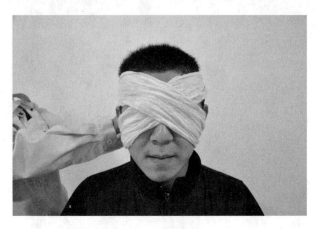

图 30-21　双眼包扎法

（6）下颌兜式包扎法：将三角巾折成四指宽，一端扣上系带，把毛巾托住下颌向上提，系带与三角巾一端在头上颞部交叉绕前，在耳旁扎结（图 30-22）。

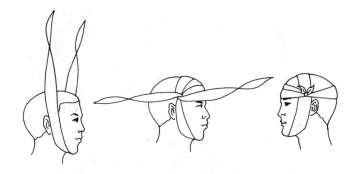

图 30-22　下颌兜式包扎法

（7）单肩包扎法：三角巾折成燕尾状（90°）放于肩上，夹角对准颈部，燕尾底边两角包绕上臂上部并打结，再拉紧两燕尾角，分别经胸背拉到对侧腋下打结（图 30-23）。

（8）双肩包扎法：三角巾折成燕尾状（120°），夹角对准颈后正中，燕尾分别披在两肩处，燕尾角向前包住肩部至腋下，与燕尾底边打结（图 30-24）。

（9）胸背部包扎法：三角巾折成燕尾状（100°），夹角对准胸骨上窝，两燕尾角过肩于背后，与底边系带，围胸在后背打结，将一燕尾角系带拉紧绕横带后上提，与另一燕尾角打结（图 30-25）。

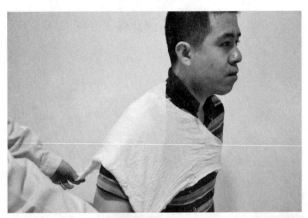

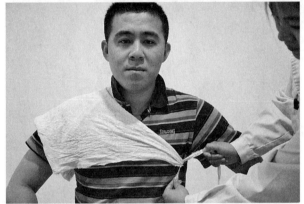

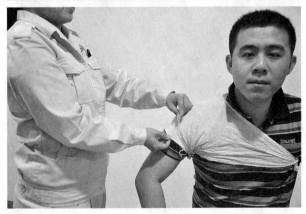

图 30-23　单肩包扎法

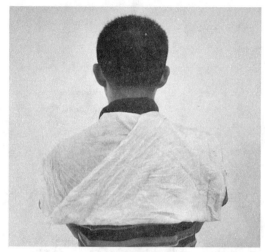

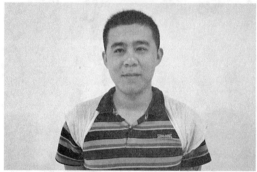

图 30-24　双肩包扎法

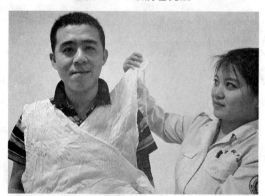

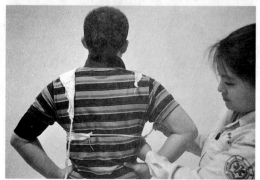

图 30-25　胸背部包扎法

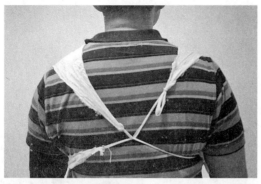

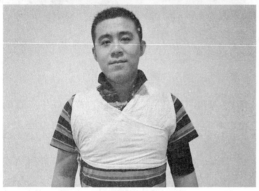

图 30-25（续）

（10）侧胸包扎法：三角巾盖在伤侧胸部，顶角绕过伤侧肩部到背部，底边围胸到背部，两底边角打结，再与顶角打结（图 30-26）。

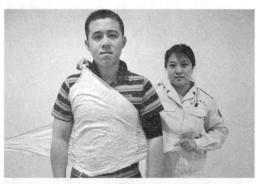

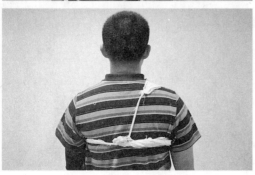

图 30-26　侧胸包扎法

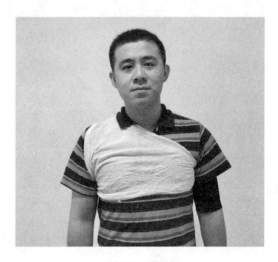

图 30-26（续）

（11）三角巾腹部包扎法：将三角巾底边向上，顶角向下，两底角绕到腰后打结，顶角由腿间拉向后面与底角结再打一结。用于无内脏脱出的腹部外伤包扎（图 30-27）。

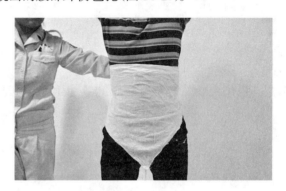

图 30-27　三角巾腹部包扎法

打结固定处不要在伤口处及明显骨性突起处。

（12）三角巾四肢包扎法：包扎膝、肘部时，将三角巾扎叠成比伤口稍宽的带状，斜放伤处，两端压住上下两边绕肢体一周，在肢体侧方打结固定（图 30-28）。手指（脚趾）平放于三角巾中央，朝

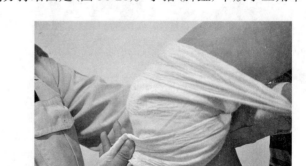

图 30-28　三角巾四肢包扎法（1）

向顶角,底边横于腕部,将顶角折回盖手(足)背部,两底角绕到背部交叉,围绕腕部一圈后在背部打结(图30-29)。

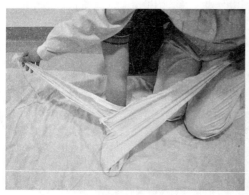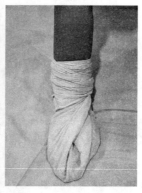

图30-29　三角巾四肢包扎法(2)

(13)三角巾单侧臀部包扎法:燕尾底边包绕至伤侧大腿根部,在腿根部内侧打结,两燕尾角分别通过腰腹部至对侧腰间打结,后片应大于前片并压住(图30-30)。

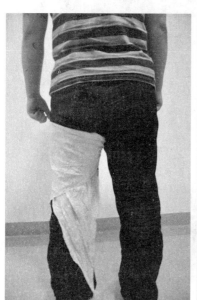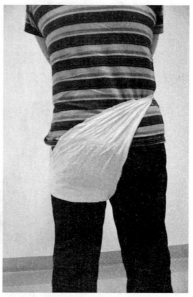

图30-30　三角巾单侧臀部包扎法

(14)三角巾前臂悬挂包扎法

1)大手挂:将伤肢屈曲成80°~85°角(手略高于肘)。三角巾展开于臂胸之间,顶角与肘部方向一致,上端从未受伤的肩部绕过颈部,至对侧腋窝处,另一端拉起在锁骨上窝处打结,挂住手臂。用于手腕、手臂、肘部上肢中间部分的悬吊(图30-31)。

2)小手挂:将伤肢屈曲成30°角(手指向肩)。三角巾展开盖住臂胸,顶角与肘部方向一致,先将顶角塞入肘后夹紧,再将底边

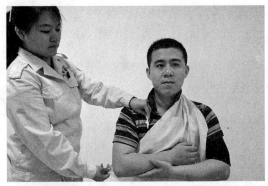

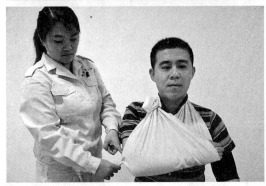

图 30-31　大手挂

从手部起塞入臂内,下端绕过背部在健侧锁骨上窝处打结,挂住手臂。用于手及肩部上肢两头部分的悬吊(图 30-32)。

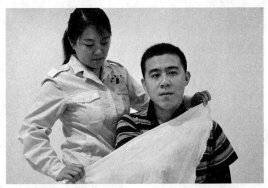

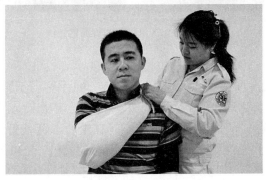

图 30-32　小手挂

3. 特殊伤口的包扎处理

（1）存在较大异物的伤口包扎：先将两打敷料置于异物两侧，再用棉垫覆盖敷料及伤口周围，尽量使其挤靠住异物使其无法活动，然后用绷带将棉垫加压固定牢固（如异物过长、过大影响抢救及转运，可由专业救援人员切割）。

注意：禁忌于急救现场拔出异物及调整异物方向。

（2）腹部脏器溢出的伤口包扎：协助伤者仰卧屈膝位，在脱出脏器表面覆盖生理盐水纱垫，用碗、盆等器皿扣住脱出的内脏，再用宽胶布或三角巾固定（如急救现场无生理盐水纱垫，可用干净的塑料袋或保鲜膜替代）。脑组织外露也可应用此方法包扎。

注意：禁忌于急救现场还纳溢出的内脏；禁忌用手触摸脏器；禁忌给予伤者饮食及饮水。

（3）伴有创伤性气胸的伤口包扎：协助伤者半卧位，检查伤者呼吸情况及气管位置，判断是否存在开放性气胸；检查伤者胸壁、颈根部皮肤有无皮下气肿及捻发感，判断是否存在张力性气胸。需立即在呼气末密封伤口，可用无菌敷料加塑料薄膜及宽胶布封闭三边，外部用棉垫加压包扎。

包扎的目的是将开放性气胸变为闭合性气胸；将张力性气胸变为非张力性气胸。

（4）伴有肢体离断伤的伤口包扎：大量敷料覆盖肢体断端，采取回返加压包扎，以宽胶布自肢端向向心端拉紧粘贴；离断肢体用无菌敷料包裹，外套塑料袋，放入另一装满冰块的塑料袋中保存。

尽量避免应用止血带，为后期断肢再植创造条件；离断肢体保存禁止溶液浸泡。

（5）伴有颅底骨折的伤口包扎：头颅外伤者伴鼻腔、耳道流出较大量淡红色液体，高度怀疑颅底骨折存在。只包扎头部其他部位伤口，以无菌敷料擦拭耳道及鼻孔，禁忌压迫、填塞伤者鼻腔及耳道。

伤口与颅腔相通，引流不畅可导致颅压增高及颅内感染。

（6）开放性骨折伴骨断端外露的伤口包扎：禁止现场复位还纳、冲洗、上药。无菌敷料覆盖伤口及骨折端绷带包扎，包扎过程中应适度牵引防止骨折端反复异常活动。

五、并发症及处理

1. 包扎脱落：主要由于包扎方法不当、绷带及三角巾尾端固定失效所致，需重新包扎。

2. 皮肤压疮及水疱：创伤后伤口周围软组织水肿，包扎过紧可使皮肤进一步受压，从而产生压疮及水疱。包扎后应密切观察患肢肿胀情况，调整绷带及三角巾松紧度。

3. 肢体缺血坏死：加压包扎力量过大、时间过长可使伤后组织缺血加重，严重者可导致肢体缺血坏死。包扎后观察肢体血运情况，适当调整绷带缠绕力度。

第三节 创伤急救固定技术
Techniques of First Aid—Fixation

一、目的

稳定骨折断端,防止骨折断端移位;缓解疼痛;减少出血;便于搬运。

二、适应证

1. 脊柱、骨盆、四肢及肋骨骨折。
2. 关节脱位及软组织严重挫裂伤。
3. 如伴有出血及开放性伤口存在,先行伤口包扎、止血,然后固定。
4. 如伤者有心脏停搏、休克、昏迷、窒息等情况,先行心肺复苏、抗休克、开放呼吸道等处理,同时行急救固定。

三、操作前准备

主要介绍木质夹板。▶

1. 器材准备:绷带、三角巾、夹板、石膏及衬垫物、颈托及其他替代物。
2. 操作者准备:告知伤者即将进行的操作,消除伤者紧张、恐惧心理,协助伤者采取舒适体位,检查患肢,准备相应的固定器材。

四、操作步骤

1. 头部固定:下颌骨折固定的方法同头部十字包扎法(图30-33)。
2. 锁骨及肋骨骨折固定
(1) 急救现场锁骨骨折简易固定法。
(2) 锁骨骨折"8字"固定:将两条三角巾叠成5cm宽的长带形,分别环绕两个肩关节,于肩后方打结;再分别将三角巾的底角拉紧,两肩关节保持后伸,在背部将底角拉紧打结(图30-34)。
(3) 肋骨骨折固定:方法同胸部外伤三角巾包扎。
3. 四肢骨折固定
(1) 肱骨骨折固定:用两条三角巾和一块夹板将伤肢固定,然后用一块燕尾式三角巾中间悬吊前臂,使两底角向上绕颈部后打结,最后用一条带状三角巾分别经胸背于健侧腋下打结(图30-35)。

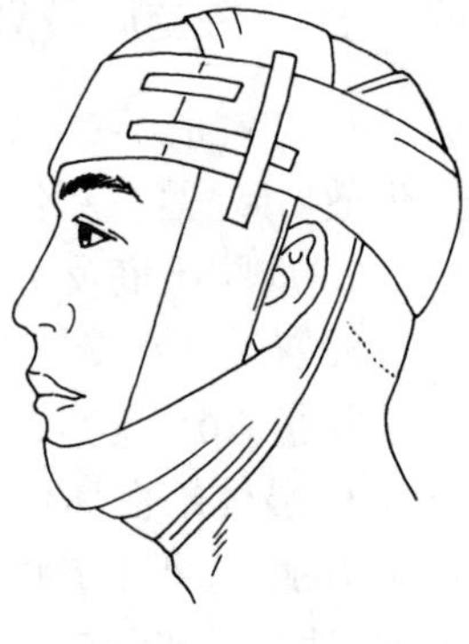

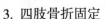

图 30-33 头部固定

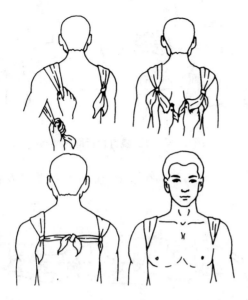

图 30-34 锁骨骨折"8字"固定

（2）肘关节骨折固定：分为两种情况——肘关节伤后处于伸直位及屈曲位（图 30-36）。

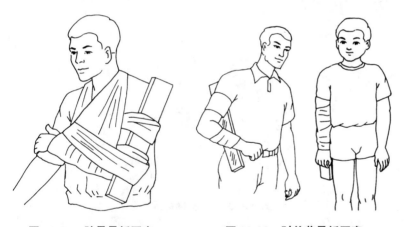

图 30-35 肱骨骨折固定　　图 30-36 肘关节骨折固定

1）肘关节骨折处于伸直位：将夹板置于掌侧（自指端至肩关节），可用一卷绷带或两块三角巾把肘关节固定。

2）肘关节骨折处于屈曲位：将两条三角巾叠成宽带形，夹板置于肘关节内侧，分别以三角巾于上臂及前臂固定。

（3）尺、桡骨骨折固定：夹板置于伤肢下方，用两块带状三角巾或绷带把伤肢和夹板固定，再用一块燕尾三角巾悬吊伤肢，最后用一条带状三角巾的两底边分别绕胸背于健侧腋下打结固定（图 30-37）。

（4）股骨骨折固定：用一块长夹板（长度为伤者的腋下至足跟）放在伤肢侧，另用一块短夹板（长度为会阴至足跟）放在伤肢内侧，

脊柱、髋部外伤伤者，禁忌尝试让伤者行走以检查伤情，应就地固定。

185

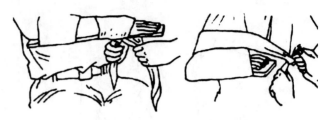

图 30-37　尺、桡骨骨折固定

至少用四条带状三角巾,分别在腋下、腰部、大腿根部及膝部分环绕伤肢包扎固定(图 30-38)。

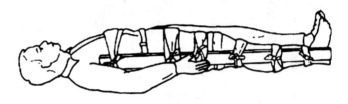

图 30-38　股骨骨折固定

关节骨性突起处必须放置软垫。

(5)胫、腓骨骨折固定:两块夹板分别置于小腿内、外侧,夹板长度超过膝关节,至少用三条带状三角巾固定(图 30-39)。

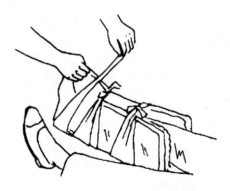

图 30-39　胫、腓骨骨折固定

4. 脊柱骨折固定

(1)颈椎骨折固定:首选颈托固定。伤者平卧,颈椎处于中立位,以双手拇指置于伤者前额,示指置于耳前,其余三指置于头部后方,抱紧伤者头部,避免旋转、过伸及过曲,可沿身体纵轴方向轻度实施牵引(图 30-40),助手协助放置颈托。如需移动,则需有专人保持此颈椎位置,多人同时搬运,保持"同轴性"移动,置于担架上后,颈部两侧放置沙袋固定头部。

"同轴性"是指脊柱各个椎体间无相对运动,避免脊柱受到挤压、牵拉及扭转应力。

(2)胸椎、腰椎骨折固定:伤者仰卧,多人协作,保持脊柱"同轴性",置于硬质担架上,以至少四条宽带式三角巾横行固定(图 30-41)。

5. 骨盆骨折固定:将一条带状三角巾的中段放于腰骶部,绕髋前至腹部打结;协助伤者轻度屈膝,膝下垫软垫,另取两条带式

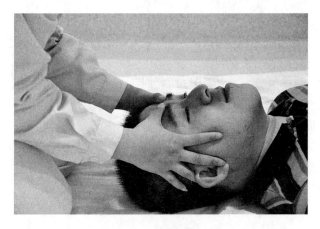

图 30-40　颈椎骨折固定

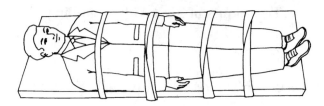

图 30-41　胸椎、腰椎骨折固定

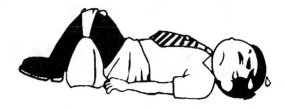

图 30-42　骨盆骨折固定

三角巾于膝部及踝部横行固定(图 30-42)。

操作要点:

(1) 怀疑脊柱骨折、骨盆骨折、大腿或小腿骨折,应就地固定,切忌随便移动伤者。

(2) 固定应力求稳定牢固,采用超关节固定,固定材料的长度应超过固定两端的上、下两个关节。　　　　　强调"超关节固定"。

(3) 夹板不要直接接触皮肤,应先用毛巾等软物垫在夹板与皮肤之间,尤其在肢体弯曲处等间隙较大的地方,要适当加厚垫衬。

(4) 固定要松紧适中。

五、并发症及处理

1. 固定失效:由于固定过程中,绷带及三角巾固定打结不牢、固定力度不够导致,需重新固定。

2. 皮肤及软组织损伤:由于固定过程中未使用足够的夹板内

衬、固定过程中力度过大,导致皮肤受压而引起的继发损伤。注意使用软垫衬(尤其在有骨性突起处),固定过程中包扎力度适中,可有效减少此类并发症。

3. 肢体缺血坏死:固定过紧、时间过长可使受伤的组织缺血加重,严重者可导致肢体缺血坏死。固定后应观察肢体远端血运情况,适当调整固定的松紧程度。

4. 神经损伤:急救固定时要特别注意保护伤处及需固定部位的重要神经组织,避免固定造成神经损伤。可在固定物与皮肤间加软衬垫等避免神经损伤。

第四节　创伤急救搬运技术
Techniques of First Aid—Handling

一、目的

将伤者运往安全地带或有条件进一步救治的医疗机构。

二、适应证

1. 经止血、包扎、固定处理后需进一步进行专业处理的创伤伤者。

2. 伤者所在环境有危险,如可能发生爆炸、燃烧、伴生性化学毒性伤害、交通事故二次伤害、泥石流、洪水等,应迅速将伤者转运至安全处。

3. 没有经过详细检查,病情不清的伤者不能搬运。

4. 病情危重,需要实施现场急救的伤者,特别是生命体征不稳定,有窒息、大出血、严重骨折、内脏外溢、昏迷、休克的伤者,或存在其他危及生命的情况,应先行有效的止血、抗休克、心肺复苏等抢救治疗,病情基本稳定后,安排转运。

注:如果伤者所在环境有危险以及有发生二次伤害的可能,应在尽可能保护伤者的情况下迅速撤离现场。没有绝对禁忌证。

三、操作前准备

1. 器材准备:绷带、三角巾、脊柱板及配套头部固定器、颈托、担架、可移动生命体征监测设备、除颤设备及急救、药品、输液设备等。

2. 救护者准备

(1) 根据伤者病情,协助伤者保持相应体位。如无特殊病情,以伤者感觉舒适为最佳。

1) 仰卧位:绝大部分危重伤者均可采用,尤其是脊柱骨折、下肢骨折、腹部损伤的伤者。

2）侧卧位：伤者昏迷伴呕吐，可采用此体位。

3）半卧位：适用于呼吸困难、胸部外伤伴有血气胸的伤者。

（2）如伤者清醒，向伤者告知转运目的地、具体转运方法及转运过程中的注意事项，消除伤者恐惧、焦虑心理；根据伤者具体病情准备适当转运器材。

四、徒手搬运

徒手搬运通常应用于伤者病情较轻、没有脊柱损伤时。

1. 单人搬运

（1）扶持法：对病情较轻、能够站立行走者可采取此法。救护者站于伤者一侧，伤者的上肢揽着救护者的颈部，救护者用外侧的手牵其手腕，另一手伸过伤者背部扶持其腰部（图 30-43）。

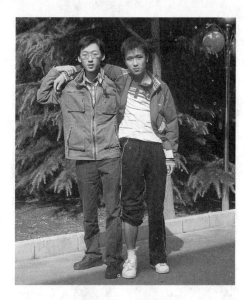

图 30-43　扶持法

（2）抱持法：适用于体重较轻的伤者。如果伤者病情允许站立，则救护者站于伤者一侧，一手托其背部，一手托其大腿，将其抱起；如伤者无法站立，先协助伤者采取仰卧位，救护者屈一膝跪地，用一手将其背部稍稍扶托起，另一手从腋窝处托过，将伤者抱起。如伤者能够配合，可让其上肢抱持救护者颈部（图 30-44）。

（3）背负法：救护者站在伤者身前，背向伤者，微弯背部，将伤者背起（图 30-45）。

2. 双人搬运

（1）椅托式：又称座位搬运法。甲、乙两名救护者在伤者两侧相对而立，甲以右膝、乙以左膝跪地，各以一手入伤者大腿之下而互相紧握，其他手彼此交替而搭于肩上，以支持伤者背部。如伤者体重较大且意识清醒，则两名救护者双腕互握呈"＃"字状置于伤

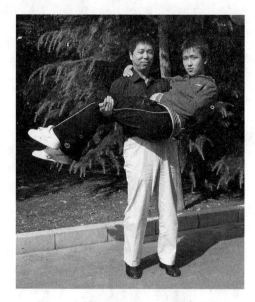

图 30-44　抱持法

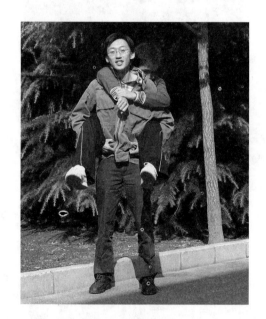

图 30-45　背负法

者臀下,伤者分别抱持救护者颈部,救护者抬其转运(图 30-46)。

(2) 拉车式:伤者卧位。甲、乙两名护送者,一人站在伤者头部后方,两手插到腋下,将其抱入怀内,双手交叉抓住伤者对侧腕部;另一人站其足部,跨在伤者的两腿中间,双手握持伤者双膝部。两人步调一致慢慢抬起伤者前行(图 30-47)。

3. 三人搬运:常用于疑有脊柱损伤者。可以三人并排,立于伤者同侧,将伤者抱起,保持伤者头、颈、胸、腹平直,齐步一致前进(图 30-48)。

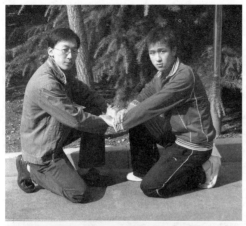

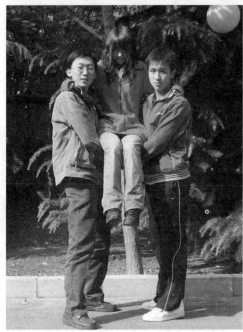

图 30-46 双人搬运(椅托式)

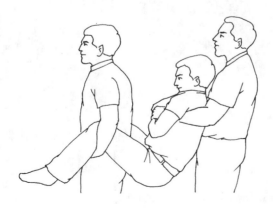

图 30-47 双人搬运(拉车式)

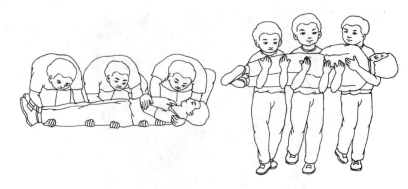

图 30-48　三人搬运

五、器械搬运

担架搬运:担架分为软式担架及硬式担架,脊柱损伤伤者均须用硬式担架搬运。本部分重点介绍脊柱损伤伤者硬式担架转运。

1. 头颈部固定锁法

(1) 头背锁:伤者俯卧时固定头颈的方法(图 30-49)。

锁"这里的含义是指急救人员在搬运伤者过程中用于固定伤者受伤部位的肢体动作。

救护者双膝跪于伤者一侧,一手肘关节弯曲,前臂贴于脊柱部位,手掌固定于头枕部,另一手肘关节支点固定于地面,其余手掌固定于头额顶部。

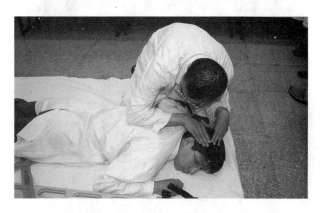

图 30-49　头背锁

(2) 头胸锁:伤者仰卧时固定头颈的方法(图 30-50)。

救护者双膝跪于伤者一侧,一手肘关节弯曲,肘关节支固定于胸骨,拇指和其余四指自然分开,固定于颧骨部,另一手肘关节支点固定于地面,拇指和其余四指自然分开,固定于额部。

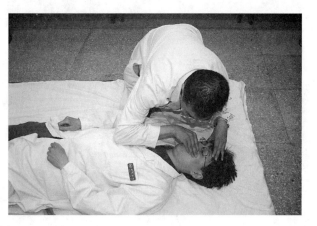

图 30-50　头胸锁

(3) 胸背锁:伤者坐位或侧卧时固定头颈的方法(图30-51)。

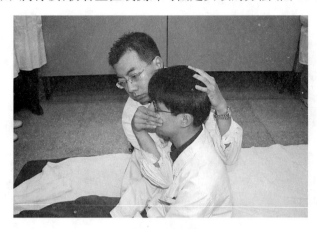

图30-51　胸背锁

救护者前臂垂直贴于伤者背部,以肘关节支点固定伤者,手掌分开固定于伤者枕骨部,另一手肘关节支点贴于前胸,前臂垂直,手腕屈曲,拇指及其余四指分开,固定于颧骨部。

(4) 头锁:伤者仰卧位上下移动躯体时头颈固定方法,亦可应用于头部牵引(图30-52)。

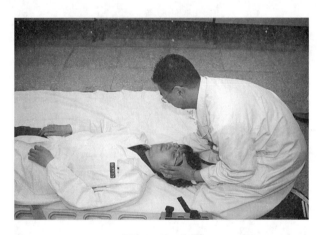

图30-52　头锁

救护者双膝跪于伤者头部上方,肘关节固定于双侧大腿,四指自然分开,分别挤住头颞两侧,双手拇指固定于前额部。

(5) 头肩锁:翻转伤者时固定头颈的方法(图30-53)。

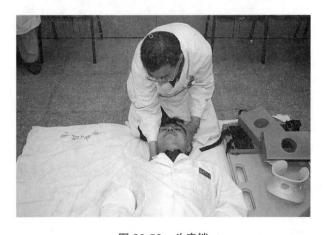

图30-53　头肩锁

救护者跪于伤者头部上方,一肘关节固定于翻转侧大腿,手掌托于同侧肩后,拇指固定于肩前,另一手四指自然分开,挤于另一侧头颞部,拇指固定于前额。

救护者跪于伤者头部上方,双手掌打开,掌心向上托于伤者肩后,双手拇指向上固定于肩部前方,两臂夹住头部(双臂置于耳上)。

(6) 双肩锁:伤者仰卧位左右平移时固定头颈的方法(图30-54)。

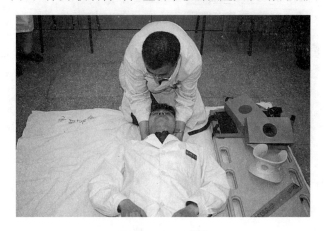

图 30-54 双肩锁

2. 颈托固定法:颈部测量、头锁牵引、调整颈托、环颈固定(图30-55、图30-56)。

拇指垂直掌心,与示指形成平面,拇指抵住伤者下颌处,测量其切线与肩峰最高处的指间距。

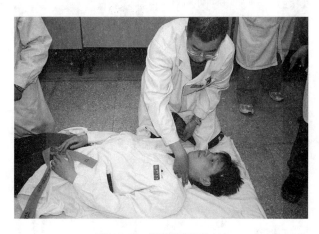

图 30-55 颈托固定法(1)

一人头锁固定,另一人放置颈托。

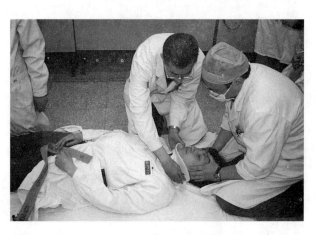

图 30-56 颈托固定法(2)

3. 翻转伤者法:头肩锁固定、双人双臂交叉翻转伤者(图 30-57、图 30-58)。

救护者 A 头肩锁固定伤者头部,B 一手固定于伤者肩部,另一手固定于伤者髋部,C 一手固定伤者前臂,另一手固定伤者膝部。

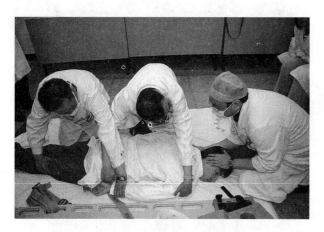

图 30-57 翻转伤者法(1)

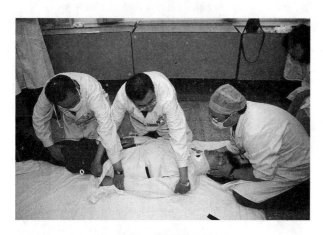

图 30-58 翻转伤者法(2)

4. 脊柱板躯干、下肢束带固定法(图 30-59)

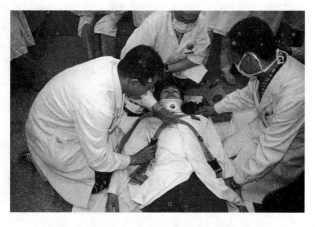

图 30-59 脊柱板躯干、下肢束带固定法

5. 双臂交叉平推伤者法（图 30-60）

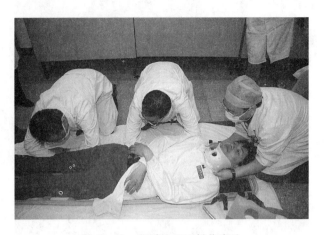

图 30-60　双臂交叉平推伤者法

B、C 救护者一手手掌托于伤者腋下,向上方提拉伤者,另一手握于担架上方,在向上提拉的同时向下推移。

6. 向上提拉,向下推移伤者法（图 30-61、图 30-62）

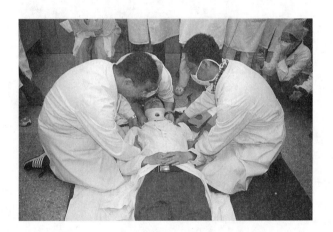

图 30-61　向上提拉,向下推移伤者法(1)

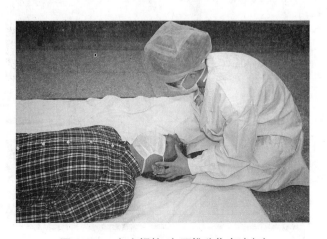

图 30-62　向上提拉,向下推移伤者法(2)

7. 伤者抬起方法:蹲姿、起步(图30-63、图30-64)。

救护者四个人双膝跪地,一同站起,站起时保证伤者及担架平行于地面。

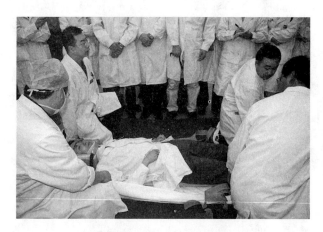

图30-63 伤者抬起方法(1)

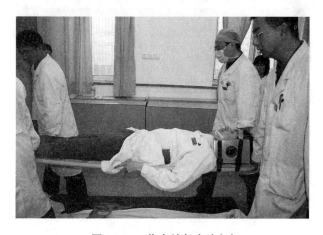

图30-64 伤者抬起方法(2)

8. 头部固定器使用方法:底板固定、摆放伤者、头侧夹持、额颏束带固定(图30-65、图30-66)。

使用额颏束带时以头胸锁固定伤者,手掌掌指固定于伤者额部及颌面两侧。

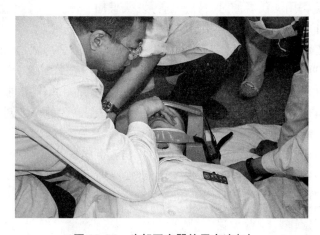

图30-65 头部固定器使用方法(1)

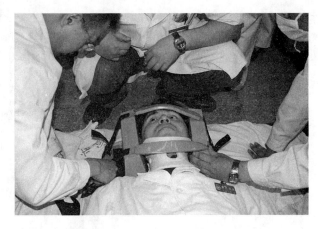

图 30-66　头部固定器使用方法(2)

9. 双手束带固定法(图 30-67)

束带在两手腕交叉固定于躯干前方。

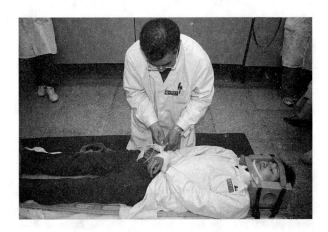

图 30-67　双手束带固定法

10. 颈托及脊柱板固定步骤:颈托及脊柱板固定通常需由四人合作进行操作,其中 A 为指挥员,位于伤者的头顶部;B、C、D 为助手,分别位于伤者的一侧肩部、腿部及对侧腰部,脊柱板放置在单人侧备用。伤者俯卧位,四肢伸展,头偏向一侧。

(1) 首先由 B 做头背锁固定并报告固定完毕。

(2) A 做头肩锁固定(拟翻向 B、C 侧,则该侧手持肩)并报告。

各种"锁法"固定时,肘部必须有支点,不得悬肘(除双肩锁外)。

操作过程中,下一个锁没有锁定之前,上一个锁不准开锁!

(3) B 解锁放手,判断意识,询问伤情并检查背部,将伤者双上肢放置身体两侧,一手抓对侧肩,一手抓对侧髋部,准备翻身。

(4) C 检查下肢伤情,将双下肢叠放一起,一手抓伤者对侧手腕,一手抓对侧下肢膝部,准备翻身。

(5) A 口令指挥,B、C 同时用力将伤者翻向自己成侧卧。

(6) C 扶持伤者,B 行胸背锁固定并报告。

(7) A 松开头肩锁,倒手再行头肩锁固定并报告。

(8) A 口令指挥,B、C 稍向后退,同步向自己翻转伤者成仰卧位。

(9) B 行头胸锁固定并报告。

(10) A 松开头肩锁,行头锁固定并报告。

(11) B 用远离头端手的中指摸到喉结,滑到伤者胸骨中线处立起。

(12) A 牵引并轻转头部将伤者鼻尖对准中指。

(13) B 用手指测量伤者颈长,调整并安放颈托(其间 A 持续头牵引)。

(14) B 进行头、颈、胸、腹检查,C 行下肢检查。

(15) B 行头胸锁固定并报告。

(16) A 松开头锁,改换头肩锁固定并报告。

(17) B 解锁,两手分别抓住对侧肩、髋部。

(18) C 抓住伤者对侧手腕、膝部。

(19) A 口令指挥,B、C 同时将伤者翻向自己成侧卧位。

(20) D 协助将脊柱板对准伤者放置在其背侧。

(21) A 口令指挥,B、C 同时向前将伤者翻转仰卧在脊柱板上。

(22) B 行头胸锁固定并报告,C 将伤者双腿放上脊柱板。

(23) A 松开头肩锁,行双肩锁固定并报告。

(24) B、C 双臂叠放(D 扶持脊柱板),A 口令指挥将伤者平推至脊柱板中央。

(25) A 口令指挥,伤者位置上下调整:

1) B、C 分别一手扶肩,一手插到伤者腋窝下向上移动。

2) A 取双肩锁向下推移伤者。

(26) B 行头胸锁固定并报告。

(27) A 改行头锁牵引固定并报告。

(28) B、C、D 准备躯干约束带。

(29) B、D 将方扣约束带锁钩挂住伤者肩部锁眼,拉向对侧斜下方,使约束带方扣位于对侧腋前线位置。

(30) B、D 再将插扣约束带锁钩挂住伤者腰部锁眼,并将插扣插入对侧方扣,拉紧插扣约束带,固定躯体。

(31) C 将两根方扣约束带锁钩挂住伤者膝部两侧锁眼,拉向斜下方,使方扣位于对侧小腿外侧方;再将两根插扣约束带锁钩挂住伤者脚踝处锁眼,将插扣插入对侧方扣,拉紧插扣约束带固定下肢。

(32) B 行头胸锁固定并报告。

(33) A、D 安放两侧头部固定器。

(34) A 上紧头部固定器上额约束带,B 松头锁。

(35) D 上头部固定器下颏约束带,B 松胸锁。

(36) A、B 蹲跪于伤者头侧两边,C、D 蹲跪于伤者下肢两边,挺直腰背,抬起脊柱固定板。

六、转运途中需注意的情况

1. 有条件时,对重症伤者应使用心电监护仪及血氧饱和度仪监测。

2. 观察伤者面部、口唇及肢端颜色:发现异常立刻查找原因并采取相应措施。

3. 观察呼吸:观察伤者胸部起伏,必要时停车检查。

4. 检查循环:注意观察出血、脉搏、毛细血管充盈、皮肤的质量。

5. 观察瞳孔:观测瞳孔大小及双侧对称情况。

6. 观察伤者的主要受伤部位:注意局部有无渗血、包扎绷带或三角巾是否松弛脱落、止血带的状态等,发现问题及时处理。

7. 发现病情异常(呼吸、心跳停止等),应立即展开抢救,如开通呼吸道(如气管插管等),心肺复苏术,进一步止血、包扎、固定等,待病情稳定后,继续转运。

8. 每隔半小时需对伤情再评估一次,重伤者每隔 15 分钟评估一次。

七、常见并发症的处理及预防

1. 窒息:根据具体情况采用相应的对策。如改善伤者体位,使伤者成为稳定侧卧位(复原卧位);清理口腔异物,插入口咽管,必要时实施气管插管、气囊人工呼吸及呼吸机,还可以酌情使用呼吸兴奋剂。对于现场处理效果不明显的伤者,应争分夺秒送医院,不要在现场及途中停留。预防措施:运送伤者前必须充分开放呼吸道;让伤者采取稳定侧卧位并妥善固定伤者体位;建立通畅的静脉通道;做好呼吸支持的各项准备。

2. 伤者坠地:如搬运过程中出现伤者坠地,立即检查伤者,特别注意查明首先触地的部位,仔细检查伤者有无摔伤,还要检查伤者病情及原有的伤处,并酌情采取重新包扎、固定等措施。预防措施:应根据伤者体重、伤情及自身力量合理设计搬运方案。当伤者体重大时,应合理安排足够的人手,当人员不足时应等待增援,除非情况紧急,不要勉强搬运伤者。妥善固定伤者,特别是对躁动的伤者,应将其牢固固定在担架上,必要时应用镇静剂(呼吸衰竭伤者禁用)。在转运过程中,如果急救者发生疲劳应该立即停止转运,调整、休息后再继续转运。此外,要选择坚固的搬运工具,同时在运送过程中仔细观察路况,及时发现及排除障碍物等。

3. 伤情恶化:转运过程需一定时间,有可能原发病情持续加重,甚至危及生命,转运途中必须仔细观察伤者生命体征的变化,发现异常及时给予相应处理。

(首都医科大学宣武医院　孙长怡　高志华)

参 考 文 献

1. 韩陆.急救手册(中级).北京:北京教育出版社,2011.
2. 吴孟超,吴在德.黄家驷外科学.第7版.北京:人民卫生出版社,2008.
3. 张延龄,张元芳,张光健.实用外科学.北京:人民卫生出版社,2002.
4. 吴在德,吴肇汉.外科学.第7版.北京:人民卫生出版社,2012.
5. 北京急救中心.现场急救课程.北京:解放军出版社,2004.
6. Richard Beebe,Deborah LF. Fundmentals of Basic Emergency Care. 2nd ed. Thomson Delmar Learning,2004：449-480.
7. 香港特别行政区政府医疗辅助队.灾难医疗助理训练手册.香港,2003.
8. 冯庚.现场急救手册.北京:同心出版社,2002.

测 试 题

1. 下列出血病例中,可应用止血带的伤者是
   A. 糖尿病伤者
   B. 冠心病合并高血压伤者
   C. 慢性肾功能不全伤者
   D. 腕部离断伤的年轻伤者
   E. 下肢动脉闭塞症伤者

2. 下列有关止血措施应用的描述,正确的是
   A. 加压包扎止血适用于全身各处创伤性出血伤口
   B. 指压止血法是一种迅速、有效、可持续的止血方法
   C. 头顶出血时,可指压伤侧耳前、下颌关节下方止血
   D. 头颈部出血时,可用拇指将伤侧颈总动脉向后压迫止血
   E. 头颈部伤口出血单侧按压效果不佳,可加按对侧颈总动脉

3. 下列有关止血带应用的描述,错误的是
   A. 止血带绕扎部位标准位置:上肢为上臂上1/3,下肢为大腿中、上1/3
   B. 应尽量缩短使用止血带的时间,通常可允许1小时左右
   C. 若止血带缠扎过久,怀疑存在大面积组织坏死时,应尽快松开止血带
   D. 止血带不可直接缠在皮肤上,止血带的相应部位要有衬垫
   E. 应用止血带的时间和部位要求有明显记录及标志

4. 右大腿粗钢钎前后贯通伤伤者实施现场包扎,以下操作错误的是
   A. 调整伤者体位,使钢钎两端处于悬空位,同时能够观察大腿前、后方伤口
   B. 准备多块无菌棉垫,分别放置于钢钎穿入、穿出伤口周围
   C. 适当调整钢钎位置,使其不妨碍进一步的包扎及搬运
   D. 右下肢预置气压止血带
   E. 钢钎周边放置的棉垫可行加压包扎

5. 腹部刀扎伤伤者肠管溢出,实施急救包扎过程中错误的是
   A. 禁止伤者进食、进水
   B. 协助伤者仰卧屈膝体位
   C. 迅速还纳溢出的肠管,防止肠管干燥暴露及嵌顿坏死
   D. 在脱出脏器表面覆盖生理盐水纱垫,用碗、盆等器皿扣住脱出的内脏

E. 现场包扎最好应用三角巾包扎

6. 左腕部离断伤伤者的急救包扎处理过程中,正确的是
   A. 迅速清理左腕伤口断端游离骨片,防止包扎中进一步损伤神经、血管
   B. 大量敷料覆盖肢体断端,采取回返加压包扎及宽胶布固定
   C. 离断左手置于低温生理盐水中保存
   D. 左上肢设置止血带,迅速止血
   E. 立即给予止血药物止血

7. 关于急救固定的注意事项,描述正确的是
   A. 脊柱、骨盆、四肢及肋骨骨折需要固定
   B. 关节脱位及软组织严重挫裂伤需要固定
   C. 如伴有出血及开放性伤口存在,先行伤口包扎、止血,然后固定
   D. 如伤者有心脏停搏、休克、昏迷、窒息等情况,先行心肺复苏、抗休克、开放呼吸道等处理,同时行急救固定
   E. 以上都对

8. 关于胫腓骨骨折,错误的是
   A. 两块夹板分别置于小腿内、外侧   B. 夹板长度可不超过膝关节
   C. 至少三条带状三角巾固定   D. 注意避免腓总神经损伤
   E. 以上都是

9. 转运过程中,以下哪项操作是错误的
   A. 转运过程中,医护人员始终守护在伤者上身靠近头端位置,便于观察及操作
   B. 应将头面部包严以免失温
   C. 一旦在途中发生紧急情况,如窒息、呼吸停止、抽搐时,应停止搬运,立即进行急救处理
   D. 昏迷躁动的伤者要用约束带防止坠伤,酌情盖好被服以免着凉或过热
   E. 随时观察伤者的病情变化,重点观察神志、呼吸、体温、出血、面色变化等情况,注意伤者姿势,给伤者保暖

10. 伤者颅脑外伤伴昏迷、呕吐,转运途中的正确体位是
    A. 俯卧位   B. 仰卧位   C. 侧卧位   D. 坐位   E. 自主体位

第 **31** 章

导 尿 术

Urethral (Foley) Catheterization

一、目的

1. 治疗：解除尿潴留；手术中或危重患者监测尿量；下尿路手术后膀胱引流，神经源性膀胱间歇导尿及膀胱内注射药物，恢复尿道损伤患者的尿道连续性。

2. 诊断：女性获取未受污染的尿标本作细菌培养；测量膀胱容量、压力及测定残余尿量；行膀胱尿道造影时经导尿管灌注造影剂和尿流动力学测定膀胱尿道功能等检查。

二、适应证

1. 尿潴留、充溢性尿失禁患者。
2. 获得未受污染的尿标本。
3. 尿流动力学检查，测定膀胱容量、压力、残余尿量。
4. 危重患者监测尿量。
5. 行膀胱检查（膀胱造影、膀胱内压测量图）。
6. 膀胱内灌注药物进行治疗。
7. 腹部及盆腔器官手术前准备。
8. 膀胱、尿道手术或损伤患者。

三、禁忌证

1. 急性下尿路感染。
2. 尿道狭窄及先天性畸形无法留置导尿管者。
3. 相对禁忌证为严重的全身出血性疾病及女性月经期。

四、操作前准备

1. 物品准备
（1）准备
1）治疗车上层
A. 一次性无菌导尿包：无菌导尿用物包，包括初步消毒和导尿用物。
a. 初步消毒用物：弯盘 1 个，内盛镊子 1 把、消毒液棉球包 1

如果导尿操作是在手术室等特殊环境下完成，导尿用物应注意酌情合理放置，既不违反原则，也便于操作。

203

包（目前常用 0.5% 碘伏棉球数个）和手套 1 只。

　　b. 导尿用物：外包治疗巾 1 条、方盘 1 个、弯盘 1 个、镊子 2 把、导尿管 1 根、10ml 注射器 1 支、生理盐水 10~20ml、消毒液棉球包 1 包（内有 0.5% 碘伏棉球 4 个）、润滑油袋（内有润滑棉片 1 个）、集尿袋 1 个、标本瓶 1 个、纱布 1~2 块、孔巾 1 条、手套 1 副。

　　B. 快速手消毒液。

　　C. 一次性垫巾（或小橡胶单及中单）。

　　2）治疗车下层：生活垃圾桶、医疗垃圾桶。

　　3）其他：围帘或屏风。

操作前做好物品检查工作。

　　（2）检查：检查无菌导尿包在有效期内，密封性良好；快速手消毒液在有效期内。

　　2. 操作者准备

　　（1）着装整洁。洗手，戴帽子、口罩。

核对患者信息，包括姓名、床号、腕带等内容评估患者情况。

　　（2）核对患者信息。

　　（3）评估患者病情、临床诊断、导尿目的；了解患者的意识、生命体征、心理状态等；判断患者的合作、理解程度。

　　（4）评估外阴部皮肤、黏膜情况。

　　（5）评估尿潴留患者膀胱充盈度。

　　3. 患者准备

解释交代全面，可保障患者知情权，消除患者紧张心理，并可取得患者配合。

　　（1）患者及其家属了解导尿的目的、意义、操作过程、配合要点及注意事项；操作者交代导尿术可能存在的风险及并发症，患者及其家属知情同意并签署《导尿同意书》。

　　（2）清洗外阴：嘱患者自己清洗干净；如不能自理，操作者协助患者进行外阴清洁。

　　4. 环境准备

　　（1）环境清洁、安静，光线充足。

防止患者着凉。

　　（2）关好门窗，调节室温。

　　（3）请现场无关人员离开病室。

保护患者隐私尤其重要，体现人文关怀。

　　（4）用屏风 / 围帘遮挡患者。

五、操作步骤

　　导尿操作过程基本分为清洁、消毒、铺巾、插导尿管、连接集尿袋五步。男、女导尿操作中的查对制度和无菌操作要求是相同的，但是由于解剖结构不同，操作过程有差异，下面分别叙述。

导尿操作的关键点是认真查对，严格执行无菌操作原则，正确插管。

　　（一）男性导尿术

　　1. 携用物至患者床旁。

严格执行查对制度，做好解释工作。

　　2. 核对、解释：再次核对患者姓名及床号；并再次向患者解释和交代。

尽量少暴露患者，并防止受凉，体现人文关怀。

　　3. 操作者站在患者右侧，松开床尾盖被，协助患者脱去对侧裤子，盖在近侧腿部，对侧腿用盖被遮盖。

4. 准备体位:患者取屈膝仰卧位,两腿充分外展外旋,暴露局部区域。如患者因病情不能配合时,可协助患者维持适当的姿势。

注意体位,便于操作。

5. 铺垫巾于患者臀下。

6. 消毒双手。

7. 初步消毒外阴区:在治疗车上打开无菌导尿包的外包装,并将外包装袋置于床尾。取出初步消毒用物,弯盘(内放镊子及碘伏棉球)置于患者两腿间。操作者左手戴手套,右手持镊子夹取碘伏棉球,依次消毒阴阜、大腿内侧上 1/3、阴茎、阴囊。左手提起阴茎将包皮向后推,暴露尿道口,自尿道口向外向后旋转擦拭尿道口、龟头至冠状沟。污棉球、镊子置外包装袋内。消毒完毕,将弯盘移至床尾,脱下手套置外包装袋内。将外包装袋移至治疗车下层。

初步消毒的顺序是从外向内,从上向下;每一个棉球只用一次。

嘱患者勿动肢体,保持安置体位,避免无菌区域污染。

8. 再次消毒双手。

9. 将导尿包放在患者两腿之间,按无菌操作原则打开治疗巾。戴好无菌手套后,取出孔巾,铺在患者的外阴处并暴露阴茎。

治疗巾先打对侧,再打近侧。

10. 按操作顺序整理用物,取出导尿管并向气囊注水后抽空,检查是否渗漏。润滑导尿管。根据需要连接导尿管和集尿袋的引流管,将消毒液棉球置于弯盘内。

11. 再次消毒:左手用纱布包住阴茎,将包皮向后推,暴露尿道口。右手持镊子夹消毒液棉球,再次消毒尿道口、龟头及冠状沟数次,最后一个棉球在尿道口加强消毒。

再次消毒的顺序是从内向外,从上向下;每一个棉球只用一次。

12. 导尿:根据导尿的目的完成导尿操作。

(1) 一次性导尿:左手继续用无菌纱布固定阴茎并向上提起,与腹壁成 90° 角,将弯盘置于孔巾口旁,嘱患者张口呼吸。用另一把镊子夹持导尿管,对准尿道口轻轻插入 20~22cm,见尿液流出后再插入 2~3cm。松开左手下移固定导尿管,将尿液引流到集尿袋内至合适量。如需做尿培养,弃去前段尿液,用无菌标本瓶接取中段尿液 5ml,盖好瓶盖,放置稳妥处(操作结束后尿标本贴标签送检)。导尿完毕,轻轻拔出导尿管,撤下孔巾,擦净外阴。

向上提起阴茎的目的是使耻骨前弯消失,便于插管。

让患者缓慢深呼吸放松,使导尿管容易插入。

对膀胱过度充盈者,放尿宜缓慢,首次放尿不超过 500ml。

(2) 留置导尿:左手继续用无菌纱布固定阴茎并向上提起,与腹壁成 90° 角,将弯盘置于孔巾口旁,嘱患者张口呼吸。用另一把镊子夹持导尿管,对准尿道口轻轻插入 20~22cm,见尿液流出后再插入 5~7cm(基本插到导尿管分叉处),将尿液引流至集尿袋内。夹闭导尿管,连接注射器,根据导尿管上注明的气囊容积向气囊注入等量的无菌溶液,轻拉导尿管有阻力感,即证明导尿管固定于膀胱内。导尿成功后将包皮复位,撤下孔巾,擦净外阴。集尿袋固定于床旁,安置妥当后放开夹闭的导尿管,保持引流通畅。

插管成功后应注意将包皮复位,以防止包皮嵌顿水肿。

集尿袋低于膀胱,防止逆行感染。

13. 整理用物:撤下一次性垫巾,脱去手套。导尿用物按医疗废弃物分类处理。

正确处理医疗废弃物。

14. 安置患者:协助患者穿好裤子,安置舒适体位并告知患者

体现人文关怀。

操作完毕。

15. 消毒双手。

16. 观察并记录：询问患者感觉。观察患者反应及排尿等情况，并记录导尿时间、尿量、尿液颜色及性质等情况。

（二）女性导尿术

1. 携用物至患者床旁。

2. 核对、解释：再次核对患者姓名及床号；并再次向患者解释和交代。

3. 操作者站在患者右侧，松开床尾盖被，协助患者脱去对侧裤子，盖在近侧腿部，对侧腿用盖被遮盖。

4. 准备体位：患者取仰卧屈膝位，两腿充分外展外旋，暴露局部区域。如患者因病情不能配合时，可协助患者维持适当的姿势。

5. 铺垫巾于患者臀下。

6. 消毒双手。

7. 初步消毒外阴区：在治疗车上打开无菌导尿包的外包装，并将外包装袋置于床尾。取出初步消毒用物，弯盘（内放镊子及碘伏棉球）置于患者两腿间。操作者左手戴手套，右手持镊子夹取碘伏棉球，依次消毒阴阜、大腿内侧上 1/3、大阴唇。左手分开阴唇，消毒小阴唇、尿道口至会阴部。污棉球、纱布、镊子置外包装袋内。消毒完毕，将弯盘移至床尾，脱下手套置外包装袋内。将外包装袋移至治疗车下层。

8. 再次消毒双手。

9. 将导尿包放在患者两腿之间，按无菌操作原则打开治疗巾。戴好无菌手套后，取出孔巾，铺在患者的外阴处并暴露会阴部。

10. 按操作顺序整理用物，取出导尿管并向气囊注水后抽空，检查是否渗漏。润滑导尿管。根据需要连接导尿管和集尿袋的引流管，将消毒液棉球置于弯盘内。

11. 再次消毒：左手用纱布分开并固定小阴唇，暴露尿道口。右手持镊子夹消毒液棉球，再次消毒尿道口、两侧小阴唇，最后一个棉球在尿道口加强消毒。

12. 导尿：根据导尿的目的完成导尿操作。

（1）一次性导尿：左手继续用无菌纱布分开并固定小阴唇，将弯盘置于孔巾口旁，嘱患者张口呼吸。用另一把镊子夹持导尿管，对准尿道口轻轻插入 4~6cm，见尿液流出后再插入 2~3cm。松开左手下移固定导尿管，将尿液引流到集尿袋内至合适量。如需做尿培养，弃去前段尿液，用无菌标本瓶接取中段尿液 5ml，盖好瓶盖，放置稳妥处（操作结束后尿标本贴标签送检）。导尿完毕，轻轻拔出导尿管，撤下孔巾，擦净外阴。

（2）留置导尿：左手继续用无菌纱布分开并固定小阴唇，将弯盘置于孔巾口旁，嘱患者张口呼吸。用另一把镊子夹持导尿管，

侧栏注解：

注意观察尿量、尿液颜色及性质，做好记录。

严格执行查对制度，做好解释工作。

尽量少暴露患者，并防止受凉，体现人文关怀。

注意体位，便于操作。

初步消毒的顺序是从外向内，从上向下；每一个棉球只用一次。

嘱患者勿动肢体，保持安置体位，避免无菌区域污染。

治疗巾先打对侧，再打近侧。

再次消毒的顺序是从内向外，从上向下。每一个棉球只用一次。

左手垫纱布分开并固定小阴唇至导尿管插入所需深度。

注意观察尿道口。导尿管如误入阴道，要更换导尿管后再重新插入。

操作中指导患者缓慢深呼吸放松，使导尿管容易插入。

对膀胱过度充盈者，排尿宜缓慢，首次放尿不超过 500ml。

对准尿道口轻轻插入4~6cm,见尿液流出后再插入5~7cm,将尿液引流至集尿袋内。夹闭导尿管,连接注射器,根据导尿管上注明的气囊容积向气囊注入等量的无菌溶液,轻拉导尿管有阻力感,即证明导尿管固定于膀胱内。导尿成功后,撤下孔巾,擦净外阴。集尿袋固定床旁,安置妥当后放开夹闭的导尿管,保持引流通畅。

> 集尿袋低于膀胱,防止逆行感染。

13. 整理用物:撤下一次性垫巾,脱去手套。导尿用物按医疗废弃物分类处理。

> 正确处理医疗废弃物。

14. 安置患者:协助患者穿好裤子,安置舒适体位并告知患者操作完毕。整理床单位,保持病室整洁。

> 安置患者,体现人文关怀。

15. 消毒双手。

16. 观察并记录:询问患者感觉,观察患者反应及排尿等情况,记录导尿时间、尿量、尿液颜色及性质等情况。

六、并发症及处理

1. 尿路感染:导尿相关尿路感染是医院感染中最常见的感染类型。其危险因素包括患者方面和导尿管置入与维护方面。患者方面的危险因素主要包括:患者年龄、性别、基础疾病、免疫力和其他健康状况等。导尿管置入和维护方面的危险因素主要包括:导尿管置入方法、导尿管留置时间、导尿管护理质量和抗菌药物临床使用等。导尿管相关尿路感染方式主要为逆行性感染。医务人员应针对危险因素,加强导尿管相关尿路感染的预防与控制工作。置管前严格掌握留置导尿管的适应证;仔细检查无菌导尿包;对留置导尿管的患者,应该采用密闭式引流装置;告知患者留置导尿管的目的、配合要点和置管后的注意事项。置管时严格遵循无菌操作原则,如导尿管被污染应当重新更换无菌导尿管。置管后保持尿液引流通畅,避免打折、弯曲;任何时候保证集尿袋高度在膀胱水平以下;活动或搬运时夹闭引流管,防止尿液逆流;任何时候防止移动和牵拉导尿管;保持尿道口清洁,定期更换集尿袋和导尿管。鼓励患者多饮水,达到自然冲洗尿路的目的。如患者出现尿路感染时,应及时更换导尿管,并留取尿液进行微生物病原学检查,必要时应用抗生素治疗。

2. 尿道损伤:导尿时选择导尿管的型号过大或者是导尿管突然被外力(如患者烦躁或翻身时)牵拉,有时甚至会将整个导尿管拉出造成尿道损伤;导尿管气囊卡在尿道内口,气囊压迫膀胱壁或尿道,也会造成尿道黏膜的损伤。医务人员应正确选择导尿管型号,最大限度降低尿道损伤;置管时动作要轻柔,置管后将导尿管固定稳妥,防止脱出,从而避免损伤尿道黏膜。

3. 气囊破裂致膀胱异物:导尿管气囊内注入液体过多、压力过大,或者是导尿管自身问题,可能会导致气囊破裂。插管前认真检查气囊质量；导尿时应根据导尿管上注明的气囊容积向气囊注入等量的无菌溶液。如发生气囊破裂，及时请泌尿外科会诊。

4. 导尿管阻塞：导尿管被尿结晶沉渣或血块堵塞，引流不畅。医务人员应随时观察尿液引流情况，必要时请泌尿外科会诊。

5. 虚脱或血尿：身体极度虚弱且膀胱过度充盈的患者一次性大量放尿，可导致腹压突然下降，大量血液进入腹腔血管，引起血压下降，产生虚脱；或因膀胱突然减压而引起膀胱通透性增加，黏膜充血、出血，发生血尿。因此，尿潴留患者放尿时速度宜缓慢，首次放尿不超过 500ml，以后每小时放尿 500ml。

6. 拔管困难：因未抽净气囊内的液体，盲目拔管，会导致拔管困难。因此，拔管前应认真观察抽出的溶液量，在证明气囊内的液体完全抽吸干净后再拔管。必要时行超声检查。

七、相关知识

1. 解剖知识：为避免损伤和导致泌尿系统的感染，导尿时医务人员必须掌握男性和女性尿道的解剖特点。

成年男性尿道全长 18~20cm，有两个生理弯曲，即耻骨下弯和耻骨前弯。耻骨下弯固定无变化，而耻骨前弯则随阴茎位置不同而变化，如将阴茎向上提起与腹壁成 90° 角，耻骨前弯即可消失，便于插管。男性尿道有三个狭窄：尿道内口、尿道膜部和尿道外口。插管时切忌用力过快过猛而损伤尿道黏膜。

女性尿道短，约 3~5cm 长，尿道短、直、粗，富于扩张性。尿道口在阴蒂下方，呈矢状裂。尿道外口靠近阴道口、肛门，容易发生尿路感染。老年妇女由于会阴肌肉松弛，尿道口回缩，看不清楚尿道口，此时可把两个手指插入阴道探查前壁，协助寻找尿道口；也可使用窥器协助。只有正确辨认尿道口后方可插导尿管，避免误入阴道。如导尿管误入阴道，应更换无菌导尿管重新插管。

2. 正确选择导尿管：导尿管的种类一般分为：①单腔导尿管（没有球囊）用于一次性导尿术；②双腔导尿管用于留置导尿术；③三腔导尿管用于膀胱冲洗或向膀胱内滴药。一般成人宜使用 16~18Fr（1Fr=0.33mm 管径）导尿管，小儿宜使用 6~8Fr 导尿管。选择导尿管的粗细要适宜，对婴儿及疑有尿道狭窄者，导尿管宜细。

3. 2% 盐酸利多卡因凝胶的应用：插导尿管前使用石蜡油润滑导尿管，它只起到润滑作用。有黏性的 2% 盐酸利多卡因凝胶不仅能起到润滑作用，而且能起到麻醉尿道黏膜的作用。注入利多卡因凝胶 5 分钟后再行操作，以使凝胶发挥麻醉作用。

4. 正确把握留置导尿管时间：每天应评估留置导尿管的必要性，不需要时应尽早拔除导尿管，尽可能缩短留置导尿管时间。

拔管时应先将水囊内液体完全抽吸干净,夹闭引流管后将导尿管拔除。

(首都医科大学宣武医院　樊洁　赵瑛)

(北京大学人民医院　黄晓波)

参 考 文 献

1. Thomsen TW,Setnik GS. Male Urethral Catheterization. N Engl J Med,2006,354:e22.
2. 医师资格考试指导用书专家编写组.国家医师资格考试实践技能应试指南(临床执业医师).北京:人民卫生出版社,2011.
3. 黄晓波.外科学总论实习精要.北京:北京大学医学出版社,2009.
4. 李小寒,尚少梅.基础护理学.第4版.北京:人民卫生出版社,2006.
5. 中华人民共和国卫生部,中国人民解放军总后勤部卫生部.临床护理实践指南(2011版).北京:人民军医出版社,2011.

测 试 题

1. 为男患者导尿插导尿管时,向上提起阴茎是为了使
   A. 膀胱颈肌肉放松　　　　　B. 缓解尿道刺激症状　　　　　C. 耻骨前弯消失
   D. 耻骨下弯扩大　　　　　　E. 防止尿液外渗

2. 为女患者导尿时,导尿管插入的深度是
   A. 1~2cm　　　B. 4~6cm　　　C. 7~10cm　　　D. 18~20cm　　　E. 20~22cm

3. 留置导尿的目的不包括
   A. 尿失禁患者,保护外阴部皮肤清洁干燥
   B. 骨盆手术前准备
   C. 肛门、会阴等部位手术后减少伤口感染
   D. 危重患者的抢救,观察、监测肾功能
   E. 留取中段尿做细菌培养

4. 选择导尿管的错误做法是
   A. 一般成人宜使用16~18Fr　　　　　B. 小儿宜使用6~8Fr
   C. 疑有尿道狭窄者导管宜细　　　　　D. 女患者看不见尿道口时宜选择粗导尿管
   E. 双腔导尿管用于留置导尿

5. 为女患者导尿时,其体位应为
   A. 侧卧位　　　B. 半卧位　　　C. 端坐位　　　D. 头高脚低位　　　E. 屈膝仰卧腿外展

6. 与导尿管相关的尿路感染方式是
   A. 顺行性感染　　　B. 逆行性感染　　　C. 自发性感染　　　D. 医院感染　　　E. 双向感染

7. 导尿前彻底清洗外阴的目的是
   A. 易暴露尿道口
   B. 防止污染导尿管
   C. 清除外阴部皮肤、黏膜表面的微生物

D. 使患者清洁舒适

E. 容易固定导尿管

8. 女性患者导尿术中,第二次消毒时,首先消毒的部位为

A. 大阴唇　　　　　B. 小阴唇　　　　　C. 肛门　　　　　D. 尿道口　　　　　E. 阴阜

9. 导尿术中,第二次消毒的原则为

A. 由上至下,由外向内　　　　　B. 由上至下,由内向外

C. 由下至上,由内向外　　　　　D. 由下至上,由外向内

E. 根据患者的要求进行消毒

10. 加强导尿管相关尿路感染的预防与控制工作,正确的做法是

A. 导尿管误插入阴道,应立即拔出用原管重插

B. 导尿管气囊应固定在尿道内口

C. 集尿袋高度高于膀胱水平

D. 每天更换集尿袋和导尿管

E. 鼓励患者多饮水

第 **32** 章

耻骨上膀胱穿刺造瘘术
Suprapubic Cystostomy

一、目的

　　耻骨上膀胱穿刺造瘘术是治疗急性尿潴留的主要方法之一，多数是在导尿失败时使用。该方法是用膀胱穿刺套管针做耻骨上膀胱穿刺，后插入导尿管引流尿液。该方法也可用于各种原因所致的慢性尿潴留，特别是那些无法手术、需长期保留导尿的患者。因为不经过尿道，膀胱造瘘可消除导尿管对尿道的刺激，在定期更换造瘘管的情况下能长期保留。

二、适应证

　　1. 急性尿潴留，导尿不成功者。如尿道损伤、前列腺增生症、急性下尿路感染等疾病出现急性尿潴留，为解决尿液排出问题急需行此手术。

　　2. 膀胱排空障碍所致的慢性尿潴留，又不适合长期保留导尿管的患者。如前列腺增生症不适合手术的患者和神经源性膀胱、脊髓损伤、糖尿病性末梢神经炎等疾病。

　　3. 阴茎、尿道损伤，尿道整形，尿道吻合手术以及膀胱手术后的患者，留置导尿会影响局部愈合，为确保尿路的愈合需行此项手术。

　　4. 配合经尿道前列腺电切术，缩短手术时间，避免 TUR 综合征发生。

三、禁忌证

1. 有严重凝血功能障碍的患者不能行该手术。
2. 有下腹部及盆腔手术史致局部组织器官粘连严重者。
3. 盆腔巨大肿瘤致膀胱受压无法完成穿刺操作者。
4. 下腹部皮肤软组织有严重感染性疾病者。
5. 膀胱癌合并尿潴留患者。

四、操作前准备

1. 患者准备

（1）向患者及其家属解释手术的目的、意义、过程和不适感觉,消除患者的紧张心理,以取得患者配合。

(2) 操作者交代本手术可能存在的风险及并发症,患者及其家属知情同意并签署《膀胱穿刺造瘘同意书》。

(3) 局部备皮。

(4) 确认操作穿刺部位,必要时行下腹部 B 超确认,操作者协助在穿刺位点做好标记。

2. 物品准备

(1) 穿刺包:弯盘 2 个、止血钳 2 把、孔巾 1 块、棉球数个、纱布 2 块、小消毒杯 2 个、尖手术刀、膀胱穿刺套管针(Trocar)、持针器和缝针、缝线。

(2) 10ml 注射器、心内注射针、导尿管、一次性引流袋、无菌手套。

(3) 消毒用品:2.5% 碘酊和 75% 酒精。

(4) 麻醉药物:2% 利多卡因 10ml 或 1% 普鲁卡因 10ml。

(5) 所用物品须无菌。检查无菌导尿包是否过期,有无破损、潮湿。按需将用物准备齐全,置治疗车上层,携至患者床旁。

3. 操作者准备

(1) 核对患者信息。

(2) 着装整洁。洗手,戴帽子、口罩。

(3) 了解患者病情,确认膀胱已高度充盈,明确临床诊断;判断患者的意识、生命体征、心理状态以及患者的合作理解程度。

五、操作步骤

1. 患者取平卧位,操作者站立于患者右侧。

2. 耻骨上能够叩及胀大的膀胱,确认膀胱,并确认处于其充盈状态或者膀胱已经充盈。操作过程中注意避免损伤腹膜,以使手术更加顺利。

3. 常规术野消毒、铺巾等。

4. 常用穿刺切口定位点:下腹部正中线,耻骨联合上方2~3cm 为穿刺部位。

5. 麻醉:在选定的穿刺部位开始注射局部麻醉药麻醉,腹壁逐层麻醉,并将注射器在几乎垂直皮肤的角度刺入膀胱,回抽出尿液以确认正确的穿刺部位。对于过度肥胖者可选用心内注射针穿刺,直至抽出尿液为止。若穿刺角度不当,向上易伤腹腔脏器,向下可能刺入前列腺组织造成出血。

6. 切口:在确定的部位做 1~2cm 的皮肤切口(可根据患者情况来选择横切口还是纵切口),用尖手术刀切开皮肤、皮下筋膜和腹直肌前鞘。

7. 穿刺:右手持握膀胱穿刺套管针(Trocar)垂直进针,左手在下方保护,确保缓慢刺入。在通过腹直肌前鞘时会遇到阻力,

确认膀胱已经充分充盈和注射器试穿是避免穿刺误伤其他器官的重要方法。

在穿过膀胱前壁时会有明显的落空感。拔出针芯,可见尿液溢出,同时将套管针外鞘向膀胱腔内深入 2~3cm,目的是防止套管针外鞘脱出膀胱。立刻沿套管针外鞘(半环形)插入与其相应管径的球囊导尿管,一般用 16~18Fr 号导尿管。如使用全封闭的穿刺套管针则应放置普通导尿管。

8. 插入导尿管:尽量多一些插入导尿管并见尿液流出后,导尿管的球囊内注入生理盐水 10~20ml,拔出套管,并适当外牵导尿管使球囊贴于膀胱壁,以减少尿液外渗,并减少膀胱壁渗血。连接引流尿袋。

> 将导尿管上提,使球囊贴于膀胱壁,以免过长的导尿管刺激膀胱,并能保证引流通畅。
>
> 引流尿袋要低于膀胱水平,以防止尿液回流避免感染。

9. 固定尿管:皮肤切口缝合一针并固定造瘘管(导尿管)于皮肤上,若切口没有渗血可以不必缝合。伤口用剪口纱布覆盖,胶布固定。

10. 观察:术后注意观察尿液颜色,如为血性尿液,可适当加压牵引导尿管以止血,必要时膀胱冲洗。

> 注意:首次用引流管放出尿液应不超过 500ml,避免快速放尿引起膀胱出血。

11. 护理:每 2~3 天更换伤口敷料一次;每周更换引流尿袋一次;每月更换造瘘管一次。如发生造瘘管阻塞,应及时冲洗;多饮水,以防止产生膀胱结石。

六、并发症及处理

1. 穿刺误入腹腔和伤及肠管:伤及肠管是最严重的并发症,应该立即手术修补。对有下腹部手术史的患者因有可能伴有肠管粘连,需在 B 超引导下完成穿刺定位。

> 早期局部出现急性腹膜炎表现应警惕肠管损伤的可能。

2. 置管失败:事先要选择好与穿刺套管针相应管径的导尿管(适当地在导尿管表面涂抹润滑剂有利于顺利插入)。

3. 膀胱出血和伤口渗血:多数情况下,拉紧球囊导管和缝合切口就能很好地止血。

4. 尿外渗:避免反复穿刺,保证造瘘管道通畅。

5. 造瘘管脱落:一般发生在皮肤切口固定缝线已拆除而造瘘管球囊破裂的情况,若窦道已形成,可马上重置尿管并妥善固定。

6. 膀胱刺激症状:部分患者对造瘘管有一个适应过程,如果膀胱刺激症状明显,可以口服治疗尿频的药物,如胆碱能受体阻断剂等(青光眼患者禁忌)。

七、相关知识

目前大多数的大型医疗单位基本上都使用一次性膀胱穿刺造瘘套装,该套装使用起来更加方便,操作更加简单。大体上有两种类型:①一件式套装(Stamey percutaneous cystostomy set):是由针芯和造瘘管组成。针芯插在造瘘管内,针芯内有中央孔。造瘘管尖端有一个固定用的球囊或蕈状固定装置。操作时将针芯插入造瘘管内,不用套管针穿刺,而是直接用该装置刺入膀胱,见尿液流出即拔出针芯,造瘘管球囊注入生理盐水即可;有蕈状固定装置的造瘘管会自动打开。②多件式套装:实际上是穿刺套管针的外鞘由人工合成材料制成的剥皮鞘替代,穿刺成功后退出针芯,插入造瘘管,球囊注水固定后,退出并撕开剥皮鞘,手术结束。剥皮鞘为一次性使用。

(首都医科大学宣武医院　贾建国　李进)

(北京大学人民医院　黄晓波)

参 考 文 献

1. 许怀瑾. 实用小手术学. 第2版. 北京:人民卫生出版社,2006.
2. 中华医学会. 临床诊疗指南·泌尿外科分册. 北京:人民卫生出版社,2006.
3. 黄晓波. 外科学总论实习精要. 北京:北京大学医学出版社,2009.

测 试 题

1. 下列哪些情况是膀胱造瘘的适应证
   A. 急性尿潴留　　B. 神经源性膀胱　　C. 尿道吻合术后　　D. 尿道裂伤　　E. 以上全是

2. 膀胱造瘘最严重的并发症是
   A. 尿路感染　　B. 膀胱结石　　C. 损伤肠管　　D. 造瘘管脱落　　E. 尿液外渗

3. 膀胱造瘘管一般的更换时间是
   A. 1周　　B 2周　　C. 1个月　　D. 2个月　　E. 以上全是

4. 为避免穿刺造瘘时损伤肠管,最确切的检查方法是
   A. 叩诊　　B. 听诊　　C. B超定位　　D. 穿刺抽尿　　E. 膀胱造影

5. 急性尿潴留的常见病因是
   A. 前列腺增生症　　B. 膀胱结石　　C. 尿道损伤　　D. 急性前列腺炎　　E. 以上全是

6. 慢性尿潴留的常见病因是
   A. 先天性脊柱裂　　　　B. 糖尿病性末梢神经炎　　　　C. 脊髓损伤
   D. 尿道狭窄　　　　E. 以上全是

7. 耻骨上膀胱造瘘术的穿刺部位是
   A. 下腹正中,脐下2~3cm　　　　B. 下腹正中,耻骨上2~3cm　　　　C. 麦氏点
   D. 耻骨上缘中点　　　　E. 以上都不对

8. 下列哪项不是膀胱穿刺造瘘术的禁忌证
   A. 全身出血性疾病　　　　B. 尿路感染　　　　C. 膀胱肿瘤
   D. 盆腔巨大肿瘤　　　　E. 挛缩膀胱

9. 膀胱造瘘术完成后首次排放尿液一般不超过多少毫升

    A. 100ml   B. 200ml   C. 500ml   D. 800ml   E. 1000ml

10. 膀胱造瘘术后早期出血可能的原因是

    A. 长期服用阿司匹林等抗凝药物   B. 全身出血性疾病

    C. 膀胱壁血管损伤   D. 首次过快放出尿液

    E. 以上全是

第 33 章

胸腔闭式引流术及胸腔闭式引流管拔除
Chest-Tube Insertion and Removal

第一节　胸腔闭式引流术

一、目的

充分引流胸腔内积气、积液,促进肺复张,恢复胸腔内负压。

二、适应证

1. 中、大量自发性气胸,开放性气胸,张力性气胸,血气胸(中等量以上)。
2. 气胸经胸膜腔穿刺术抽气后肺不能复张者。
3. 气胸合并胸腔内感染,疑有早期脓胸者。
4. 血胸(中等量以上)、乳糜胸。
5. 大量胸腔积液或持续胸腔积液需彻底引流,以便诊断和治疗。
6. 急性或慢性脓胸,胸腔内仍有脓液未能排出者。
7. 伴支气管胸膜瘘或食管胸膜瘘的脓胸或脓气胸。
8. 开放胸部手术、心脏手术或胸腔镜手术后。
9. 在机械通气治疗中出现气胸,但仍须进行机械辅助呼吸者。
10. 恶性肿瘤胸膜转移或顽固性气胸患者,需胸腔内注药行抗肿瘤或胸膜固定术。

三、禁忌证

> 有凝血功能障碍或血小板减少等情况,术前要给予纠正。

1. 对有凝血功能障碍或重症血小板减少有出血倾向者,或正在接受抗凝治疗者。
2. 肝性胸腔积液,持续引流将导致大量蛋白质和电解质丢失,手术要慎重。
3. 结核性脓胸。

四、操作前准备

1. 患者准备

(1) 测量生命体征(心率、血压、呼吸)。

(2) 向患者解释胸腔闭式引流的目的、操作过程、可能的风险,消除患者对这种相对简单手术的恐惧和焦虑。

(3) 告知需要配合的事项(操作过程中需保持体位,如有头晕、心悸、气促等及时报告)。

(4) 签署知情同意书。

(5) 张力性气胸应立即胸膜腔穿刺抽气减压,保证生命体征平稳,以争取手术前的准备时间。

(6) 外伤性血胸应补液维持循环。

2. 材料准备

(1) 胸腔闭式引流手术包:包括刀柄、11 号手术刀片、弯止血钳、持针器、剪刀、1-0 带针丝线等。

(2) 消毒用品:2.5% 碘酊和 75% 酒精。

(3) 麻醉药物:2% 利多卡因 5ml。

(4) 其他:注射器(5ml 或 10ml 1 个)、胸腔闭式引流装置 1 个(图 33-1)、胸腔闭式引流连接配套管 1 套、胸腔闭式引流管 1 根(气胸选择 24~28F 引流管、胸腔积液选择 28~32F 引流管、脓胸选择 32~36F 引流管)、治疗床 1 张、抢救车 1 个、无菌手套 2 副、无菌生理盐水 1000ml、胶布 1 卷。

> *皮肤消毒也可以使用 0.5% 的碘伏消毒液。*

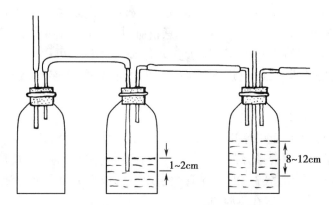

图 33-1 胸腔闭式引流装置示意图

3. 操作者准备

(1) 需两个人操作。

(2) 操作者洗手、戴帽子、口罩、无菌手套。

(3) 了解病史并详细胸部查体,结合 X 线胸片、胸部 CT 等影像学资料以及超声检查等协助定位。

(4) 掌握胸腔闭式引流操作相关知识、并发症的诊断与处理。

五、操作步骤

1. 体位:气胸患者常取坐位或斜坡仰卧位,双手抱头;胸腔积液患者常规取健侧半卧位或斜坡仰卧位。

对于包裹性积液的引流,应根据病史、胸部查体,结合 X 线胸片、CT 等影像学资料以及超声检查等协助定位,标记切口。

切口避开浅静脉明显或局部皮肤感染灶处。

麻醉过程中间断负压回抽,如无液体或鲜血吸出,则注射麻醉药;如有鲜血吸出,且体外凝集,则提示损伤血管,应拔针、压迫,平稳后更换穿刺部位或方向再行麻醉。

术区有肋骨骨折的患者,操作时动作要轻柔,避免用力过大造成骨折加重、移位或损伤胸内脏器。

2. 切口选择

(1) 操作前再次核对患者信息、左右侧。

(2) 通过叩诊、听诊结合胸片 X 线或 CT,确定切口部位。

(3) 肋间切口一般可选择腋前线第 4、5 肋间,此处位于由背阔肌前缘、胸大肌外侧缘、经乳头的水平线所构成的"安全三角"内,肌肉相对少;也可选择腋中线第 6、7 肋间,此处可作为日后做进一步胸腔镜探查手术的观察孔。

3. 消毒铺单。

4. 麻醉:10ml 注射器吸入 2% 利多卡因 10ml,注入皮下,做出皮丘;沿切口方向,形成一个 2.0cm 长局部皮肤麻醉区域;沿切口逐层浸润麻醉各层组织,直至肋骨骨膜;再斜向上进针,针尖行走于肋骨上缘,进针过程中保持负压,当进入胸腔后可有积液或气体抽出,此时退针少许,将剩余利多卡因注入以麻醉胸膜,麻醉完毕。

5. 切口、分离

(1) 沿皮肤麻醉区域,平行于肋间作 1.0~2.0cm 的切口。

(2) 两把止血钳平行于肋间,交替钝性分开胸壁各层肌肉,分离入路斜向上,止血钳尖端置于肋骨上缘,分离肋间肌直至胸膜,避免损伤肋间神经及血管束。

(3) 止血钳刺破壁层胸膜(明显突破感),进入胸膜腔,此时切口中有液体溢出或气体喷出,注意止血钳尖勿伤及肺组织。

(4) 如胸腔内有局部粘连(如包裹性积液),可以用戴无菌手套的手指循通道进入胸腔,分离可能存在粘连,保证引流效果。

6. 置管

(1) 用止血钳撑开、扩大创口,用另一把止血钳沿长轴夹住引流管前端,顺着撑开的止血钳将引流管送入胸腔,远端朝向胸膜腔顶部,在患者呼气时引流管内出现雾气或有大量积液外流,说明引流管管确实在胸腔内。

(2) 调整引流管置入深度,确认所有侧孔均在胸膜腔内,一般其末端侧孔距皮缘至少 5cm 左右。

(3) 退出止血钳,助手协助把引流管远端接水封瓶或闭式引流袋,观察水柱波动是否良好,必要时调整引流管的位置。

7. 固定引流管:用皮针、缝线固定引流管,局部消毒,置管处无菌开口辅料覆盖,胶布固定。

8. 穿刺后的观察

(1) 症状上注意:有无气促、胸痛、头晕、心悸、咳嗽咳泡沫痰。

(2) 体征上注意:有无面色苍白、呼吸音减弱、血压下降。

(3) 必要时术后立即行胸部 X 线检查以评价引流管位置,胸腔残余积液量和积气。

六、并发症及处理

1. 胸膜反应：穿刺或置管过程中或置管后出现头晕、气促、心悸、面色苍白、血压下降，应立即停止操作，平卧，吸氧，皮下注射 0.1% 肾上腺素 0.3~0.5ml。

2. 出血：多由于引流的位置靠近肋骨下缘损伤肋间血管所致，少数由于引流管所致胸内粘连带断裂或直接损伤心脏、大血管引起。但偶有损伤膈肌血管，凝血功能差的患者，引起活动性出血，出现低血压、出血性休克，需要输血、输液，甚至胸腔镜或开胸探查止血。

3. 引流不畅或皮下气肿、积液：多由于插管的深度不够或固定不牢致使引流管或其侧孔位于胸壁软组织中，或引流管被凝血块、纤维素条索堵塞。引流管连接不牢，大量漏气也可造成皮下气肿，需调整引流管位置甚至重新置管，或胸带加压包扎。

4. 复张性肺水肿：对于肺萎陷时间较长者，大量排出积气或积液后，受压肺泡快速复张后引起复张性肺水肿，突然出现气促、咳泡沫痰等表现。置管后排放气体或液体速度不能过快，交替关闭、开放引流管，可预防肺水肿及纵隔摆动的发生。治疗以限制液体入量、利尿为主，必要时可使用小剂量激素处理。

5. 肺不张：对于肺受压时间过长、实变，或肺内存在严重漏气者可能出现复张欠佳，需长期带管或进一步手术。

6. 重要脏器损伤：穿刺过于暴力、胸腔粘连可能致肺损伤；穿刺置管部位选择过低，可能有损伤肝、脾、膈肌的危险。故尽量避免暴力置管操作，胸腔粘连者经 B 超或 CT 引导下定位后置管，避免在肩胛下角线第 9 肋间和腋后线第 8 肋以下操作。

7. 其他并发症：包括心律失常、胸痛、局部皮肤红肿感染，予对症处理。

七、胸腔引流管的管理

1. 置管后及时复查 X 线或 CT 以明确肺复张情况及引流管位置，若怀疑引流不通畅、临床症状未缓解时应立即复查。

2. 观察胸腔漏气情况、水封瓶中液体波动情况及引流液的性状及引流量。

3. 避免引流管打折、扭曲，避免抬高引流瓶超过置管平面，尽量不要夹闭。

4. 定期挤压引流管以保持管腔通畅。

八、相关知识

1. 上述介绍为传统胸腔闭式引流方法，也可选择套管针穿刺置管。套管针有两种，一种为针芯直接插在特制的引流管内，用针芯将引流管插入胸腔后,拔出针芯,引流管就留在了胸腔内;另一种为三通金属套管,穿入胸腔后边拔针芯边从套管内送入引流管。

2. 经肋床置管引流,切口应定在脓腔底部。沿肋骨做 5~7cm 长切口,切开胸壁肌肉显露肋骨,切开骨膜,剪除一段 2~3cm 长的肋骨。经肋床切开脓腔,吸出脓液,分开粘连,安放一根较粗的闭式引流管。2~3 周后如脓腔仍未闭合,可将引流管剪断改为开放引流。

第二节　胸腔闭式引流管的拔除

一、目的

胸腔积液、积气引流干净,肺复张完全后,拔除引流管,恢复胸膜腔负压环境。

二、适应证

非感染性渗液,引流量要控制在多少才可以拔除引流管,尚有争议。

胸腔闭式引流管针对不同的情况置入,主要是引流气体与液体,当其观察、治疗目的达到后,即可拔除。一般需要满足以下 1~3 条。

1. 气体引流:引流管通畅,无活动性漏气(嘱患者咳嗽,有液面波动,但无气体逸出)。

2. 液体引流:每日液体引流量 <200ml,颜色清亮。

3. 胸片显示:胸腔积气或积液已完全排出,肺膨胀良好,无明显积气与积液。

4. 特殊情况的胸腔闭式引流管拔管还需满足以下条件:

(1) 脓胸:胸腔内感染已控。

(2) 食管胸膜瘘、支气管胸膜瘘引起的脓胸:须经造影检查证实瘘口已闭合,且症状、体征消失。

(3) 机械通气患者气胸:已停机械通气,且气胸完全吸收。

三、禁忌证

1. 引流不完全:胸腔积气或积液未完全排出,肺复张不全。

2. 每日引流量较大或颜色较深(乳糜、浓血色、感染等)。

3. 漏气:咳嗽时仍有大量气泡逸出。

4. 胸腔内感染未控制。

5. 造影检查支气管胸膜瘘未愈合,或症状体征未消失。

6. 造影检查食管胸膜瘘未愈合,或检查已愈合但尚未恢复进食。

7. 仍需要机械通气的气胸或血气胸患者。

四、操作前准备

1. 患者准备

(1) 测量生命体征(心率、血压、呼吸、体温)。

(2) 向患者解释拔除胸腔闭式引流的目的、操作过程、拔管后气胸和胸腔积液复发等风险,消除患者紧张情绪,利于配合。

(3) 告知需要配合的事项(操作过程中需保持体位,如有胸闷、气促等及时报告)。

2. 材料准备

(1) 拆线包:内含弯盘2个、中弯止血钳1把、镊子1把、剪刀1把、棉球10个、纱布2块、无菌油纱1块、小消毒杯2个。

(2) 消毒用品:2.5% 碘酊和75% 酒精,或0.5% 碘伏。

(3) 其他:无菌手套2副、胶布1卷、无菌贴膜。

3. 操作者准备

(1) 两个人操作。

(2) 操作者洗手,戴帽子、口罩、无菌手套。

(3) 了解病史并详进行细胸部查体,结合术后复查X线胸片等影像学资料,再次确认已达拔管指征。

(4) 掌握胸腔闭式引流拔管操作相关知识、并发症的诊断与处理。

五、操作步骤

1. 体位:仰卧位或斜坡仰卧位、立位等均可,双手抱头。

2. 消毒

3. 拔管

(1) 剪断引流管固定缝线。

(2) 轻轻转动引流管,确认引流管未被缝线缝住,嘱患者屏气,将胸腔闭式引流管迅速拔出。

(3) 助手迅速用纱布覆盖伤口,必要时可用不透气的无菌贴膜封闭伤口(如3M贴膜),或带针线缝合伤口,最后伤口加压包扎。

4. 拔管后的观察:有无突发气促、胸闷症状;有无面色苍白、呼吸音减弱;拔管贴膜处有无液体、气体逸出体征;气胸患者拔管后常规检查立位呼气相胸片

六、并发症及处理

1. 气胸复发:拔管后再次出现胸闷、气促,查体患侧呼吸音减低,叩诊呈鼓音,复查X线胸片示患肺再次被压缩,一般是拔管时患者屏气不佳、配合不好,气体自切口进入,或肺破口未能完全愈合,气胸再次发作所致。气胸量少时可密切观察或胸膜腔穿刺排气,气胸量大时需再次置管引流。

不同医生对于吸气末还是呼气末拔管看法不一,但两种方法对于防止气胸发生并无优劣。若患者为呼吸机辅助机械通气,则在呼气末拔管。

脓胸患者引流管的拔除要慎重,可采用引流术后2~3周胸膜粘连固定后改为开放引流,然后分次逐渐拔除引流管,不留残腔。

2. 出血：表现为拔管口有鲜血流出，严重者呈失血性休克表现，复查胸片见肋膈角变钝或消失，胸腔积血。多由拔管时伤及肺内粘连带或切口肋间血管出血。但偶有损伤膈肌血管，凝血功能差的患者，引起活动性出血，出现低血压、出血性休克，需要输血、输液，甚至胸腔镜或开胸探查止血。

3. 引流口排液：多由于胸腔内残留少许积液自切口溢出，无需特殊处理，予加压包扎即可。同时纠正可能合并的心力衰竭、肝肾功能不全等引起胸腔积液的原因。

4. 引流管折断留置胸腔内：多因置管时缝线不慎缝住引流管，拔管时被内部缝线切断所致。折断于距切口较近者可自体外拔出残留引流管，掉入胸腔者需再次经胸腔镜或开胸探查取出引流管。

5. 其他并发症：包括伤口感染、愈合不佳、窦道形成等，予清创等对症处理。

七、相关知识

1. 上述介绍为传统胸腔闭式引流拔管方法，也有部分患者置管时留缝线备拔管时应用。此时需助手较好配好，操作者拔管、患者屏气时，助手迅速打结，关闭切口。

2. 慢性脓胸行胸腔开放引流管的患者，经长期引流，胸膜腔及纵隔已粘连固定，残腔局限，拔管对患者屏气无严格要求。

3. 全肺切除术后患者，一侧胸腔空虚，经调整引流管开放及关闭，已保持纵隔中立位，此时拔除引流管时需保持引流管夹闭状态，以防引流出大量积液、积气或屏气时纵隔再次移位。

4. 若是气胸患者拔管，一般在拔管前先夹闭引流管 12~24 小时，观察模拟拔管状态下患者的耐受情况、开放后是否有漏气。再决定是否拔除引流管。

（北京大学人民医院 姜冠潮 陈克终）

（大连医科大学 王绍武 刘长宏）

参 考 文 献

1. 张国良. 实用胸部外科学. 北京：中国医药科技出版社，2007.
2. 孙玉鹗. 胸外科手术学. 第 2 版. 北京：人民军医出版社，2004.
3. 吴孟超，吴在德. 黄家驷外科学. 第 7 版. 北京：人民卫生出版社，2008.
4. Dev SP, Nascimiento Jr B, Simone C, et al. Chest-Tube Insertion. N Engl J Med, 2007, 357：e15.

测 试 题

1. 下列暂不需行胸腔闭式引流的是
    A. 开放性气胸

B. 车祸致胸部创伤,胸部 X 线片见左侧第 7、8 后肋有单处骨折,无明显气胸,肋膈角钝

C. 食管胸膜瘘后左侧少量胸腔积液

D. 气胸合并同侧胸膜腔内感染

E. 开胸肺叶切除术后

2. 以下关于胸腔闭式引流的操作正确的是

A. 胸腔积液患者为充分引流,常选择腋后线第 9 肋间切口

B. 如设备齐全,可优先考虑用 Trocar 做穿刺口,简化操作

C. 如患者肋间较窄及胸壁较厚,可使用卵圆钳撑开切口引导置管

D. 为保证引流管侧孔不在皮下,末端侧孔至少距皮缘 2cm

E. 一般为保证引流充分,经肋床置管引流可以用于气胸治疗

3. 以下关于胸腔闭式引流术并发症处理,正确的是

A. 穿刺置管过程中患者出现头晕、气促、心悸、面色苍白、血压下降等表现,应加快操作,缓解患者痛苦

B. 患者自发性气胸,术前无明显积液,置管后立即引出 200ml 鲜红血性积液,考虑切口皮下出血,应予胸带加压包扎止血

C. 置管后切口周围皮下气肿,应观察水柱波动是否良好,管道连接是否紧密,调整引流管通畅,胸壁加压包扎,引流瓶接负压吸引

D. 大量气胸置管后引流管通畅,排出大量气泡,患者突然气促、咳嗽加剧不能控制,应立即予止咳治疗

E. 置管后引流管内液面无波动,表示肺已经膨胀

4. Which is not the contraindication of closed drainage procedure

A. patients with pneumothorax combined with heart failure and respiratory insufficiency

B. tuberculous pleural effusions

C. patients with severe platelet deficiency

D. patients accepting hemodialysis suffered from moderate amounts of pleural effusion

E. liver cirrhosis result in ascites, combined with moderate amounts of pleural effusion

5. 以下不符合胸腔闭式引流拔管指征的是

A. 胸腔积液已完全排出,复查胸片肺完全复张

B. 食管胸膜瘘抗感染后体温恢复正常

C. 脓胸闭式引流术后胸腔内感染已控制

D. 气胸行机械通气患者,行胸腔闭式引流后,气胸完全吸收,且已停止机械通气

E. 引流管液面波动 2cm,每日引流清亮液体 100ml

6. Valsalva 动作是

A. 深呼气后,在屏气状态下用力做呼气动作

B. 深吸气后,在屏气状态下用力做呼气动作

C. 深呼气后,屏住气

D. 深吸气后,屏住气

E. 屏住呼吸

7. 下列关于胸腔闭式引流术拔管后并发症的描述,错误的是

A. 自发性气胸闭式引流拔管后复查胸片提示少量气胸,可予密切观察

B. 胸腔积液闭式引流拔管后出现引流口少量排液,无需特殊处理,予加压包扎即可

C. 拔管后患者如出现呼吸困难加重,可能出现漏气、气胸

D. 自发性气胸拔管后 24 小时,换药见局部呈淡黄色,需及时深部彻底清除局部感染

E. 胸腔积液闭式引流拔管后出现少量皮下气肿,予加压包扎,避免剧烈咳嗽

8. For which of the following choice, the closed drainage tube should be kept longer

A. the patient suffered from esophagopleural fistula

B. the patient without preplaced suture of the drainage incision

C. the patient after pneumonectomy

D. the patient after thymectomy

E. the patient after esophageal leiomyoma denucleation

9. 关于胸腔闭式引流管肋间切口部位选择,一般是

A. 一般可选择腋前线第 4、5 肋间或腋中线第 6、7 肋间

B. 腋后线第 8 肋间

C. 锁骨中线第 2 肋间

D. 如果局部皮肤有感染,需要仔细消毒后切口

E. 包裹性积液一般选择腋中线第 6、7 肋间引流

10. 关于胸腔闭式引流术后的观察和管理,下面哪项是正确的

A. 水柱停止波动说明肺复张良好,可以考虑拔管

B. 正常水柱波动应该随呼吸在 20~30cm 水柱左右

C. 平静呼吸时即有气泡逸出提示肺漏气较严重

D. 引流管需要常规冲洗,确保通畅

E. 引流的液体出现絮状物说明存在感染

第 **34** 章

气管内插管（经口）
Orotracheal Intubation

一、目的

1. 开放气道,保证有效的人工或机械通气。
2. 保护气道,防止异物(胃内容物)误入呼吸道。
3. 及时吸出气道内分泌物或血液。
4. 提供气管内给药(如全身麻醉药)的途径。

二、适应证

1. 呼吸、心搏骤停或窒息。
2. 呼吸衰竭需进行机械通气者。
3. 全身麻醉或静脉复合麻醉者。
4. 气道梗阻或呼吸道分泌物过多。
5. 呼吸保护反射(咳嗽、吞咽反射)迟钝或消失。

> 严格掌握适应证、控制禁忌证是操作成功的基础。

三、禁忌证

1. 喉水肿。
2. 急性喉炎。
3. 喉头黏膜下血肿。
4. 插管创伤引起的严重出血。
5. 相对禁忌:呼吸道不全梗阻,出血倾向,主动脉瘤压迫或侵蚀气管壁,颈椎骨折、脱位(颈部固定后可以插管),咽喉部烧灼伤、肿瘤或异物。

> 心跳、呼吸骤停急救插管时,不存在禁忌证。

四、操作前准备

1. 器材及用物
(1) 吸氧和通气装置:面罩、氧气、简易呼吸器或呼吸机、麻醉机、口咽通气道。
(2) 气管导管的准备:准备不同规格的气管导管 3 根(成人常用 7.0~8.0 号)。
1) 导管选择:一般成年男性患者多选用 7.5~8.5 号气管导管,女性患者多选用 7.0~8.0 号气管导管。

> 注:目前标准的方法是采用气管导管内径(mm)作为导管型号。

儿童：1岁以上儿童可按导管型号＝年龄（岁数）÷4+4计算，或选择内径与患者小指指甲宽度相当的气管导管。

两种喉镜镜片：

1. Macintosh喉镜片：弯形镜片。

2. Miller喉镜片：直形镜片。

需要有一个熟悉操作的助手，配合完成。

注意：清醒患者的心理准备非常重要。必要时可适当应用镇静剂或神经肌肉阻滞剂，有助于改善声带视野，预防呕吐和误吸。

困难气道包括：头不能后仰、口腔狭小、前牙突出、颈项粗短、舌体过大等。

此体位可以更好地观察声门和声带，提供更容易的插管通路。

动作要领：

1. 操作者背部直立，左臂稍屈肘，腕部伸直，严禁以患者门齿为支点做屈腕动作。

2. 操作者双目距患者一定距离，以保持足够的视觉空间。

预氧合可以改善组织缺氧和二氧化碳潴留。

显露声门的关键：

1. 请助手从颈部向后轻压喉结，或向某一侧轻推，以取得最佳视野。

---

2) 检查导管套囊是否漏气。

3) 管芯准备：将插管管芯放入导管内并塑型，管芯前端不能超过导管斜面，导丝末端反折固定，防止脱落。

4) 润滑：用水溶性润滑剂润滑气管导管套囊表面以及气管导管的前端。

（3）药品：根据情况选择镇静药、镇痛药或肌肉松弛药备用。

（4）喉镜准备：将喉镜镜片与喉镜手柄连接，确认连接稳定，并检查光源亮度。

（5）其他：无菌手套、水溶性润滑剂、牙垫、10ml注射器、胶布、吸痰管、吸引器、听诊器、心电监护设备。

2. 操作者准备

（1）操作者按要求穿工作服，戴口罩、帽子、手套，必要时穿隔离衣，戴防护眼镜、防护面罩等。

（2）除心肺复苏外，应向患者或家属解释操作过程，签署知情同意书。

（3）插管前检查与评估：检查患者口腔、牙齿（有义齿需取出）、张口度、颈部活动度、咽喉部情况，判断是否为困难气道。

五、操作步骤

1. 摆放体位：患者枕部垫一薄枕，使口、咽、喉三轴线尽量呈一致走向（图34-1）。插管者站于患者头侧，患者的头位相当于插管者剑突水平。

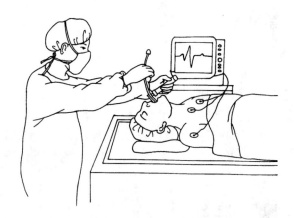

图34-1　气管插管患者体位及操作者位置、姿势

2. 加压给氧：若采用诱导麻醉插管法，待患者入睡后，采用仰头提颏法，开放气道。插管者使用球囊面罩加压给氧，吸100%纯氧2~3分钟，送气频率10~12次/分。

3. 暴露声门：患者肌肉松弛度满意后，插管者用右手拇指和示指呈"剪刀式"交叉，拇指推开患者的下磨牙，示指抵住上门齿，打开口腔。左手握持喉镜手柄，将镜片从患者右侧口角送入，向左推开舌体，以避免舌体阻挡视线，切勿把口唇压在喉镜镜片与牙齿之间，以免造成损伤。然后，缓慢地把镜片沿中线向前推进，显露患者悬雍垂及会厌，镜片前端放置在会厌谷（会厌和舌根连接处）。此时，操作者应保持左腕伸直，向前、向上约45°角提拉喉镜，间接提起会厌，暴露声门（图34-2）。应用直形镜片时，需将镜片插至会厌下方，上提喉镜，直接提起会厌，显露声门。

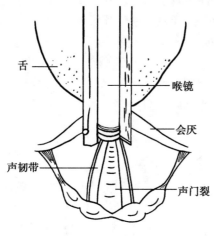

图34-2　暴露声门

4. 插入气管导管：操作者右手持气管导管，从患者右口角将导管沿镜片插入口腔，同时双目注视导管前进方向，对准声门将导管送入气管内。见套囊进入气管后，请助手帮助将管芯拔出，拔出时注意固定导管。术者继续将导管向前送入（成人一般再送入2~3cm），导管尖端距门齿约22cm±2cm。

5. 放置牙垫：气管导管插入气管后，立即放置牙垫，然后退出喉镜。牙垫侧翼应放于牙齿与口唇之间，防止掉入口腔。

6. 套囊充气：给气管导管套囊充气，触摸注气端套囊弹性似鼻尖后，立即连接简易呼吸器。

7. 确认导管位置：导管插入后，应立即确认导管在气管内。具体方法：挤压呼吸球囊人工通气时见双侧胸廓对称起伏，听诊器听诊双肺呼吸音存在并对称，可初步确认气管导管的位置正确。

8. 固定导管：用胶布将牙垫与气管导管固定于面颊，胶布长短以不超过下颌角为宜，粘贴要牢靠、不可粘住口唇。然后将患者头部复位，动作要轻柔。

9. 连接呼吸机进行人工通气。

10. 有条件时可拍摄胸部X线片，显示导管在气管内的位置，并了解患者双肺其他情况。

六、并发症及处理

1. 插管损伤：插管操作不规范，可致唇舌挤伤、牙齿脱落、后

2. 如看不到声门，可能为喉镜插入过深，可将镜片适当退出少许。

确认插管成功的其他方法：

1. 观察法：用透明导管时，吸气时管壁清亮，呼气时可见明显"白雾"样变化。

2. CO_2检测法：接CO_2监测仪，每次呼吸均出现正常的CO_2波形。

3. 胸部X线片：导管前端应位于气管中段，距气管隆凸5cm±2cm。

咽壁损伤、声带撕裂等。

注意：插管后通气如听诊上腹部有气过水音，腹部隆起。应尽快使用注射器抽空套囊内气体，拔出气管导管，重新面罩加压给氧，维持氧合，再重复上述步骤。

2. 气管导管误入食管：易引起无通气和胃充气的严重后果。确定导管在气管内再行通气。

3. 浅麻醉下行气管内插管可引起剧烈呛咳、喉头及支气管痉挛；心率增快及血压剧烈波动而导致心肌缺血，严重的迷走神经反射可导致心律失常，甚至心搏骤停。做好局部麻醉，操作轻柔、规范，可减轻反应，并注意观察患者，一旦出现严重并发症应及时处理。

4. 气管导管内径过小可使呼吸阻力增加；导管内径过大或质地过硬都容易损伤呼吸道黏膜。

5. 导管插入太深可误入一侧支气管内（常发生在右侧），引起通气不足、缺氧或术后肺不张。导管插入太浅时，可因患者体位变动而意外脱出，导致严重意外发生。气管插管后应定期胸部摄片检查导管位置。

七、相关知识

气管插管按插管路径不同分为经口气管插管和经鼻气管插管两种类型。经口明视气管插管操作简单、易于掌握，能够在紧急情况下迅速建立可靠的人工气道，是临床急救的常用方法。经鼻气管插管主要适用于预期留管时间相对较长的患者，如严重哮喘、COPD、充血性心力衰竭等；或口腔、颜面部严重创伤无法张口的患者；或各种原因经口插管困难者。经鼻气管插管较经口插管更易耐受，但经鼻插管相对困难，反复插管易导致鼻咽部充血、水肿。经鼻气管插管有经鼻直视插管法、气管镜引导下气管插管法和经鼻盲探法。临床上可根据不同情况选择不同的插管方法。

（汕头大学医学院　吴丽萍）

（北京大学人民医院　冯艺）

参 考 文 献

1. 吴在德，吴肇汉. 外科学. 第7版. 北京：人民卫生出版社，2010.
2. 曾因明. 临床麻醉基本技术. 北京：人民卫生出版社，2011.
3. 教育部医学教育临床教学研究中心专家组. 中国医学生临床技能操作指南. 北京：人民卫生出版社，2012.

测 试 题

1. 下列哪项是择期全身麻醉行气管插管的绝对禁忌证
   A. 气管内肿物　　　　　　　　B. 颅内高压　　　　　　　　C. 支气管炎
   D. 急性喉水肿　　　　　　　　E. 呼吸道分泌物过多

2. 气管插管暴露声门时，成人用弯形喉镜镜片前端放置的最佳位置是
   A. 舌体　　　B. 会厌谷　　　C. 声门上　　　D. 舌根　　　E. 以上均不正确

3. 成人气管内插管导管尖端距门齿的最佳距离是

    A. 22cm ± 2cm   B. 24cm ± 2cm   C. 2.0cm ± 2cm   D. 22cm ± 4cm   E. 28cm ± 4cm

4. 气管导管插入气管后,下列套囊注气法正确的是

    A. 给气管导管套囊充气 15ml

    B. 给气管导管套囊充气 2ml

    C. 给气管导管套囊充气,触摸注气端套囊弹性似鼻尖

    D. 给气管导管套囊充气,触摸注气端套囊弹性似额头

    E. 给气管导管套囊充气,触摸注气端套囊弹性似口唇

5. 下列确认气管导管在气管内位置正确的方法描述,不正确的是

    A. 通气时观察双侧胸廓起伏对称

    B. 听诊器听诊双肺,双肺呼吸音响亮、对称

    C. 胸部 X 线检查,显示气管导管位置正确

    D. 听诊器听诊颈前部,无漏气

    E. 吸气时管壁清亮,呼气时可见明显的"白雾"样变化

6. 下列描述中,哪一项提示气管导管误入食管

    A. 听诊两肺呼吸音对称

    B. 挤压呼吸囊时腹部隆起,听诊双肺无呼吸音

    C. 挤压呼吸囊时胸廓起伏对称

    D. 听诊可闻及一侧呼吸音清晰

    E. 有血液自气管插管内流出

7. 气管插管显露声门,如使用直形喉镜镜片,镜片前端应放置的正确位置为

    A. 舌体   B. 会厌谷   C. 会厌下   D. 悬雍垂   E. 以上都不是

8. 以下哪种情况不适合做气管内插管

    A. 呼吸、心搏停止   B. 异物卡喉   C. 吉兰 - 巴雷综合征

    D. 抢救新生儿窒息   E. 全身麻醉者

9. 气管插管前给予呼吸球囊 - 面罩给氧,以下描述正确的是

    A. 尽快挤压呼吸囊,迅速通气

    B. 尽最大力挤压呼吸囊,给予尽量大的通气量

    C. 规律挤压呼吸囊,每 5~6 秒通气一次

    D. 规律挤压呼吸囊,每 6~8 秒通气一次

    E. 规律挤压呼吸囊,每 10~12 秒通气一次

10. 判断气管导管在气管内位置正确的绝对可靠指标为以下哪种方法

    A. 胃上部听诊无呼吸音

    B. 挤压呼吸囊,胸部有起伏动作

    C. 压迫胸廓时,可听到气体从导管内排出

    D. 听诊胸廓有呼吸音

    E. 每次呼吸均能观察到正常的 CO_2 曲线

第 **35** 章

中心静脉穿刺置管
Central Venous Catheter

一、目的

1. 监测中心静脉压。
2. 提供中心静脉输液通路。
3. 经中心静脉放置心脏起搏器等操作。

二、适应证

1. 外周静脉通路不易建立或不能满足需要。
2. 长期静脉输入刺激性药物(如化疗)的患者。
3. 胃肠外高营养治疗者。
4. 快速大量输液、输血治疗。
5. 危重患者抢救或大手术等监测中心静脉压。
6. 经中心静脉导管放置临时或永久心脏起搏器。
7. 血液净化患者。
8. 空气栓塞经中心静脉至右心房抽气。
9. 其他:心导管治疗、肺动脉导管等。

无绝对禁忌证。 ▶

危害:可使上腔静 ▶
脉系的压力进一步升
高,加重水肿,引起颅内
压增高等。

三、禁忌证

1. 上腔静脉综合征,不能通过上肢静脉或颈内静脉穿刺置管。
2. 凝血功能障碍。
3. 近期安装过起搏器的患者最好在 4~6 周后再进行中心静脉置管。
4. 穿刺部位感染。

四、操作前准备

1. 穿刺用品准备
(1) 中心静脉导管穿刺包:5ml 无菌注射器、穿刺针、J 型导引钢丝、深静脉导管、皮肤扩张器、平头压力探针、无菌孔巾。
(2) 输液套装:一次性无菌输液器、250ml 生理盐水。
(3) 消毒用品:0.5% 碘伏(或 2.5% 碘酊和 75% 酒精)、无菌纱布、无菌镊子。

(4) 其他:无菌手套、缝皮针、3.0 或 4.0 号不吸收缝线、心电监护设备。

2. 压力监测装置的准备:包括压力袋、肝素盐水、压力管道和管道冲洗装置、换能器和监测仪。检查管道连接旋钮和开关的位置,管道充液并需排空气泡,连接监测仪,使用前应调节零点。

3. 操作者准备

(1) 核对患者信息。

(2) 向患者或家属解释穿刺目的、过程、意义等,签署知情同意书。

(3) 确定穿刺位置,患者穿刺部位局部备皮。

> **注意:** 调节零点时,打开测压口通向大气,在监测仪上选择压力调零按钮。调节零点后,测压口通向患者端,做好测压准备。
>
> 需要 1 名助手协助操作。

五、操作步骤

(一) 颈内静脉穿刺、置管

颈内静脉穿刺、置管可采用前路、中路和后路。虽然进路各有不同,但操作技术基本上是一致的。现以右颈内静脉中路插管技术为例加以说明。

1. 患者的体位:平卧、头低 15°~20°,右肩背部略垫高,头略转向左侧,使颈部伸展(图 35-1)。

2. 穿刺点定位:触摸胸锁乳突肌的胸骨头和锁骨头以及与锁骨所形成的三角,在三角形的顶部触及颈总动脉搏动,在搏动的外侧旁开 0.5~1cm 为穿刺点(图 35-1)。

> 头低脚高位以增加腔静脉压力,有助于防止发生空气栓塞。

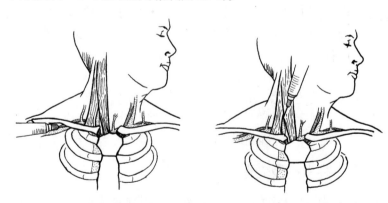

图 35-1 颈内静脉穿刺局部解剖图

3. 消毒铺单:消毒范围上至下颌角,下至乳头水平,内侧过胸骨中线,外侧至腋前线。操作者戴无菌手套,使用无菌盐水冲洗手套上的滑石粉。铺无菌孔巾。若患者在清醒状态下穿刺,则需要逐层局部浸润麻醉。

4. 试穿:使用 5ml 注射器作为试探针,针与皮肤呈 30°~45°角,针尖指向同侧乳头或锁骨中、内 1/3 交界处。在进针过程中保持注射器内轻度持续负压。回吸见有暗红色血液,提示针尖已进入静脉。确认方向、角度和进针深度,然后拔出试探针。

> 如穿入过深仍未见回血,针尖可能已穿透贯通颈内静脉,此时应慢慢退针,边退针边回吸。

如进入动脉,则拔出穿刺针按压数分钟后,重新穿刺。

插入导引钢丝时若遇到阻力,应退出导引钢丝,接上注射器,调整穿刺针位置,直至回抽血液通畅,然后再插入导引钢丝。

导管以到达上腔静脉和右心房结合处为宜。

时刻注意封闭导管,尽量避免操作中静脉与大气相通而引起空气栓塞。

掌握多种入路,不要片面强调某一进路的成功率而进行反复多次的穿刺。

注意:穿刺后如患者出现呼吸困难、同侧呼吸音减低,要考虑到发生气胸的可能。对于穿刺有困难的患者,尤应注意。胸部 X 线摄片可明确诊断。

心脏压塞的预防:

1. 选择头端较柔软的导管,导管插入切不可过深,其末端位于上

5. 穿刺针穿刺:按试穿针的角度、方向及深度用 18G 穿刺针进行穿刺。边进针边回抽,当血液回抽和注入十分通畅时,注意固定好穿刺针位置,使用平头压力探针测试压力,如未见波动性、鲜红血液流出,则可以确认穿刺针在静脉内。

6. 置入导丝:从 18G 穿刺针内插入"J"型导引钢丝约 30cm(其中穿刺针及注射器总长约为 20cm,导引钢丝进入血管约 10cm),插入过程尤应注意心律变化。导引钢丝达到 30cm 后,相对固定"J"型钢丝,退出穿刺针,压迫穿刺点。此时应注意导引钢丝进入体内的长度最好不要超过 15cm,以防导引钢丝刺激心脏出现心律失常。

7. 扩皮肤切口:尖头刀片扩皮后,使用扩张器扩张皮肤及皮下组织。

8. 引入导管:将导管套在导引钢丝外面,左手拿导引钢丝尾端,右手将导管插入,待导管进入颈内静脉后,边退钢丝,边推进导管。成人置管的深度为 12~15cm。

9. 验证导管位于静脉内:回抽导管内血液通畅,并使用盐水冲洗,盖上肝素帽。皮肤入口处用缝线固定导管,覆盖贴膜。接上 CVP 测压管或输液,测压管需用肝素生理盐水冲洗一次。

10. 操作完毕后,应拍摄 X 线片确定导管位置及走向。

(二)锁骨下静脉穿刺、置管术

1. 体位:患者平卧,肩下垫薄枕,头仰 15°,并偏向对侧。穿刺侧上肢下垂于身体一侧并略外展,使锁骨突出并使锁骨与第一肋骨之间的间隙扩大,静脉充盈。锁骨下静脉穿刺可经锁骨下和锁骨上两种进路,常采用经锁骨下入路。

2. 消毒、铺巾、局部麻醉后于锁骨中、外 1/3 交界处,锁骨下方约 1cm 处为进针点,针尖指向胸骨上切迹上方。在穿刺过程中尽量保持穿刺针与胸壁呈水平位、贴近锁骨后缘。

3. 其他操作同颈内静脉穿刺。

六、并发症及处理

1. 气胸:是较常见的并发症之一,尤其是锁骨下静脉穿刺时气胸的发生率较高。出现气胸后应及早作胸腔抽气或胸腔闭式引流。如穿刺后患者应用正压通气,则有可能引起张力性气胸,表现为低血压或低氧血症,应有所警惕。

2. 心脏压塞:与导管置入过深有关。插管时如导致上腔静脉、右心房或右心室损伤穿孔,则可引起心包积液或积血。当液体或血液在心包腔或纵隔内积聚达 300~500ml 时,就足以引起致命的心脏压塞。留置中心静脉导管的患者突然出现发绀、面颈部静脉怒张、恶心、呼吸困难、胸骨后和上腹部疼痛,同时伴有低血压、脉压变窄、奇脉、心动过速、心音低而遥远,应考虑有心脏压塞的可

能。此时应:①立即停止经中心静脉输注液体;②将输液容器的高度降至低于患者心脏水平,利用重力作用,尽量吸出心包腔或纵隔内的血液或液体,然后慢慢地拔除导管;③如症状无改善,应立即行心包穿刺减压。

3. 血胸、胸腔积液、纵隔积液:穿刺过程中若将静脉甚或动脉壁撕裂或穿透,同时又将胸膜刺破,则形成血胸。若中心静脉导管误入胸腔内或纵隔,液体输入后可引起胸腔积液或纵隔积液。因此,置管后应常规检查导管末端是否位于血管内。方法是降低输液瓶高度,并低于心脏水平,放开输液调节器,观察回血是否畅通。胸片有助于诊断。一旦出现肺受压的临床症状,应警惕是否出现血气胸,处理方法是立即拔出导管并做胸腔闭式引流。

4. 空气栓塞:在经穿刺针或套管内插入导引钢丝或导管时,常在取下注射器而准备插管前 1~2 秒可能有大量的空气经针孔或套管进入血管。若压差为 5cmH_2O,空气通过 14G 针孔的量可达每秒 100ml。静脉内如果快速误入 100~150ml 空气,就足以致命。

5. 血肿:在穿刺过程中,如细小探针损伤动脉,应立即局部按压数分钟防止血肿形成;如果误将导管置入动脉内,特别是压迫止血困难的部位,例如锁骨下动脉,在拔出导管前需要外科会诊。因抗凝治疗的患者,血肿形成的机会较多,穿刺插管应特别慎重。

6. 感染:导管在体内留置时间过久可引起血栓性静脉炎。反复多次穿刺、局部组织损伤、血肿可增加局部感染的机会。导管留置期间无菌护理可预防感染的发生。当患者出现不能解释的寒战、发热、白细胞数升高、局部红肿、压痛等,应考虑拔除中心静脉导管并做细菌培养。

七、相关知识

(一)相关解剖基础

1. 颈内静脉解剖(图 35-1):①与同侧颈内动脉的关系:在喉结水平,颈内静脉位于胸锁乳突肌前缘,颈内静脉在与颈总动脉伴行过程中,由上至下,两者间距离逐渐加大。在上段和中段,尤其是上段,两者相邻并有部分交叠。在甲状软骨上缘水平观察,颈内静脉在颈动脉的前外侧,两者部分重叠;在环状软骨水平,静脉位于颈总动脉的外侧,两者平行下行,之间的平均距离约 2cm;在锁骨上缘水平,两者之间的平均距离增大。②颈内静脉和胸锁乳突肌的关系:胸锁乳突肌的位置相对较为固定,但肌肉的宽度因个体差异而不同。胸锁乳突肌前缘在上段和中段距离颈内静脉较近,而后缘距离颈内静脉较远。在胸锁乳突肌前缘中点处,

腔静脉或右心房入口处已足够。

2. 在皮肤入口处缝固导管,以防导管移动深入。

3. 经常检查中心静脉导管,观察回血情况,以及测压柱液面是否随呼吸波动以及压力值是否有显著异常变化。

4. 如果怀疑有心脏压塞的可能,可经导管注入 2~5ml X 线显影剂以判断导管尖端的位置。

空气栓塞的预防:
1. 患者取头低位穿刺。
2. 操作中时刻注意封闭穿刺针或套管。

操作中一定要小心,避免伤及动脉。

严格无菌操作及置管后护理很重要。

颈内静脉走行于胸锁乳突肌的外侧;胸锁乳突肌三角(胸锁乳突肌胸骨头和锁骨头与锁骨上缘形成的三角)顶点全部在颈内静脉投影内。

2. 颈内静脉穿刺定位:颈内静脉穿刺常用路径有前路、中路和后路等。①中路:穿刺点位于颈动脉三角内,颈内静脉在颈动脉三角行走的路径上均可作为穿刺点。三角顶点易定位,且位置较高可避免刺伤肺尖,是较常用穿刺点。②前路:以甲状软骨水平线、胸锁乳突肌内侧缘、颈动脉搏动之外侧为穿刺点,与皮肤呈60°角,向同侧乳头方向进针。③后路:锁骨上方约5cm,胸锁乳突肌后缘与颈外静脉交叉点为穿刺点,针头指向骶尾,向前对准胸骨上切迹,针轴与失状面及水平面呈45°角。

3. 锁骨下静脉解剖:右锁骨下静脉是右上肢腋静脉的直接延续,起源于第1肋骨外侧缘,走行至前斜角肌内侧、胸锁关节的后方。由第1肋外缘起始,呈轻度向上的弓形走行于锁骨内侧约1/3的后上方,在胸锁关节后方,与颈内静脉相汇合形成了头臂静脉,其汇合处向外上方开放的角叫静脉角。锁骨下静脉在锁骨内侧缘后面的位置是在锁骨、第1肋骨和前斜角肌之间,并借助前斜角肌与锁骨下动脉和臂丛隔开。由于锁骨下静脉管壁与周围筋膜相融合,因而位置相对较恒定,不易发生移位,有利于穿刺。锁骨下静脉穿刺分为:锁骨上入路和锁骨下入路及经颈外静脉入路。

(二) 超声引导下中心静脉穿刺、置管术

普通以解剖标志指导的深静脉穿刺常需多次穿刺才获成功,且常有并发症发生。近年来便携式超声仪的出现,使超声引导下深静脉穿刺置管技术迅速发展,成为临床常用的、安全的技术手段之一。

(三) 经外周静脉置入中心静脉导管(peripherally inserted central catheter,PICC)

近年来,PICC技术在临床上得以广泛应用,一般以肘部贵要静脉为首选进行穿刺,其次为肘正中静脉、头静脉。相对于颈内静脉、锁骨下静脉穿刺置管技术,PICC具有创伤小、并发症少、成功率高、导管留置时间长(6个月到1年)等优点,而且操作相对简单,可由经过培训的护士进行操作。为长期输液、静脉高营养治疗及输入刺激性药物提供了安全的、无痛性输液通路。PICC的主要适应证包括:5天以上的静脉治疗;刺激性药物(如化疗)、高渗性或黏稠性液体(如TPN)输入;需反复输血或血制品,或反复采血;输液泵或压力输液者。PICC同样适用于婴儿及儿童。

(汕头大学医学院　吴丽萍)

(北京大学人民医院　冯艺)

参 考 文 献

1. 曾因明. 临床麻醉基本技术. 北京:人民卫生出版社,2011.
2. 陈大燕,陈春彬,廖霖,等. 颈内静脉的解剖与穿刺改良法的临床应用. 广东医学,2001,22(7):576-577.
3. 赖荣德,李奇林. 危重急症识别与处置. 北京:科学技术文献出版社,2009.
4. 教育部医学教育临床教学研究中心专家组. 中国医学生临床技能操作指南. 北京:人民卫生出版社, 2012.

测 试 题

1. PICC 穿刺首选的静脉血管为

    A. 头静脉   B. 肘部贵要静脉   C. 肘正中静脉   D. 股静脉   E. 颈内静脉

2. 中心静脉穿刺时,为防止心律失常,导引钢丝进入体内的长度最好不要超过

    A. 25cm   B. 20cm   C. 15cm   D. 10cm   E. 5cm

3. 插入导引钢丝时如遇到阻力,应如何处理

    A. 退出引导钢丝,接上注射器回抽,并调节穿刺针方向

    B. 可用力继续推进直至阻力消失

    C. 不用后退引导钢丝,可直接调节穿刺针方向

    D. 拔出穿刺针重新穿刺

    E. 旋转导引钢丝,继续推进

4. 成人进行中心静脉穿刺置管时,导管的置入深度应该在

    A. 大于 15cm   B. 12~15cm   C. 10~12cm   D. 小于 10 cm   E. 2~5cm

5. 颈内静脉穿刺过程中,如误入颈内动脉,首先应如何处理

    A. 不予处理   B. 局部压迫止血

    C. 更改穿刺路径,重新穿刺   D. 继续置管

    E. 加快输液速度

6. 中心静脉置管时,为防止发生空气栓塞的并发症,以下哪项正确

    A. 穿刺时注意无菌操作   B. 严防穿入动脉

    C. 时刻注意封闭针头或套管   D. 导引管不可插入过深

    E. 置管后应拍胸片观察

7. PICC 置管较深静脉置管输液有何优越性

    A. 可输入刺激性强的药物   B. 留管时间长、并发症少

    C. 适合急救时大量补液、输血   D. 适合于肿瘤化疗患者

    E. 可应用于静脉高营养治疗

8. 以下哪项不适合做中心静脉穿刺、置管

    A. 外伤出血致休克   B. 测量中心静脉压

    C. 静脉输入高渗透压液体   D. 肿瘤患者输入化疗药物

    E. 两周前安装心脏起搏器

9. 以下哪项不适合 PICC 置管
   A. 肿瘤化疗患者   B. 胃肠手术不能进食者
   C. 住院时间长,外周血管穿刺困难者   D. 穿刺者肘部感染严重
   E. 2 岁儿童患者需长期静脉治疗者

10. 颈内静脉穿刺置管时,患者取头低位,对预防以下哪种情况最为重要
   A. 气胸   B. 心包填塞   C. 血胸   D. 空气栓塞   E. 出血

第**36**章

环甲膜穿刺术

Cricothyroid Membrance Puncture

一、目的

1. 紧急开放气道,解除上呼吸道梗阻,缓解严重呼吸困难和窒息。

2. 气管内注射药物。

二、适应证

1. 急性上呼吸道梗阻。

2. 喉源性呼吸困难(如白喉、喉头水肿等)。

3. 头面部严重外伤。

4. 无气管切开条件而病情紧急需快速开放气道时。

5. 需气管内注射治疗药物者。

三、禁忌证

1. 无绝对禁忌证。

2. 已明确呼吸道阻塞发生在环甲膜水平以下及严重出血倾向时,不宜行环甲膜穿刺术。

四、操作前准备

1. 物品准备

(1) 穿刺用品:0.5% 碘伏、无菌棉签、2%利多卡因溶液、无菌手套、10ml 无菌注射器、12~16 号带套管的静脉穿刺针、0.9% 氯化钠溶液。

(2) 其他:气管导管接头、简易呼吸器、氧气、高频喷射呼吸机、所需治疗药物。

2. 操作者准备

(1) 核对患者信息。

(2) 按要求规范着装,戴帽子、口罩。

(3) 情况许可时,向患者或家属说明施行环甲膜穿刺的目的、意义等,并签署知情同意书。

(4) 检查所需用品是否齐全。

当发生急性上呼吸道梗阻时,如面罩通气不能,口咽、鼻咽通气道以及各种气管插管失败时,环甲膜穿刺是非常有效的急救手段。

有条件时,可由一名助手配合操作。

237

五、操作步骤

1. 体位：患者平卧，肩下垫一薄枕，头后仰，使气管向前突出，头颈保持中线位。操作者洗手，站于患者右侧。

2. 消毒：使用 0.5% 碘伏消毒液（或用碘酊、酒精）消毒颈部皮肤两遍，消毒范围不少于 15cm。紧急情况或无消毒用品时可不考虑消毒。

3. 麻醉：一般采用局部麻醉。自甲状软骨下缘至胸骨上窝，用 2% 利多卡因于颈前中线作皮下和筋膜下浸润麻醉。昏迷、窒息或其他危重患者，因其已失去知觉，或为争取时间解除呼吸道梗阻，可以不用麻醉。

4. 穿刺

（1）确定穿刺位置：环甲膜位于甲状软骨下缘和环状软骨之间，为上下窄、左右宽的筋状组织，手指触摸呈一椭圆形小凹陷，正中部位最薄，为穿刺部位。

（2）准备：检查穿刺针是否完好、通畅。注射器内装约 2~5ml 生理盐水备用。

注意：正确识别环甲膜很重要，严防在环甲膜以外的位置穿刺，避免造成喉或气管损伤。

（3）操作者戴无菌手套，以左手示指、中指固定环甲膜两侧，右手持注射器，在正中线环甲膜处进针，针尖朝向患者足部，针柄与颈长轴的垂直线成 45° 角刺入。当针头进入气管，即可感到阻力突然消失。即刻接注射器并回抽，可见大量气泡进入注射器。此时，患者可出现咳嗽反射，或注入少许生理盐水出现咳嗽，这些均表明穿刺成功（图 36-1A）。

注意：进针时不可用力过猛，以免损伤气管后壁及食管。

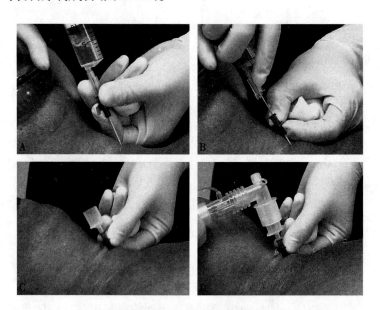

图 36-1　环甲膜穿刺操作步骤

A. 确定穿刺成功；B. 除去穿刺针芯及注射器；C. 外套管接气管导管接头；D. 连接呼吸器通气

（4）将外套管向气管内推入，同时除去穿刺针针芯及注射器，固定套管（图 36-1B）。

（5）连接气管插管接头（图 36-1C），接呼吸球囊进行通气（图 36-1D）。也可将套管直接连接高频喷射呼吸机。如需气管内注射药物，可进行相应操作。

（6）操作完毕，拔除穿刺针。

（7）穿刺点用消毒棉球压迫片刻，用无菌纱布包裹并固定。

注意：通气时要由专人固定穿刺针套管，以防移位。

注意：通气时间一般不超过 24 小时，如呼吸道梗阻无缓解，应考虑其他外科气道。

六、并发症

1. 出血：对凝血功能障碍者应慎重穿刺。

2. 假道形成：准确定位环甲膜，谨慎穿刺，避免假道形成。

3. 食管穿孔：穿刺时不可用力过猛，以免穿透气管，形成食管 - 气管瘘。

4. 皮下气肿或纵隔积气：穿刺后不可过长时间通气，有条件时做正规气管切开术。

七、相关知识

环甲膜穿刺术是现场急救的重要组成部分，一般适于 8 岁以下儿童或紧急情况下无条件做环甲膜切开的成年人。可以快速解除头颈部外伤、异物等引起的气道梗阻导致的窒息及喉水肿，改善患者的缺氧状态，具有简单、有效、易于掌握的优点，是临床医生应该掌握的基本急救技能之一。

1. 环甲膜的解剖：广义的环甲膜指弹性圆锥，为圆锥形有弹性的纤维结缔组织膜，连于环状软骨和甲状软骨之间。通常所说的环甲膜一般指狭义的环甲膜，仅指弹性圆锥的前部，其上界为甲状软骨下缘，下界为环状软骨上缘，两侧界为环甲肌内侧缘。环甲膜前方为皮肤及皮下组织，血管仅有来自甲状腺上动脉发出的环甲动脉，左右环甲动脉之间常有小吻合支自两侧横行，从环甲膜上部进入喉内；而神经只有迷走神经发出的喉上神经的外支，与甲状腺上动脉及环甲动脉伴行，穿过咽下缩肌而终于环甲肌。环甲膜后方即喉腔的声门下腔部，其后壁为环状软骨板。因环甲膜位置表浅，无重要的血管、神经及特殊的组织结构，因此是穿刺或切开最方便、安全的部位。环甲膜在前正中线上增厚的部分（即连于环状软骨弓和甲状软骨前角之间的部分）叫环甲正中韧带，环甲膜穿刺术即在此进行。

2. 相关进展：目前市场已推出多种一次性环甲膜穿刺专用套管针。使用环甲膜穿刺套管针进行穿刺，其体位、消毒、麻醉、穿刺等步骤基本同前述。穿刺成功后，其连接管直接与呼吸球囊或呼吸机相连进行通气即可。

触摸环甲膜的方法：

1. 从下颌骨向下移动，感觉到"第一个隆起"即为甲状软骨，再向下移动，触到"第一个凹陷"即为环甲膜。但要注意切勿将舌骨误认为甲状软骨。

2. 有人主张触摸自胸骨切迹开始向头侧移动，可避免差错发生。

（汕头大学医学院 吴丽萍）

参考文献

1. 曾因明. 临床麻醉基本技术. 北京：人民卫生出版社，2011.

2. Tintinalli JE，Cameron Peter，Holliman CJ. 急救医疗服务全球实用指南. 章桂喜，主译. 北京：人民卫生出版社，2013.

3. Roberts JR. 临床急症学（Emergency Medicine）. 第2版. 北京：人民卫生出版社，2001.

4. 王辉，周新华. 环甲膜穿刺切开术的临床应用解剖. 山东医药，2008，48（18）：39-40.

测 试 题

1. 患儿，男性，2岁。10分钟前玩耍时吞食果冻卡于喉部，现呼吸困难、面部发绀，目前应首先采取以下哪种抢救措施为佳
   A. 气管内插管通气   B. 心肺复苏
   C. 环甲膜穿刺通气   D. 环甲膜切开通气
   E. 拍背以解除气道梗阻

2. 环甲膜穿刺后进行通气，下列描述正确的是
   A. 通气时间不可过长，一般限制在72小时内
   B. 通气不限时间，直至呼吸困难缓解
   C. 通气时最好不要咳嗽，必要时可适当应用镇咳药物
   D. 喉头水肿不适合环甲膜穿刺通气
   E. 通气方法不当，可导致肺气肿

3. 下列哪项不是环甲膜穿刺的并发症
   A. 局部出血   B. 形成假道   C. 喉部损伤   D. 纵隔积气   E. 气胸

4. 环甲膜穿刺时，进针不可过深可预防哪项并发症的发生
   A. 局部出血   B. 食管-气管瘘   C. 形成假道   D. 喉狭窄   E. 皮下气肿

5. 下列哪项最适合进行环甲膜穿刺
   A. COPD致呼吸衰竭   B. 吉兰-巴雷综合征   C. 喉部水肿
   D. 气管异物   E. 第2气管环部位离断

6. 某5岁女童，因药物过敏反应出现严重喉头水肿，呼吸困难明显，目前应采取的最佳措施为以下哪种
   A. 鼻导管吸氧   B. 心肺复苏
   C. 环甲膜切开通气   D. 环甲膜穿刺通气
   E. 球囊面罩加压给氧

7. 患者，男性，72岁。患支气管肺炎，现咳嗽无力、痰多黏稠。应采取以下哪种应对措施
   A. 气管内插管   B. 心肺复苏
   C. 环甲膜穿刺通气   D. 电击除颤
   E. 环甲膜切开通气

8. 环甲膜穿刺时，确定穿刺针在气管内的方法中，正确的是
   A. 进针角度保持与颈长轴成45°角   B. 保持与皮肤垂直进针

C. 患者咳出带血的分泌物　　　　　D. 见局部有少量出血

E. 回抽注射器见有气泡逸出

9. 下列哪种情况最适合行环甲膜穿刺通气

A. 呼吸停止　　　　　　B. 右侧气胸致呼吸困难　　　　　C. 呼吸肌麻痹

D. 全身麻醉　　　　　　E. 喉梗阻致呼吸困难

10. 男性,26岁。10分钟前被倒塌的砖墙砸伤,面部严重畸形,现呼吸困难,血压平稳。假如你随救护车出诊,应采取以下哪项措施急救为佳

A. 气管插管　　B. 环甲膜穿刺　　C. 心肺复苏　　D. 电击除颤　　E. 球囊面罩加压给氧

第 37 章

盆腔检查
Pelvic Examination

一、目的

通过盆腔检查可以初步了解患者外阴、阴道、宫颈、子宫、附件及其他宫旁组织的情况，达到协助诊断女性生殖系统疾病及鉴别与之相关的其他器官、系统疾病的目的。

二、适应证

对怀疑有妇产科疾病或需要排除妇产科疾病的患者，以及进行常规妇科查体的人员需做盆腔检查。

三、检查前准备

1. 器械准备

(1) 一次性臀部垫单。

(2) 无菌手套、一次性检查手套。

(3) 一次性窥阴器、宫颈刮板、玻片、干试管、长棉签、小棉签、液状石蜡、络合碘、生理盐水、10% 氢氧化钾等。

(4) 如需进行宫颈防癌涂片，应同时准备好制片物品，有两种细胞学检查方法：①液基细胞学检查，需准备 TCT 或 LCT 小瓶、宫颈取材毛刷；②巴氏细胞学检查，需准备玻片、刮板及 95% 酒精。

(5) 生化单、标记笔、试管架。

2. 患者准备

(1) 除尿失禁或盆腔脏器严重脱垂患者外，检查前应排空膀胱。如有排尿困难，必要时导尿后检查；如需要留取尿液进行检查者，留中段尿样送检。对于长期便秘者，也可灌肠后检查。

(2) 为避免交叉感染，每位患者应在臀部下放置一块一次性消毒垫单，用后将其放入医疗垃圾桶内。

3. 检查者准备

(1) 检查者在检查前应充分了解患者的既往史及月经婚育史，做到态度和蔼、操作轻柔；应告知患者妇科检查的必要性和可能引起的不适，使之不必紧张。

> 检查前必须询问被检查者是否有性生活史，对没有性生活史的患者一般不进行阴道内诊，但对有高度怀疑恶性病变者，需要征得患者或家属(对于未成年患者)同意并签字后再行阴道检查。

> 检查前嘱患者排空膀胱非常重要，否则会影响检查结果。

（2）检查前检查者应洗手并擦干。

四、操作步骤

基本要求：患者取膀胱截石位，臀部紧邻检查床缘，头部稍高，双手臂自然放置床两侧，腹部放松，检查者面向患者，站立在其两腿之间。如患者病情危重不能搬动时，也可在病床上检查，检查者站立在病床的右侧。对怀疑有盆腔内病变的腹壁肥厚、高度紧张不合作或未婚患者，必要时可麻醉下行盆腔检查。如盆腔检查不满意，可行 B 超检查。

盆腔检查步骤如下。

1. 外阴检查（vulva examination）

（1）观察：外阴发育、阴毛的分布和多少、有无畸形，观察外阴皮肤颜色、有无溃疡、肿物、增厚、变薄或萎缩、有无手术瘢痕。

（2）戴无菌手套或一次性检查手套后，用一只手分开大小阴唇，暴露尿道口及阴道口，观察大小阴唇的颜色，黏膜是否光滑，有无新生物，尿道口及阴道口有无畸形和新生物，处女膜是否完整、有无闭锁或突出。

（3）对老年患者或可疑有子宫脱垂的患者，应嘱患者屏气后观察阴道前后壁有无膨出、子宫有无脱垂，令患者咳嗽或屏气时观察有无尿液流出，了解有无压力性尿失禁。

（4）以一手的拇指与示指及中指触摸一侧前庭大腺部位，了解有无前庭大腺囊肿及其大小、质地、有无触痛，并挤压观察腺体开口是否有异常分泌物溢出，检查一侧后再查另一侧；同时触摸其他外阴部皮肤及黏膜的质地、有无触痛，了解视诊时发现的肿物大小、质地、边界是否清晰、是否活动、有无压痛。

2. 窥阴器检查（vaginal speculum examination）：根据患者年龄及阴道的松紧度选择合适大小的窥阴器。无性生活者除病情需要，经本人同意并签字，否则禁作窥阴器检查。

（1）左手分开大小阴唇，暴露好阴道口，右手持窥阴器，先将其前后两叶闭合，避开尿道周围的敏感区，斜行 45° 沿阴道侧后壁缓缓插入阴道，边推进边顺时针旋转 45°，放正窥阴器并打开前后两叶，旋转时观察阴道前、侧、后壁黏膜，最终暴露宫颈（图 37-1）。检查者应注意阴道黏膜颜色、皱襞多少、有无赘生物、瘢痕、溃疡以及有无畸形、穹隆有无变浅、是否饱满。

（2）注意阴道分泌物的量、颜色及气味，如需留取标本，应在检查前准备好相应物品。根据检查要求进行阴道分泌物的留取。

（3）检查宫颈：暴露好宫颈后，应注意观察宫颈的大小、颜色、外口形状。注意有无糜烂样改变、出血、裂伤、颈管黏膜外翻、潴留囊肿、溃疡及新生物。初诊患者或一年内未进行宫颈防癌检查或有可疑宫颈病变者，用长棉签轻轻擦拭宫颈表面黏液样分泌物

对于有阴道流血的患者检查前需要用络合碘对外阴部进行消毒。

对于要进行阴道分泌物及宫颈检查的患者，窥阴器应保持干燥。

擦拭宫颈力度要轻柔，以免宫颈脱落细胞丢失。

操作动作必须轻柔，勿直接将窥阴器插到阴道顶端后打开，以防有宫颈病变的宫颈因触碰后出血而影响检查，甚至导致大出血。

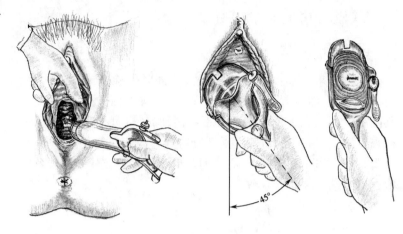

图 37-1　放置窥阴器的方式

后进行涂片做细胞学检查。

（4）检查完毕后，稍退出窥阴器至宫颈下方后，再使两叶闭合，旋转 90° 后轻轻取出。

3. 双合诊（bimanual examination）：检查者一手戴好无菌手套，示指、中指涂润滑剂后缓慢插入阴道，另一手在腹部随患者呼吸配合检查（图 37-2）。如患者年龄较大或有阴道狭窄，可用单指（示指）进行检查。目的在于扪清阴道、宫颈、宫体、双附件、子宫韧带和宫旁结缔组织以及盆腔内其他器官和组织有无异常。

要指导患者呼吸配合，避免强行检查。

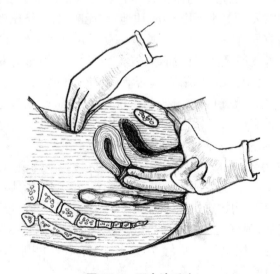

图 37-2　双合诊手法

（1）检查阴道：了解阴道松紧度、通畅度和深度，注意有无先天畸形（特别注意有无双阴道、阴道横隔、纵隔及斜隔等）、瘢痕、结节或肿块和触痛。如有结节或赘生物应注意其位置、颜色、质地、活动度及与周围组织的关系。手指触及后穹隆时患者感觉疼痛为后穹隆触痛。

（2）检查宫颈：了解宫颈大小、形状、硬度及宫颈外口情况,注意宫颈位置、有无子宫脱垂、接触性出血。如有阴道畸形者注意有无双宫颈等畸形。当向上或两侧活动宫颈,患者感觉疼痛时为宫颈举痛及摇摆痛。

（3）检查子宫及附件:检查者一手的示指及中指（阴道狭小者可仅用示指）放入阴道,另一手在腹部配合检查称为双合诊。

1）检查子宫:检查时需戴消毒手套,如有阴道流血或一个月内有宫腔操作或流产史者戴无菌手套。检查者的阴道内手指放在宫颈后方向上向前方抬举宫颈,另一手以四指指腹自腹部平脐处向下向后随患者呼吸按压腹壁,并逐渐向耻骨联合部移动,通过内、外手指同时分别抬举和按压,相互协调,即可扪清子宫的位置、大小、形状、硬度、活动度、表面情况以及有无压痛。多数妇女的子宫位置呈前倾略前屈位。如双合诊不能清楚地扪及宫体或可疑子宫内膜异位症、恶性病变者,应三合诊检查。

2）检查附件:在触清子宫后,阴道内手指由宫颈后方移至一侧穹隆部,尽可能往上向盆腔深部扪触;同时另一手从同侧脐旁开始,由上向下逐渐移动按压腹壁,与阴道内手指相互对合,以触摸该侧子宫附件处有无增厚、肿块或压痛。对触到的肿块,应查清其位置、大小、形状、质地或硬度、活动度、边界和表面情况、与子宫的关系以及有无压痛等。正常输卵管不能触及。正常卵巢偶可扪及,约为3cm×2cm×1cm大小,可活动,触之略有酸胀感。

4. 三合诊（bimanual rectovaginal examination）:指腹部、阴道、直肠联合检查,是双合诊检查的补充。以一手示指放入阴道,中指放入直肠以替代双合诊时阴道内的两指,其余检查步骤与双合诊检查时相同（图37-3）。三合诊的目的在于弥补双合诊的不足,通过三合诊可更进一步了解后倾或后屈子宫的大小,发现子宫后壁、子宫直肠陷凹、宫骶韧带和双侧盆腔后部病变及其与邻近器

子宫后位、可疑有子宫内膜异位症、盆腔恶性肿瘤、子宫切除术后一定要行三合诊。

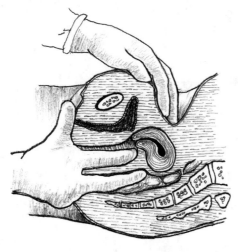

图 37-3　三合诊手法

官的关系,扪清主韧带及宫旁情况以估计盆腔内病变范围,特别是癌肿与盆壁间的关系,以及扪诊阴道直肠隔、骶骨前方或直肠内有无病变等。

5. 肛腹指诊(肛诊)(anus-abdominal examination):未婚或阴道闭锁、阴道狭窄等不能进行阴道检查者,行直肠 - 腹部检查即肛查。

检查者戴一次性检查手套后示指蘸取润滑剂,轻轻按摩肛门周围,嘱患者像解大便样屏气的同时轻轻进入直肠,配合患者呼吸以直肠内的示指与腹部上的手配合检查,了解子宫及附件的情况(方法同双合诊)。

五、注意事项

1. 对于无性生活的女性禁作双合诊、三合诊及阴道窥器检查,如病情所致确需进行如上检查时,须经患者及其家属同意,并签署知情同意书后进行。

2. 对于病情危重患者,除非必须立即进行妇科检查以确定诊断,应待病情稳定后再进行盆腔检查。

3. 男医师对患者进行妇科检查时必须有一名女医务人员在场,以消除患者的紧张情绪,减少不必要的误会。

4. 对于有阴道流血的患者,如确需妇科检查,应行外阴消毒后进行,以减少感染的发生。

六、相关知识

外阴为女性生殖道的外露器官,可以通过对外阴组织的望、触了解外阴的情况,通过使用窥阴器了解阴道、宫颈的情况。子宫及附件位于盆腔深处,通过放入阴道或直肠的手与腹壁上的手的相对运动,可以了解子宫及双附件、宫旁组织的情况。

(中南大学湘雅二医院 方小玲 何庆南)

(北京大学人民医院 吴燕)

参 考 文 献

1. 乐杰 . 妇产科学 . 第 7 版 . 北京:人民卫生出版社,2008.
2. 丰有吉,沈铿 . 妇产科学 . 第 2 版 . 北京:人民卫生出版社,2009.
3. Paul Gordon. Endometrial Biopsy. N Engl J Med,2009,361:e61.

测 试 题

1. 对某患者进行盆腔检查时,下列哪项不正确

　A. 检查前应排空膀胱

B. 对未婚者应禁作双合诊及阴道窥器检查

C. 一般应避免在经期进行盆腔检查

D. 凡有阴道流血者,均应在出血停止后再行盆腔检查

E. 男医生对未婚患者进行盆腔检查时应有其他女性医护人员在场

2. 关于盆腔检查,以下哪项错误

A. 检查者应态度严肃、动作轻柔,告知患者盆腔检查可能出现的不适,不必紧张

B. 除尿失禁者外,均应排空膀胱,必要时导尿

C. 大便充盈者应排空大便,习惯性便秘者,无碍盆腔检查无需处理

D. 为避免交叉感染,应每人一垫

E. 如高度肥胖或确实配合不好,可疑盆腔病变者,可行 B 超检查

3. 外阴的检查不包括下列哪项

A. 外阴发育、阴毛的分布和多少、有无畸形

B. 外阴皮肤的颜色、溃疡、肿物、手术瘢痕

C. 尿道口及阴道口有无畸形和新生物

D. 阴道黏膜颜色、皱襞

E. 有无前庭大腺囊肿及其大小、质地

4. 关于阴道窥器的使用,以下哪项是正确的

A. 无需根据患者情况选择统一型号窥器

B. 使用前应蘸取液状石蜡以使之润滑

C. 将窥阴器两叶闭合倾斜 45°,沿阴道后壁缓慢插入至阴道顶端后张开两叶暴露宫颈

D. 检查宫颈后直接取出窥器

E. 应以左手拇指及示指分开大小阴唇,避开敏感区,将窥器缓慢放置并边推进边打开两叶,直至暴露宫颈

5. 窥阴器检查不包括的项目是

A. 阴道分泌物的气味   B. 子宫的硬度   C. 穹隆有无饱满

D. 宫颈的大小、颜色   E. 阴道的通畅度

6. 关于双合诊的描述,以下哪项是错误的

A. 检查者应站在患者的两腿间,手指蘸液状石蜡或苯扎溴铵润滑

B. 一律使用示指及中指进行检查

C. 检查时应先轻轻将手指顺阴道后壁放入并触摸阴道四壁,了解阴道通畅度、深度、弹性

D. 触诊子宫及附件时动作应轻柔,令患者呼吸配合

E. 患者疼痛较重时不宜强行按压

7. 以下哪一项不是通过双合诊可以了解的情况

A. 阴道横隔、纵隔及斜隔   B. 宫颈举痛及摇摆痛   C. 子宫脱垂

D. 可疑子宫主韧带病变   E. 附件处有无增厚、肿块或压痛

8. 盆腔检查时遇哪种情况无需做三合诊

A. 可疑癌瘤患者

B. 子宫前倾前屈位

C. 子宫后倾后屈位

    D. 可疑子宫骶骨韧带病变

    E. 发现子宫后壁、宫颈旁、盆腔后部病变

9. 下列说法不正确的是

    A. 未婚或阴道闭锁、阴道狭窄等可以行肛查

    B. 对于无性生活的女性做阴道检查须经患者及其家属同意,并在签署知情同意书后进行

    C. 对于病情危重患者一律应待病情稳定后再进行盆腔检查

    D. 双合诊可以了解子宫及卵巢及宫旁组织的情况

    E. 半年前进行过宫颈防癌检查且结果正常者可以不做细胞学检查

10. 盆腔检查不需要准备的物品是

    A. 一次性臀部垫单   B. 窥阴器   C. 玻片、干试管

    D. 10% 氢氧化钾   E. 75% 酒精

第 **38** 章

经阴道后穹隆穿刺术
Culdocentesis

一、目的

通过后穹隆穿刺可以了解盆腹腔内液体的性状，进行相应理化检查、病理检查以及病原学检查，并对相应疾病进行诊断和治疗。

二、适应证

1. 对疑有腹腔内出血的患者，如异位妊娠、卵巢滤泡破裂、黄体破裂等的辅助诊断。

2. 怀疑腹腔内积液或积脓时，了解积液性质，协助明确诊断；如为腹腔积脓，可以穿刺做病原学检查、穿刺引流及局部药物治疗。

3. 对于可疑恶性肿瘤的患者，可以通过穿刺留取腹水进行细胞学检查，也可以对后穹隆肿物进行细针穿刺病理检查(但目前对后者存在争议)。

4. 超声引导下行卵巢子宫内膜异位囊肿穿刺治疗、包裹性积液穿刺治疗、输卵管妊娠部位药物注射。

5. 超声引导下经阴道后穹隆穿刺取卵，用于各种助孕技术。

三、禁忌证

1. 严重的盆腔粘连，疑有肠管与子宫后壁粘连。

2. 子宫直肠陷凹完全被巨大肿物占据。

3. 异位妊娠拟用非手术治疗时，无需进行后穹隆穿刺，以免引起感染。

4. 对于高度怀疑恶性肿瘤的患者，一部分学者主张尽量避免后穹隆穿刺，以免肿瘤细胞种植。

5. 合并严重的阴道炎症。

四、操作前准备

1. 器械准备

(1) 穿刺包(含窥阴器、宫颈钳、9号长针头)。

(2) 无菌手套。

(3) 消毒液(安尔碘或碘伏、2.5% 碘酊和 75% 酒精;如碘过敏,备 0.1% 苯扎溴铵溶液)。

(4) 10ml 或 20ml 注射器。

(5) 纱布数块。

(6) 根据实际需要准备玻片、培养皿、无水酒精、抗生素等。

2. 患者准备

（术前沟通、确认知情同意很重要。）

(1) 向患者讲明手术的必要性,充分了解患者的既往史,签署知情同意书。

(2) 测量血压、脉搏,必要时开放静脉。

(3) 术前化验检查,包括血常规、凝血功能检查等。

(4) 患者排空小便后取膀胱截石位,必要时导尿。

3. 操作者准备

(1) 充分了解患者既往史及内科合并症及盆腹腔手术史。

(2) 术前肥皂水洗手,戴好口罩、帽子。

(3) 核对患者,检查知情同意书是否已经签署。

（进行后穹隆穿刺前需进行双合诊了解子宫位置。）

(4) 行盆腔检查了解阴道分泌物性状,确认无急性生殖道炎症;了解子宫大小、位置及双侧宫旁情况,特别要注意后穹隆是否膨隆、有无肿瘤或结节,如有阴道流血行消毒后双合诊;确认有无急性生殖道炎症。

五、操作步骤

1. 打开穿刺包,戴无菌手套。外阴、阴道 0.5% 碘伏或安尔碘消毒,铺无菌孔巾。持窥阴器边旋转边消毒阴道,退出窥阴器后更换窥阴器固定暴露宫颈,宫颈钳钳夹宫颈后唇,碘酊、酒精再次消毒阴道,尤其是后穹隆穿刺部位。

（向前上方牵拉宫颈钳,在阴道后壁与后穹隆交界处稍下方进针。进针方向很重要,必须与宫颈管方向平行,以免穿刺入子宫体而导致假阴性结果。）

2. 取 9 号长针头接 10ml 或 20ml 注射器,检查针头是否通畅,确认针头无阻塞后,左手向前上方牵拉宫颈钳,右手持注射器,在后穹隆中央或稍偏患侧、阴道后壁与后穹隆交界处稍下方、平行宫颈管方向缓缓刺入(图 38-1),当针头穿透阴道壁,出现落空感

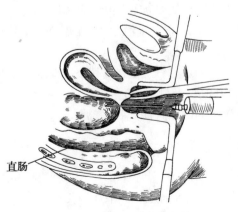

直肠

图 38-1　经阴道后穹隆穿刺

后(进针约 2~3cm),立即抽取液体。如无液体抽出,可以适当改变进针深度和方向,或边退针边抽吸,必要时令患者半坐卧位使盆腹腔内液体汇积于子宫直肠陷凹以便于抽吸。

3. 如抽出脓液或陈旧性血液需要进行相应治疗时,按预定方案进行。

4. 操作结束时轻轻拔出针头后,应注意穿刺点有无活动性出血,并可用棉球压迫至止血后取出窥阴器。

5. 如抽出血液,应使之静置 10 分钟以上,观察其是否凝集。

6. 如欲行细胞学检查应立即涂片,待其干燥后以 95% 酒精固定后送检。

7. 如行其他检查,对标本进行相应处置(见第4章腹腔穿刺术)。

8. 交代术后注意事项。

六、并发症及处理

1. 误伤血管:进针方向错误,误伤血管,抽出血液静置后可以凝固。要注意患者自诉,如出现穿刺后腹痛、肛门坠胀,甚至血压下降,应及时进行盆腔检查,必要时进行超声检查,了解有无血肿发生。

2. 误伤直肠:进针方向过于靠后时,可以伤及直肠。一般小损伤无需特别处理;如破口较大出现相应症状,应请外科会诊,决定治疗方案。对盆腔轻度粘连,确需穿刺时可以超声引导下进行。

3. 感染:应严格按无菌规则进行操作,阴道炎症患者应治疗后进行穿刺,必要时同时应用抗生素。

七、相关知识

子宫直肠陷凹是腹腔最低点,腹腔内如有积血、积脓或积液时常常存留于此。后穹隆的组织相对较薄,经后穹隆穿刺进行治疗、取卵、注射等损伤小、操作方便(图 38-2)。经阴道后穹隆穿刺

图 38-2 盆腔解剖

如积液较少时患者可以采用头高位,但应慎用。

如抽出血性液体,应使之静置10分钟以上,如果血性液体凝集证明穿入血管,如不凝集证实为腹腔内出血。

女性盆腔解剖非常重要。

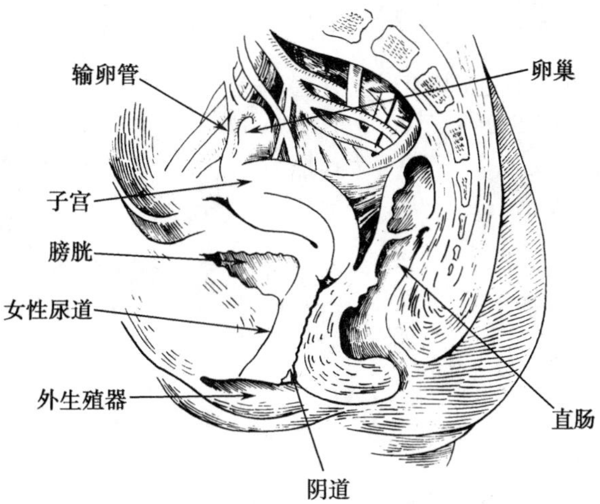

对于诊断、治疗许多妇产科疾病是必不可少的常用辅助方法。

（中南大学湘雅二医院　方小玲　邓娅莉）

（北京大学人民医院　吴燕）

参 考 文 献

1. 乐杰．妇产科学．第 7 版．北京：人民卫生出版社，2008.
2. 丰有吉，沈铿．妇产科学．第 2 版．北京：人民卫生出版社，2009.

测 试 题

1. 有关后穹隆穿刺的适应证，以下哪项是错误的
   A. 对疑有腹腔内出血的患者可以抽出不凝血
   B. 对疑有盆腔积脓的患者进行辅助诊断
   C. 对于可疑恶性肿瘤的患者，可以通过穿刺留取腹水进行细胞学检查
   D. 可以在超声引导下进行包裹性积液的穿刺
   E. 可以对上皮性卵巢囊肿进行穿刺治疗

2. 有关后穹隆穿刺的禁忌证，以下哪项是错误的
   A. 严重的盆腔粘连，子宫直肠陷凹完全被巨大肿物占据
   B. 疑有肠管与子宫后壁粘连
   C. 子宫内膜异位囊肿
   D. 对于高度怀疑恶性肿瘤的患者应尽量避免后穹隆穿刺
   E. 合并严重的阴道炎症

3. 关于后穹隆穿刺，以下哪项是错误的
   A. 应签署知情同意书
   B. 怀疑真性卵巢肿物时，为明确诊断可以选择穿刺方法
   C. 穿刺后应压迫穿刺点并注意有无活动性出血
   D. 穿刺针应平行于宫颈管的方向进入，避免损伤宫旁血管
   E. 穿刺前应进行妇科检查

4. 穿刺抽出血性液体时，为证实其为腹腔内出血，血液应至少静置多长时间
   A. 1 分钟　　　　　B. 2 分钟　　　　　C. 5 分钟　　　　　D. 10 分钟　　　　　E. 15 分钟

5. 后穹隆穿刺误伤血管的表现不包括
   A. 抽出血液静置后可以凝固
   B. 患者出现头晕、面色苍白
   C. 血压下降、脉搏增快、腹腔内出血增多
   D. 宫旁肿物，患者主诉有排便感
   E. 抽出血液为不凝固

6. 诊断腹腔内出血，最简单可靠的方法是
   A. 病史、腹部检查及阴道检查　　　　　B. 后穹隆穿刺　　　　　C. 尿妊娠试验
   D. B 超　　　　　　　　　　　　　　　E. 诊断性刮宫

7. 进行后穹隆穿刺时不需要准备的物品是
   A. 无菌手套　　　　　　　　　　B. 纱布
   C. 0.1% 苯扎溴铵溶液　　　　　　D. 宫颈钳
   E. 75% 酒精

8. 后穹隆穿刺前患者准备中不正确的是
   A. 不必了解患者的既往史
   B. 测量生命体征
   C. 术前化验检查
   D. 讲明手术必要性,签署知情同意书
   E. 患者排空小便后取膀胱截石位,必要时导尿

9. 选择后穹隆穿刺的针头是
   A. 6 号　　　　B. 9 号　　　　C. 12 号　　　　D. 都可以　　　　E. 都不可以

10. 后穹隆穿刺未抽出不凝血的原因不包括
    A. 内出血量少　　　　　　　　　B. 血肿位置高
    C. 直肠子宫陷凹有粘连　　　　　D. 血液黏滞度高
    E. 无内出血

第 39 章

阴道分泌物检查
Examination of Vaginal Discharge

一、目的

通过对阴道分泌物的性状、病原学等检查，诊断女性生殖系统炎症、判断卵巢功能。

二、适应证

1. 凡进行阴道检查者，应常规进行阴道滴虫、假丝酵母菌及清洁度检查。

2. 如受检者白带异常，应进行相应的病原体检查或培养。

3. 需要了解卵巢功能者，应行阴道脱落细胞内分泌检查。

4. 需要判断月经周期中的不同阶段，可进行宫颈黏液结晶检查。

三、检查前准备

1. 器械准备

（1）一般材料：同第 37 章盆腔检查所用材料。

（2）相关取材所需物品：干棉球、生理盐水、10% 氢氧化钾溶液、滴管、载玻片、试管、棉拭子、培养管、尖嘴长弯钳、显微镜等。

2. 患者准备：同第 37 章盆腔检查。

3. 检查者准备：同第 37 章盆腔检查。

四、操作步骤

患者取膀胱截石位，臀部紧邻检查床缘，头部稍高，双手臂自然放置床两侧，腹部放松，检查者面向患者，站立在其两腿之间。如患者病情危重，不能搬动时也可在病床上检查，检查者站立在病床的右侧。根据需要选择所用器具。放置窥阴器方法见第 37 章盆腔检查。

1. 滴虫检查：阴道毛滴虫是一种极微小有鞭毛的原虫生物，用肉眼无法看到，用显微镜才可见。虫体外形呈梨形，顶端有 4 根鞭毛，后端有 1 根鞭毛，与波动膜外缘相连（图 39-1）。

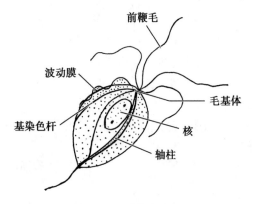

图 39-1 阴道毛滴虫

检查方法：

（1）悬滴法：取干燥玻片一张，在其上滴一滴生理盐水，用刮板或棉拭子（最好用刮板，以免棉纤维脱落影响视野）刮取阴道侧壁上 1/3 黏膜上附着的分泌物后，轻轻混入在已制备好的玻片上的生理盐水悬滴后即刻放置在显微镜低倍镜下观察，如为冬季可在暖气上放置片刻后镜检。

（2）培养法：外阴消毒后放置窥阴器，用无菌棉拭子同法取阴道分泌物后放置在肝浸汤培养基或大豆蛋白胨培养基中，37℃孵育 48 小时后检查有无滴虫生长。

2. 念珠菌检查：念珠菌是一种真菌，包括白假丝酵母菌、光滑假丝酵母菌、近平滑假丝酵母菌、热带假丝酵母菌等，通常引起阴道炎的是白假丝酵母菌。此菌呈卵圆形，有芽孢及细胞发芽伸长而形成的假菌丝（图 39-2）。

检查方法：

（1）悬滴法：取干燥玻片一张，在其上滴 10% 氢氧化钾溶液

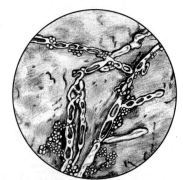

图 39-2 白假丝酵母菌

或生理盐水一滴，用刮板或棉拭子刮取阴道侧壁上 1/3 黏膜上附着的分泌物后，混入在已制备好的玻片上制成悬滴后显微镜下观察有无念珠菌菌丝。由于 10% 氢氧化钾可以溶解其他细胞成分，菌丝的检出率高于生理盐水悬滴，阳性率为 70%~80%。

（2）涂片法：同上法取材后，将分泌物均匀涂抹在一张干燥的玻片上，进行革兰染色后显微镜低倍镜下检查。

（3）培养法：外阴消毒后放置窥阴器，以无菌干燥棉拭子同法取材后，将其接种在 TTC 沙保罗（Sabouraud）培养基上，置 37℃温箱，3~4 天后出现菌落。若菌落为白色，可能为假丝酵母菌；若为红色、紫红色等其他颜色，可能为非白念珠菌。若进一步对白

滴虫对温度非常敏感，要注意保暖，要随取随查。

念珠菌的检出率与取材非常有关，应选择附着于阴道壁的分泌物以提高检出率。

如果为光滑念珠菌感染，悬滴法可能出现假阴性；如果分泌物的性状高度疑似念珠菌感染，则需要进一步经培养法确诊。

255

念珠菌及非白念珠菌进行菌种鉴定,需在 25℃玉米 - 吐温培养基上进一步培养 72 小时,显微镜下有假菌丝,中隔部伴有成簇的圆形分生孢子,顶端有厚壁的厚膜孢子,芽管试验阳性,即为白念珠菌。不符合以上特征的即为非白念珠菌。

3. 阴道清洁度检查:取一张干燥玻片,将一滴生理盐水滴在玻片上,取阴道分泌物少许,混于玻片上的生理盐水中,置显微镜高倍镜下观察。

(1) 清洁度Ⅰ度:镜下看到正常阴道上皮脱落细胞为主及一些阴道杆菌,极少有白细胞。

(2) 清洁度Ⅲ度:镜下看到大量白细胞及较多杂菌、病原体,极少的阴道上皮脱落细胞。

(3) 清洁度Ⅱ度:镜下所见介于前两者之间。

4. 线索细胞检查:取一张干燥玻片,将一滴生理盐水滴在玻片上,取阴道分泌物少许,混于玻片上的生理盐水中,置显微镜高倍镜下观察。

线索细胞的特点为阴道表层细胞膜上贴附着大量颗粒状物,即加德纳菌,细胞边缘的大部分不平滑。若见到 >20% 的线索细胞,分泌物胺试验阳性,pH>4.5,则可诊断细菌性阴道病。

5. 淋球菌检查:淋球菌常存在于急性尿道炎与阴道炎脓性分泌物的白细胞中,形态呈卵圆形或豆形,常成对排列,邻近面扁平或稍凹陷,像两粒豆子对在一起(图 39-3)。

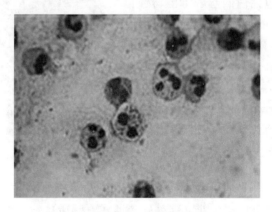

图 39-3　淋球菌

检查方法:

(1) 涂片法:取干燥玻片一张,先以干棉球擦净宫颈表面分泌物,再用无菌棉拭子伸入宫颈管 1.5~2cm 转动并停留 20~30 秒,或经阴道前壁向耻骨联合方向挤压尿道或尿道旁腺,用棉拭子或刮板留取自尿道口流出的分泌物,均匀涂抹在玻片上,用革兰染色方法染色后,寻找中性粒细胞内的革兰阴性双球菌。此法阳性率为 40%~60%,有假阳性。

淋球菌的取材应在宫颈管或挤压尿道旁腺后的尿道口。

（2）培养法：外阴消毒后放置窥阴器，同涂片法留取分泌物标本，立即接种至 Thayer-Martin 培养基中培养或进行聚合酶链反应（PCR），其阳性率可达 80%~90.5%。

6. 内分泌功能检查：用消毒刮板在阴道侧壁上 1/3 处轻轻刮取黏液及细胞后，均匀地涂在玻片上，用 95% 酒精固定，待巴氏染色后显微镜下观察细胞形态。对未婚者可用浸湿的消毒棉签轻轻伸入至阴道，在阴道侧壁上 1/3 处轻卷后取出棉签，将其涂至玻片上，同法固定和染色后读片。

◀ 取材部位非常重要。

7. 宫颈黏液结晶检查：暴露宫颈，以长弯钳伸入宫颈管，钳取宫颈黏液后打开长弯钳，观察钳尖处黏液性状及拉丝度，并将黏液置于干燥玻片上令其自然干燥，显微镜低倍镜下观察结晶的形状。正常月经周期中第 7 天出现羊齿状结晶，排卵后结晶减少，一般在月经周期第 22 天时消失，出现椭圆小体（图 39-4）。

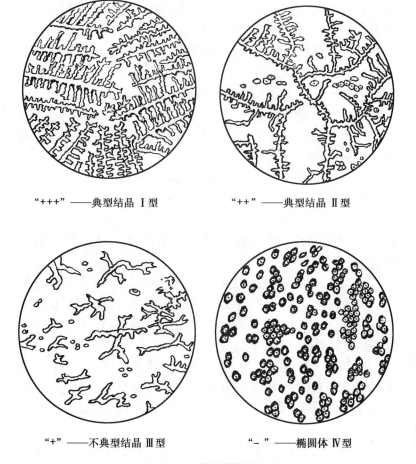

"+++"——典型结晶 I 型   "++"——典型结晶 II 型

"+"——不典型结晶 III 型   "–"——椭圆体 IV 型

图 39-4　宫颈黏液结晶

8. 人乳头瘤病毒（HPV）检查：暴露宫颈后，用干棉球擦净宫颈分泌物，用检查专用毛刷伸入宫颈管中旋转 3~5 周，取出毛刷将其放入专用试管中，在瓶口水平折断毛刷杆，盖好试管帽送检。

五、注意事项

1. 采集标本前 24~48 小时内应禁性生活、阴道检查、阴道灌洗及阴道上药。

2. 使用的窥阴器不得涂润滑剂。

3. 采集器等用品应保持干燥。

4. 为提高滴虫的检出率，应注意标本保暖。

5. 不同检查的最佳取材部位不同。

六、相关知识

1. 阴道及宫颈阴道部被覆的是鳞状上皮，为非角化的鳞状上皮。上皮细胞分为表层、中层和底层，其生长受雌激素影响。检查阴道上 1/3 黏膜的脱落细胞形态可以反映卵巢功能。

2. 宫颈黏膜腺体受卵巢功能影响，宫颈黏液量、形状及结晶的类型随卵巢周期而变化，通过本检查可以了解卵巢功能。在雌激素影响下，当月经周期处于增生期时，宫颈黏液为羊齿状结晶；排卵期时，宫颈黏液含水量增多，透明且稀薄，延展性增大，拉丝长度可达 10cm；排卵期后，在孕激素的影响下，宫颈黏液变为黏稠而浑浊，拉丝度仅为 1~2cm。

3. 阴道分泌物主要由阴道黏膜渗出物、宫颈管、子宫内膜及输卵管腺体分泌物、以上组织中的脱落细胞及阴道内的细菌等组成。当以上部位发生感染时，炎性渗出增多，而且其中的病原体含量较多，可以通过阴道分泌物的取材进行病原学检查。

4. 念珠菌感染在临床上的表现主要是外阴奇痒，妇科检查可见白带呈白色豆渣样，阴道黏膜红肿，小阴唇内侧及阴道黏膜上附着白色膜状物。治疗局部可以用 2%~3% 苏打水清洗外阴及阴道上制霉菌素栓、克霉唑等。

5. 滴虫阴道炎临床上主要表现为白带多、外阴痒，妇科检查可见阴道宫颈充血，阴道内多量稀薄泡沫状白带，灰黄色。治疗局部可用甲硝唑外用。连续 3 次月经期后检查滴虫阴性诊断为治愈。

6. 淋病奈瑟菌宫颈炎单纯急性发作主张大剂量、单次给药，常用第三代头孢菌素类。

（中南大学湘雅二医院　方小玲　邓娅莉）

（北京大学人民医院　吴燕）

参 考 文 献

1. 乐杰. 妇产科学. 第 7 版. 北京:人民卫生出版社,2008.
2. 丰有吉,沈铿. 妇产科学. 第 2 版. 北京:人民卫生出版社,2009.
3. Gordon Paul. Endometrial Biopsy. N Engl J Med,2009,361:e61.

测 试 题

1. 关于分泌物取材及制片描述,下列哪项是正确的
   A. 了解卵巢功能应刮取阴道侧壁上 1/3 黏膜的分泌物做涂片
   B. 分泌物涂片找淋球菌应取阴道后穹隆的分泌物
   C. 做阴道分泌物悬滴进行滴虫检查应滴一滴 10% KOH,并注意保暖
   D. 分泌物找真菌应在宫颈管取材
   E. 了解宫颈黏液结晶应在阴道侧壁取材

2. 关于分泌物取材位置,哪项是错误的
   A. 检查分泌物应在其聚集处即后穹隆取材最为方便
   B. 检查滴虫应在阴道上 1/3 侧壁取材
   C. 做淋球菌检查应取宫颈管或尿道旁腺分泌物
   D. 做内分泌涂片应取阴道上 1/3 刮片
   E. 做假丝酵母菌检查应在阴道上 1/3 取材

3. 下列关于阴道分泌物检查的描述,哪项是错误的
   A. 查滴虫应先在玻片上滴一滴生理盐水
   B. 为提高假丝酵母菌的检出率,应用 10% 氢氧化钾做悬滴检查
   C. 内分泌涂片应用 95% 酒精固定后待检
   D. 进行滴虫检查时标本无需保暖
   E. 淋球菌检查需做革兰染色

4. 关于滴虫检查,以下哪项正确
   A. 滴一滴盐水在玻片上,然后将窥阴器上的分泌物蘸在其上
   B. 冬季检查时,为提高检出率可以将分泌物悬滴放置在暖气上保暖
   C. 窥阴器检查可以蘸取液状石蜡润滑
   D. 滴虫悬滴需在油镜下观察
   E. 应在尿道口留取分泌物

5. 关于宫颈黏液结晶检查,以下哪项是错误的
   A. 用长弯钳伸入宫颈管,钳取宫颈黏液后打开长弯钳,观察钳尖处黏液性状及拉丝度,并将黏液置于干燥玻片上令其自然干燥
   B. 显微镜低倍镜下观察结晶的形状
   C. 需要巴氏染色后观察
   D. 排卵期时,宫颈黏液含水量增多,透明且稀薄,延展性增大,拉丝长度可达 10cm
   E. 排卵期后,在孕激素的影响下,宫颈黏液变为黏稠而浑浊,拉丝度仅为 1~2cm

6. 外阴奇痒,白带呈白色豆渣样,阴道黏膜红肿,局部用
   A. 甲硝唑栓　　　　　　　　B. 1∶500 高锰酸钾溶液冲洗　　　　　C. 制霉菌素栓
   D. 6%小苏打液冲洗　　　　　E. 2%醋酸溶液冲洗

7. 目前,无并发症的淋病奈瑟菌宫颈炎的常用治疗药物为
   A. 青霉素类　　　B. 四环素　　　C. 干扰素　　　D. 头孢类　　　E. 红霉素

8. 滴虫阴道炎的治愈标准是
   A. 白带悬滴法检查滴虫转阴性　　　　B. 临床症状消失
   C. 连续 3 次月经期后检查滴虫阴性　　D. 连续 3 次月经期前检查滴虫阴性
   E. 全身及局部治疗 3 个疗程治愈

9. 女性,36 岁。白带多,外阴痒,白带稀薄,灰黄色。妇科检查:阴道宫颈充血,阴道内多量稀薄泡沫状白带。
   其诊断为
   A. 滴虫阴道炎　　B. 细菌性阴道炎　　C. 念珠菌阴道炎　　D. 淋病　　E. 老年性阴道炎

10. 女性,25 岁。孕 21 周,白带多,白带呈豆渣样,外阴奇痒。妇科检查:小阴唇内侧及阴道黏膜上附着白
    色膜状物。其诊断为
    A. 滴虫阴道炎　　B. 细菌性阴道炎　　C. 念珠菌阴道炎　　D. 淋病　　　E. 老年性阴道炎

第 40 章

宫颈细胞学检查
Cervical Cytological Examination

一、目的

宫颈细胞学检查是通过对宫颈及宫颈管脱落细胞的检查,进行宫颈癌前病变和宫颈癌的筛查、诊断。

二、适应证

1. 一般人群的宫颈癌筛查:凡有性生活的女性,应每 1~2 年进行一次宫颈癌筛查。

2. 有接触性出血、不规则阴道流血或有阴道排液者、临床检查宫颈异常的妇女。

3. 因妇科良性疾病拟行子宫切除手术前。

4. 高危人群的复查:曾有过细胞学异常、宫颈病变或宫颈癌治疗后的随诊。

三、操作前准备

1. 器械准备

(1) 一般材料:同第 37 章盆腔检查所用材料。

(2) 宫颈涂片所需特殊物品:干燥棉球、长弯钳、特殊形状的刮板(图 40-1)、毛刷、玻片(一侧为毛玻璃)、95% 酒精、含检查介质的小瓶。

2. 患者准备:同第 37 章盆腔检查。

3. 检查者准备:同第 37 章盆腔检查。

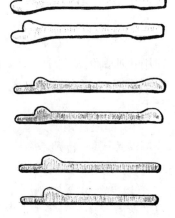

根据需要选择所用形状的刮板。

图 40-1 不同形状的刮板

四、操作步骤

患者取膀胱截石位,臀部紧邻检查床缘,头部稍高,双手臂自然放置床两侧,腹部放松,检查者面向患者,站立在其两腿之间。

如患者病情危重,不能搬动时也可在病床上检查,检查者站立在病床的右侧。根据需要选择所用器具。放置窥阴器方法见第37章盆腔检查。

1. 涂片法(pap smear)

(1) 将一张干燥的玻片取出,用铅笔在有毛玻璃的一侧写好患者姓名、住院号等信息(不要贴不干胶等,以免染色时将患者信息消掉)。

做好标记非常重要,以免标本搞混。

(2) 正确放置窥阴器,暴露宫颈后,用干棉球轻轻擦拭宫颈表面黏液样分泌物后进行涂片做细胞学检查。

擦拭力度要轻柔,以免宫颈脱落细胞丢失。

(3) 用特制小刮板的一头伸入宫颈管,另一头贴覆在宫颈表面,以宫颈外口为圆心沿一个方向轻轻旋转一周(图40-2),将其沿一个方向涂在已准备好的玻片上。

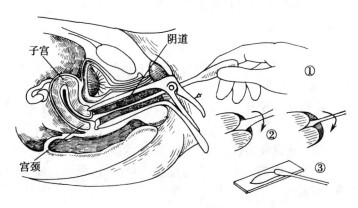

子宫

阴道

①

②

③

宫颈

图 40-2　宫颈刮片

(4) 95%酒精固定标本,待巴氏染色后显微镜下观察细胞形态。

(5) 如果没有特制刮板,可分别进行宫颈表面和宫颈管涂片,即用普通刮板贴覆于宫颈表面轻轻刮取分泌物后涂片,再用较细的刮板伸入至宫颈管内,沿一个方向旋转后再将所取细胞涂在玻片上送检。

(6) 如遇宫颈肥大患者,应注意涂片时在宫颈表面取材,不得遗漏涂片区域,特别是鳞柱上皮交界处。

2. 薄层液基细胞学涂片(liquid-based cytology)

(1) 取一个装有细胞保存液体的小瓶,在其表面贴上患者信息的标签或用记号笔写上患者姓名等身份记号。

(2) 正确放置窥阴器,暴露宫颈时避免窥阴器触碰宫颈,勿用干棉球等擦拭宫颈表面。

(3) 用专用的特制毛刷伸入宫颈管约1cm,以宫颈外口为中心,旋转360°~720°后取出并将毛刷头浸泡至保存液体中备检(图40-3)。

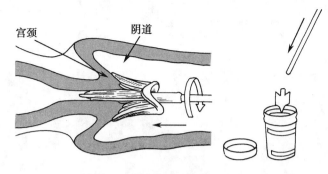

宫颈 阴道

图 40-3 宫颈薄层液基细胞学涂片

(4) 如遇宫颈肥大患者,应注意刷取宫颈表面旋转毛刷不能刷到的区域,特别是鳞柱上皮交界处。如有必要可使用刮板补充抹片。

五、注意事项

1. 采集标本前 24~48 小时内应禁性生活、阴道检查、阴道灌洗及阴道上药。

2. 使用的窥阴器不得涂润滑剂。

3. 采集器等用品应保持干燥。

4. 阴道流血量非常多时,除特别需要应暂缓进行宫颈涂片,以免因红细胞过多而影响镜下观察。

5. 阴道炎症的急性期:应先治疗阴道炎症后再行宫颈涂片检查,否则不仅易于发生感染,还会影响细胞学检查结果的准确性。

六、相关知识

宫颈上皮由宫颈阴道部的鳞状上皮和宫颈管的柱状上皮组成。宫颈的鳞状上皮中含有表皮生长因子受体、雌激素受体和孕激素受体;宫颈的鳞状上皮和柱状上皮的交界处是宫颈癌的好发部位,而鳞柱交界受雌激素影响,在不同年龄位置不同。为提高宫颈癌筛查的阳性率,应特别了解宫颈上皮的这个特点,注意选择鳞柱交界处作为涂片的重点。

(中南大学湘雅二医院　方小玲　邓娅莉)

(北京大学人民医院　吴燕)

参 考 文 献

1. 乐杰. 妇产科学. 第 7 版. 北京:人民卫生出版社,2008.

2. 丰有吉,沈铿. 妇产科学. 第 2 版. 北京:人民卫生出版社,2009.

3. Edelman Alison,Anderson JoDee,Lai S,et al. Pelvic Examination. N Engl J Med,2007,356:e26.

测 试 题

1. 关于宫颈防癌检查,下列哪项是错误的
   A. 采集标本前 24 小时内应禁性生活、阴道检查、阴道灌洗及用药
   B. 取标本的用具必须无菌干燥
   C. 白带较多时便于取材,不应将其擦掉
   D. 阴道流血较多时影响检查结果
   E. 应将所取的标本均匀涂在玻片上

2. 关于宫颈防癌检查,下列哪项是正确的
   A. 传统方法用刮板刮取宫颈表面后涂片送检
   B. 无论哪种方法取材均应兼顾宫颈表面及宫颈管,特别注意鳞柱交界处
   C. 传统方法涂片后用 75% 酒精固定
   D. 取材时应用力,否则细胞量过少影响检查结果
   E. 应以宫颈外口为中心旋转取材,无需照顾整个宫颈

3. 关于宫颈防癌检查的适应证,以下哪项是错误的
   A. 凡有性生活的女性,应每 1~2 年进行一次宫颈癌筛查
   B. 有接触性出血、不规则阴道流血或有阴道排液者、临床检查宫颈异常的妇女
   C. 因妇科良性疾患拟行子宫切除手术前
   D. 高危人群的复查,即曾有过细胞学异常、宫颈病变或宫颈癌治疗后的复查
   E. 阴道炎患者

4. 关于薄层液基细胞学检查,以下哪项是错误的
   A. 取装有细胞保存液体的小瓶,在其表面贴上患者信息的标签或用记号笔写上患者姓名等
   B. 正确放置窥阴器,暴露宫颈时避免窥阴器触碰宫颈
   C. 用专用的特制毛刷伸入宫颈管约 1cm,以宫颈外口为中心,旋转 360° ~720° 后取出并将毛刷头浸泡至保存液体中备检
   D. 取特定毛刷用力刷取宫颈管及宫颈表面,以免细胞量过少影响检查
   E. 如遇宫颈肥大患者,应注意刷取宫颈表面旋转毛刷不能刷到的区域,特别是鳞柱交界处,如有必要可使用刮板补充抹片

5. 关于宫颈防癌的玻片法检查,以下哪项是错误的
   A. 将一张干燥的玻片取出,用铅笔在有毛玻璃的一侧写好患者姓名
   B. 可以用不干胶等标记患者姓名
   C. 正确放置窥阴器,暴露宫颈时避免窥阴器触碰宫颈
   D. 用特制小刮板的一头伸入宫颈管,另一头贴覆在宫颈表面,以宫颈外口为圆心沿一个方向轻轻旋转一周,将其沿一个方向涂在已准备好的玻片上
   E. 95% 酒精固定标本,待巴氏染色后显微镜下观察细胞形态

6. 宫颈阴道部外观呈颗粒状的红色区,提示下列哪种情况
   A. 宫颈糜烂　　　B. 宫颈肥大　　　C. 宫颈息肉　　　D. 宫颈腺囊肿　　　E. 宫颈管炎

7. 32 岁女性,孕 2 产 1,接触性出血 3 次。检查:宫颈光滑,大小正常,活动好,附件正常。首选下列哪项检查
   A. 宫颈涂片　　　　　　　　B. 阴道镜检查
   C. 宫颈及颈管活检　　　　　D. 腹腔镜检查

E. 碘试验

8. 关于宫颈上皮的说法不正确的是
   A. 宫颈上皮就是宫颈阴道部的鳞状上皮
   B. 宫颈上皮由宫颈阴道部的鳞状上皮和宫颈管的柱状上皮组成
   C. 宫颈的鳞状上皮和柱状上皮的交界处是宫颈癌的好发部位
   D. 宫颈的鳞柱交界受雌激素影响,在不同年龄位置不同
   E. 宫颈的检查注意选择鳞柱交界处作为涂片的重点

9. 盆腔检查不需要准备的物品是
   A. 一次性臀部垫单   B. 窥阴器   C. 玻片
   D. 75% 酒精   E. 95% 酒精

10. 对某患者进行宫颈细胞检查时,哪项是不正确的
    A. 检查前应排空膀胱
    B. 检查者应站在患者的两腿间或病床的右侧
    C. 检查者应动作轻柔,告知患者盆腔检查可能出现的不适
    D. 凡有阴道流血者,均应在出血停止后再行宫颈细胞检查
    E. 男医生对患者进行检查时应有其他女性医护人员在场

第 **41** 章

处女膜切开术
Incision of Imperforate Hymen

处女膜也称阴道前膜,是位于女性阴道口与阴道前庭分界处、环绕阴道口的一层薄膜状组织。在处女膜的中央,通常有一直径为 1~1.5cm 的小孔,月经就是通过这一小孔排出体外,医学上称为处女膜孔。处女膜孔的形状各不相同,根据开孔的形状,处女膜孔可分为圆形、椭圆形、环形、筛形、伞形、分叶形、星形、中隔分离形、月牙形、半月形、唇形等 30 余种,一般常见的处女膜孔为圆形和椭圆形。

一、目的

青春期女性一旦确诊处女膜闭锁,必须尽早手术治疗,即做处女膜切开术,以免治疗过晚造成子宫腔积血,进而造成子宫内膜异位症。

处女膜先天异常(如处女膜闭锁、筛状处女膜)多在青春发育期月经来潮后月经血潴留内生殖器(阴道、子宫、输卵管)(图 41-1)引起腹痛时发现。应用处女膜切开术切开闭锁处女膜,引流月经血,从而达到治疗目的。

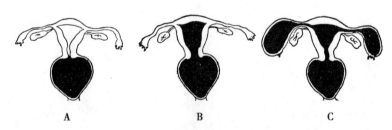

图 41-1　处女膜闭锁造成不同部位积血
A. 阴道积血;B. 阴道宫腔积血;C. 阴道子宫输卵管积血

二、适应证

1. 处女膜闭锁,经血潴留的患者。
2. 筛状处女膜经血引流不畅,引起经血潴留的患者。

三、禁忌证

与阴道闭锁、阴道横隔进行鉴别诊断。

幼儿期尚未月经来潮,解剖结构也尚未发育完善,不能盲目手术。

四、操作前准备

1. 核对患者信息。向患者解释手术的目的、操作过程、风险及需要配合的事项,签署知情同意书。

2. 术前排空膀胱,清洁外阴并消毒。

五、操作步骤

1. 体位:膀胱截石位。

2. 器械检查:注射器、手术刀、剪刀、鼠齿钳、止血钳、持针器、2-0号可吸收线。

3. 消毒铺单:消毒、铺无菌孔巾。

4. 麻醉:一般采用骶管内麻醉,也可采用局部麻醉或全身麻醉。

5. 分开阴唇,闭锁的处女膜因月经血潴留呈蓝紫色,在其最膨出部2→8点及10→4点处,从中心向周围做放射状切开,呈"X"形(图41-2),达处女膜环。必要时可先用粗针穿刺处女膜最膨出部,抽出褐色积血,明确诊断后再行切开。

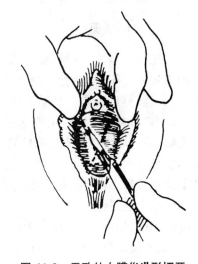

图41-2 无孔处女膜"X"形切开

6. 尽可能排出阴道内积血,积血排出后检查宫颈、阴道是否正常。

7. 修剪处女膜切口,使其呈"瓣状"圆形,并可顺利容纳两指(图41-3)。

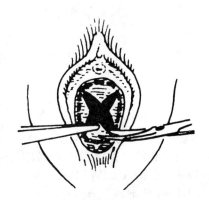

图41-3 修剪多余处女膜

8. 用2-0号可吸收线连续扣锁缝合切开的处女膜边缘黏膜,止血并成型(图41-4)。

9. 术后处理

(1) 术后保持引流通畅,防止创面粘连,鼓励坐起或下床活动,有利于潴留经血流出。

(2) 保持外阴清洁,但不宜阴道灌洗。

(3) 保留导尿管24~48小时。

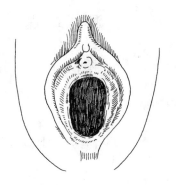

图41-4 缝合处女膜切口边缘

注意:为防止术后瘢痕狭窄,不应过分靠近阴道黏膜进行处女膜剪除。尽量避免宫腔操作。

（4）必要时给予抗生素预防感染。

（5）术后一个月复查 B 超，了解有无子宫或输卵管积血。

六、并发症及处理

1. 周围脏器损伤：如处女膜较厚，可插入导尿管和用示指在肛门指示，防止损伤尿道和直肠。

抗生素首选头孢类。 ▶

2. 感染：是其主要并发症，可选择合适的抗生素。

七、相关知识

正常阴道为前后略扁的肌性管道，上端为阴道穹隆，下端以阴道口开口于阴道前庭，阴道口有处女膜环行黏膜皱襞，为阴道与阴道前庭的分界。胚胎分化过程中的变异可导致阴道各部发生畸形，影响了正常的生理功能。处女膜异常属于常见的先天性疾病，系泌尿生殖窦上皮未能贯穿前庭部所致，包括处女膜闭锁、筛状处女膜、处女膜狭窄等。处女膜闭锁又称无孔处女膜，临床上比较常见。在青春期初潮前无任何症状，初潮后因处女膜闭锁使经血无法排出，最初经血积累在阴道内，多次月经来潮后经血逐渐积聚，造成子宫、输卵管积血，甚至腹腔内积血，引起下腹疼痛，如不及时排出潴留经血，可以继发引起子宫腺肌症或子宫内膜异位症。

（四川大学华西临床医学院 / 四川大学华西妇产儿童医院

陈慧　邢爱耘）

（浙江大学医学院附属妇产科医院　吕卫国）

参 考 文 献

1. 刘新民. 妇产科手术学. 第 3 版. 北京：人民卫生出版社，2003.
2. 傅才英，吴佩煜，翁霞云. 妇产科手术学. 北京：人民军医出版社，2004.
3. 谢幸，苟文丽. 妇产科学. 第 8 版. 北京：人民卫生出版社，2013.
4. Gershenson DM，Decharney AH，Curry SL，et al. Operative Gynecology. 第 2 版. 北京：人民卫生出版社，2006.

测 试 题

1. 处女膜闭锁会导致

　　A. 阴道积血　　　　B. 排尿困难　　　C. 宫腔积血　　　D. 周期性下腹痛　　E. 以上所有选项

2. 关于处女膜闭锁，下列说法正确的是

　　A. 导致经血潴留、阴道积血　　　　B. 指处女膜穿孔或部分撕裂

　　C. 标志着女性不再是处女　　　　　D. 是女性罕见的先天性疾病

　　E. 常规妇科检查不能发现

3. 处女膜切开术注意事项中,以下哪项不正确
   A. 术后保持外阴清洁,但不宜阴道灌洗
   B. 术后保持引流通畅
   C. 术后鼓励患者坐起或下床活动
   D. 术中应靠近阴道黏膜进行处女膜剪除
   E. 建议术后一个月复查 B 超

4. 处女膜闭锁是因为
   A. 两侧中肾管未完全融合
   B. 两侧副中肾管未完全融合
   C. 染色体异常
   D. 生殖腺发育受损
   E. 阴道末端的泌尿生殖窦组织未腔化所致

5. 15 岁少女,尚未有月经来潮,近 2 年有周期性下腹疼痛,同时伴有肛门坠胀,尿频。检查时发现其下腹正中一肿物样物,质韧,轻压痛。首先应考虑为
   A. 充盈膀胱   B. 卵巢囊肿   C. 处女膜闭锁
   D. 输卵管炎   E. 子宫内膜结核

6. 女,16 岁,无月经来潮,有周期性下腹痛 6 个月,近 2 天又出现腹痛伴大便坠感。查体:女性外阴,处女膜无开口,高度膨隆,呈紫蓝色。肛诊阴道处为囊性包块。首先考虑
   A. 卵巢囊肿   B. 巴氏腺囊肿
   C. 无孔处女膜,阴道积血   D. 阴道壁囊肿
   E. 卵巢巧克力囊肿

7. 女,16 岁,诊断为无孔处女膜,阴道积血。查体:处女膜无开口,高度膨隆,呈紫蓝色。治疗首先考虑
   A. 期待治疗   B. 腹腔镜探查   C. 剖腹探查
   D. 抗感染治疗   E. 处女膜切开术

8. 对于处女膜切缘的缝合方法一般选择
   A. 间断缝合   B. 褥式缝合   C. 连续扣锁缝合
   D. 皮内缝合   E. "8"字缝合

9. 以下哪项不是处女膜闭锁所致的并发症
   A. 子宫及输卵管积血   B. 卵巢肿瘤
   C. 子宫腺肌症   D. 盆腔积血
   E. 盆腔脓肿

10. 以下哪项不属于处女膜异常范畴
    A. 处女膜闭锁   B. 筛状处女膜   C. 处女膜狭窄   D. 环状处女膜   E. 以上均不属于

第 42 章

外阴肿物切除术

第一节　前庭大腺囊肿 / 脓肿造口术 / 袋形缝合术
Marsupialization of Bartholin Gland Cyst or Bartholin Gland Abscess

一、目的

治疗前庭大腺囊肿 / 脓肿,使其中的囊液或脓液排出,缓解症状。具有手术操作简单、出血少、不易损伤邻近脏器、恢复快、不留瘢痕等优点,并在术后保留前庭大腺的功能,因此优于前庭大腺囊肿剥除术。

注意:前庭大腺囊肿或脓肿均适合行造口术,亦称为袋形缝合术。

二、适应证

较小的前庭大腺囊肿可以观察,较大或反复感染的前庭大腺囊肿则宜行囊肿造口术,或称为"袋形缝合术"。

对于已经形成脓肿者,宜积极手术,以利引流。

三、禁忌证

1. 绝对禁忌证:前庭大腺急性感染期尚未形成脓肿或囊肿时应先保守治疗,不宜手术。

2. 相对禁忌证

(1) 外阴或阴道局部炎症急性期:应先治疗局部炎症后再考虑手术,以免术后伤口感染。

(2) 月经期或月经前期不宜手术。

注意:避免在月经期或月经前期手术很重要,以免术后经血污染外阴部伤口,导致伤口感染或发生外阴子宫内膜异位症。

(3) 凝血功能障碍或重症血小板减少者应慎用,必要时可补充一定量的凝血因子或血小板,使凝血功能得到纠正后再行手术。

四、操作前准备

1. 患者准备:术前应仔细询问患者的月经情况,避免在患者的月经期或月经前期施行手术;还应仔细询问患者有无内外科合并症,长期服药情况(如是否服用阿司匹林、华法林等影响凝血功能的药物及停药时间等);完善术前的相关化验检查(包括白带常规、全血细胞分析、凝血功能检查等);向患者及家属解释前庭大腺造口术的目的、操作过程、风险、需要配合的事项,签署知情同意书。

2. 材料准备:治疗车、切开缝合包、尖刀片、2-0 可吸收线或 1 号丝线、消毒用品、5ml 注射器、2% 利多卡因及生理盐水。如为脓肿,还应准备留取脓液培养的拭子。

3. 操作者准备:需要两个人操作。操作者准备好需要戴的帽子、口罩及无菌手套;助手协助患者体位摆放,并安抚患者以消除或缓解其对手术的恐惧心理,协助留取脓液拭子培养等。

五、操作步骤

1. 体位:排空膀胱后取膀胱截石位,便于显露手术部位。熟悉手术局部的解剖层次(图 42-1)。

2. 器械检查:洗手后佩戴帽子、口罩,并按照无菌操作原则戴无菌手套。检查所用器械(连接好尖刀片,准备好止血钳、缝针、缝线、剪刀),用 5ml 注射器吸取 2% 利多卡因及生理盐水各 2.5ml 并混匀备用。

3. 消毒铺单:消毒外阴、阴道,铺无菌孔巾。

4. 麻醉:5ml 注射器在切口局部皮下注射形成一个皮丘;将 1% 利多卡因溶液呈扇形逐层浸润麻醉拟切开部位的皮肤及皮下深层组织。在此过程中,操作者应间断负压回抽,判断是否刺破血管或穿入囊腔。

5. 切开囊肿:将患侧小阴唇外翻,在处女膜缘的外侧、皮肤与黏膜交界处,从囊肿最突出的较薄处做纵行切口,长度应与囊肿等长(图 42-2A)。

6. 冲洗:待囊液流尽后(如囊液为脓性,此时可以留取脓液培养),用 20ml 注射器抽生理盐水或生理盐水稀释的络合碘液反复多次冲洗囊腔。

7. 缝合:用 2-0 可吸收线或 1 号丝线将囊壁与周围的皮肤、黏膜间断缝合(图 42-2B),形成口袋状。造口的中心则形成一个新的腺管开口,为了防止形成的开口粘连闭锁,可在囊腔内放置生理盐水纱条或油纱条引流,表面覆盖单层无菌纱布,胶布固定。

8. 标本处理:记录囊液的量与性状,必要时(如囊液为脓液或有发热、血象升高等感染征象时)行细菌培养检查;如可疑特殊病原体感染,则应行相应检查。

9. 术后注意事项:嘱患者平卧休息,无不适后再离院。

(1) 症状上注意:有无局部疼痛、头晕、肛门坠胀感。

(2) 体征上注意:有无创面的活跃出血、外阴血肿形成、心率增快、血压下降。

注意:术前再次核对检查结果,尤其是凝血功能检查。

注意:签署知情同意书对有创操作很重要。

注意:操作前再次核对患者有无药物过敏情况。

注意:对于脓肿患者,留取脓肿内拭子培养,明确病原菌的类型,有助于术后抗生素选择。

注意:一切准备工作就绪后再开始手术。

要点:

1. 切口的位置选择在前庭大腺开口处,术后不易发生开口堵塞导致囊肿复发。

2. 从最突出、最薄弱处切开可以减少出血和损伤,切口应足够长,以便充分引流。

注意:如果切开造口处无活跃出血,简便的操作方法可以于造口的上、下、左、右各缝合一针,但有继发术后出血的风险;可以间断缝合造口处 1 周,以降低术后出血的风险。

注意:外阴部血管丰富、如有未结扎的血管回缩易于发生出血。如果发生出血,因外阴局部组织疏松,则极易发生外阴血肿。

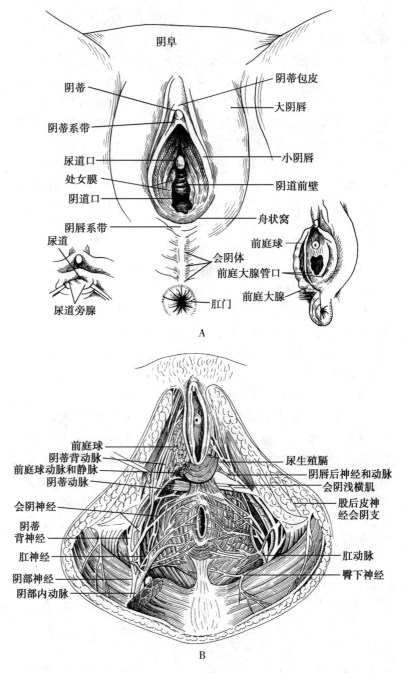

图 42-1　女性外阴解剖

A. 女性外阴；B. 会阴的血管神经

（3）术后予以口服抗生素预防感染，如囊液为脓性，则需静脉用抗生素。

（4）术后 24 小时开始每日来院换药（取出引流纱条后，先用盐水或盐水稀释的络合碘液冲洗囊腔，再更换新的引流纱条），直至术后 3~5 天伤口拆线（如果手术时用可吸收线缝合则可以不拆线）后，可以延长更换纱条的间隔，同时予以 1∶5000 高锰酸钾液

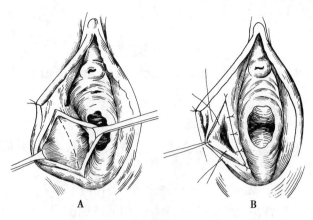

图 42-2　前庭大腺囊肿切开造口术示意图
A. 沿纵轴切开囊肿的全长;B. 囊壁与相对应的黏膜或皮肤缝合形成口袋样外观

坐浴,一日两次,每次 15~20 分钟。

六、并发症及处理

1. 外阴血肿:外阴血供丰富,如术中止血不彻底,易于发生血肿。因此,对于外阴血肿以预防为主。一旦发生,可先予以局部加压包扎及冷敷(24 小时内),待血止住后,血肿不再继续增大,可以解除加压,辅以局部热敷(24 小时后)或理疗,促进血肿消散,同时予以抗生素预防感染及脓肿形成。对于活跃出血造成较大的血肿者,有时需要再次手术清除血肿,并找到出血的血管,予以彻底缝扎止血。

2. 感染 / 败血症:由于手术切口临近阴道、肛门,容易被细菌污染而发生感染,且局部环境决定了厌氧菌感染的机会较多。主要通过局部换药和高锰酸钾液坐浴进行预防,换药时应注意引流纱条放置到囊腔的最深部,以确保脓液充分引流。每次大便后应保持外阴局部的清洁,同时给予抗生素预防感染。一旦发生感染,如有异常分泌物,则应加强抗生素的使用(广谱抗生素合并抗厌氧菌抗生素同时使用)。

3. 囊肿复发:如果术后放置于伤口的盐水纱条或油纱条脱落后没有及时更换,造口周围的新鲜创面可能会相互对合发生愈合而使造口封闭,腔内引流不畅导致囊肿复发。术后前几日应每日更换纱条,以确保两侧的创面无法接触,待创面自行愈合后再延长换药间隔,逐步过渡到停止换药。

4. 周围脏器损伤:外阴邻近脏器如尿道、直肠等,如操作不当,切口过深或行囊肿剔除可能会伤及邻近脏器,发生直肠阴道瘘。如发生副损伤,需要保守治疗或待炎症完全消散后再Ⅱ期手术。

5. 其他并发症:包括疼痛、局部皮肤红肿,对症处理即可。

注意:术后护理很重要,否则造口的创面易于粘连闭锁,导致前庭大腺液排出不畅而复发。

注意:术后感染以预防为主,治疗时需要加用抗厌氧菌抗生素;伤口换药时要注意保证充分引流。

第二节　外阴肿物（良性肿瘤）切除术
Resection of Vulvar Tumor（Benign Tumor）

一、目的

1. 诊断作用：切除肿物做病理检查以明确诊断，如为恶性，还需要进一步治疗。

2. 治疗作用：切除外阴肿物，达到治疗作用。

3. 预防作用：预防某些具有恶变潜质的癌前病变进一步进展为外阴癌。

二、适应证

1. 各种外阴的良性肿瘤，如脂肪瘤、纤维瘤、皮脂腺囊肿、乳突状瘤等。

2. 外阴部孤立、范围局限的病灶，不能除外恶性的，可以先行外阴肿物切除，待明确肿物性质后再决定进一步治疗。

三、禁忌证

1. 无绝对禁忌证。

2. 相对禁忌证

（1）、（2）、（3）同前庭大腺囊肿造口术（此处略）。

（4）如已有病理检查证实为恶性者，则不宜行此术式，而应当按照外阴恶性肿瘤治疗规范进行。

四、操作前准备

1. 患者准备：术前应仔细询问患者的月经情况，避免在患者的月经期或月经前期施行手术；还应仔细询问患者有无内外科合并症，长期服药情况（如是否服用阿司匹林、华法林等影响凝血功能的药物及停药时间等）；完善术前的相关化验检查（包括白带常规、全血细胞分析、凝血功能检查等）；向患者解释外阴肿物切除术的目的、操作过程、术中和术后可能发生的风险、需要配合的事项，签署知情同意书。

2. 材料准备：治疗车、切开缝合包、尖刀片、2-0 可吸收线和 1 号丝线、消毒用品、5ml 注射器、2% 利多卡因及生理盐水各一支、标本容器及 10% 福尔马林溶液。

3. 操作者准备：需要两人操作。操作者准备好需要戴的帽子、口罩及无菌手套；助手协助患者的体位摆放，并安抚患者以消除其紧张情绪，同时，注意观察手术进行中患者的一般情况，协助暴露术野，处理切除的标本等。

注意：该操作的诊断作用类似于外阴活检，但外阴活检有可能导致恶性肿瘤转移，而外阴肿物切除术是完整切除肿物，故在此方面，外阴肿物切除优于外阴活检术。

注意：如果已经明确为外阴浸润癌者，则不宜行此术式。

注意：术前应再次核对检查结果，尤其是凝血功能检查。

注意：签署知情同意书对有创操作很重要。

注意：操作前再次核对患者，核对左右侧。

注意：无论切除肿物的肉眼观如何，均应送病理检查，明确肿物的性质，以免漏诊。

五、操作步骤

1. **体位**：排空膀胱后取膀胱截石位，便于显露手术部位。必要时开放静脉通路。

2. **切口的选择**：分为带蒂和不带蒂的肿物。如为带蒂肿物，则在蒂周围沿皮肤纹路的方向做纺锤形切口；如不带蒂，较小的肿物可沿肿物的长轴方向切开，对于肿物较大者，也可沿长轴做纺锤形切口（图 42-3）。设计好切口的位置后，用记号笔予以标记。如果肿物大，术后可能需要植皮的，切口的设计可以请整形外科医师共同商讨后决定。

注意：如果可疑恶性，则应在肿物外 0.5~1.0cm 完整切除。

要点：切口大小以能够顺利取出肿物为宜；纺锤形切口不宜过宽，以免术后皮肤缺损过大，缝合伤口张力大而影响愈合。如果肿瘤大，需要切除的皮肤较多者，可以考虑行"Z"字形切口。

要点：无张力缝合皮肤。

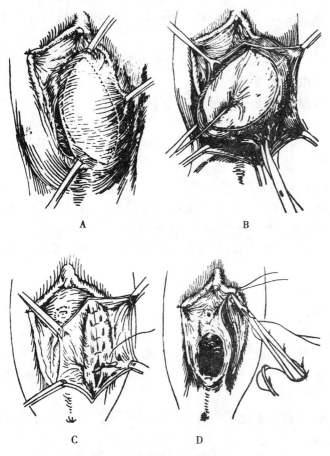

A   B

C   D

图 42-3　外阴无蒂肿物切除
A. 切开皮肤；B. 分离肿瘤；C. 缝合基底部；D. 缝合皮肤

3. **器械检查**：洗手后佩戴帽子、口罩，并按照无菌操作原则戴无菌手套。检查所用器械（连接好尖刀片，准备好止血钳、缝针、**缝线**、**剪刀**），用 5ml 注射器吸取 2% 利多卡因及生理盐水各 2.5ml 并混匀备用。

4. **消毒铺单**：消毒外阴、阴道，铺无菌孔巾。

注意:如果麻醉中刺破血管,应改换穿刺及注射方向,并局部加压,以免因出血影响手术操作;同时还应注意避免将局部麻醉药注入肿物内,以免导致肿物水肿而影响病理检查的结果。

注意:术中操作轻柔,尽量减少对肿物的牵拉和挤压,以降低转移的风险。

注意:在切除肿物时一定要找到瘤蒂的根部。有些肿物生长较大者,可能呈分叶状生长,如果没有分离至根部,可能导致手术未能完全切除肿瘤,增加术后复发的几率。

要点:在分离至肿物根部时,可能有肿瘤的供应血管,应予以钳夹后切除肿瘤,然后缝扎或结扎,可降低术后出血的风险。

注意:缝合时应彻底止血,完全闭合,勿留死腔,否则容易发生术后出血、血肿,并继发感染。

注意:手术记录应详细描述肿物的性状、质地、颜色、大小、是否有完整包膜、与周围组织界限是否清晰以及血供是否丰富等。

5. 麻醉

(1)局部浸润麻醉:5ml 注射器在切口局部皮下注射形成一个皮丘;将 1% 利多卡因溶液呈扇形逐层浸润麻醉拟切开部位的皮肤及皮下深层组织。在此过程中,操作者应间断负压回抽,判断是否刺破血管。

(2)骶管麻醉:属于腰麻的一种,需要专门的麻醉科医师进行操作和监护。适用于外阴部巨大肿物且部位较深、估计手术时间较长者。

6. 切除

(1)带蒂肿物的切除

1)切开:沿蒂根部周围做纺锤形切口,将皮肤切开。

2)分离:分离蒂的根部长约 1cm,用弯止血钳夹住蒂根部,在止血钳的上方切除肿瘤。

3)缝扎或结扎瘤蒂:用 2-0 可吸收线贯穿缝扎瘤蒂,对于蒂较细的肿瘤,也可予以结扎。

4)缝合皮肤:用 1 号丝线间断缝合皮肤。

(2)无蒂肿物的切除

1)切开:沿原设计的切口于肿物表面切开皮肤(图 42-3A)。

2)分离:用 Alice 钳夹皮肤切缘及牵引肿物,用止血钳或刀柄沿肿瘤周围分离,直至肿瘤完全剥离(图 42-3B)。对于肿瘤界限清晰者,钝性分离效果较好;对于界限不清者(如会阴部的内膜异位症病灶),可以锐性分离,在分离过程中随时缝扎止血。完全剥离肿瘤后应用手指仔细探查创面的深层及周围,以免分叶状肿瘤残留部分未完全切除。

3)闭合瘤腔:如果肿物较大,用 2-0 可吸收线自基底部开始间断"8"字缝合,闭合瘤腔,同时也能减少皮肤缝合时的张力(图 42-3C)。

4)缝合皮肤:用 1 号丝线间断缝合皮肤(图 42-3D)。

7. 标本处理:送病理学检查,如果有可疑感染,应同时送相应的病原学检查。

8. 完善手术记录:详细记录手术情况,包括手术方式、范围、出血量等。

9. 术后注意事项:嘱患者平卧休息,无不适后再离院。

(1)、(2)、(3) 同前庭大腺囊肿造口术(此处略)。

(4)术后 3~5 天拆线,张力较大的切口或合并贫血者可适当延长拆线时间。

(5)嘱患者术后应随访。

六、并发症及处理

1. 同前庭大腺囊肿造口术并发症的 1、2、4、5(此处略)。

2. 肿瘤复发：切除时应尽量连同包膜完整切除，以防残留而易于复发。复发时可以再次手术切除。

七、相关知识

详见图 42-3A 切开皮肤；图 42-3B 分离肿瘤；图 42-3C 缝合基底部；图 42-3D 缝合皮肤。

（北京协和医院　向阳　赵峻）

参 考 文 献

1. Zoulek E, Karp DR, Davila GW. Rectovaginal fistula as a complication to a Bartholin gland excision. Obstet Gynecol, 2011, 118 (2 Pt 2): 489-491.
2. Rock JA, Jones HW. Te Linde's Operative Gynecology. 10th ed. Lippincott Williams and Wilkins, 2008.
3. 郎景和, 张晓东. 钟世镇现代临床解剖学全集: 妇产科临床解剖学. 山东: 山东科学技术出版社, 2010.
4. 刘新民. 妇产科手术学. 第 3 版. 北京: 人民卫生出版社, 2006.

测 试 题

1. 关于前庭大腺囊肿造口术切口的选择, 正确的是
   A. 沿囊肿的周围梭形切开
   B. 沿囊肿最突出处纵行切开, 切口尽量长达整个囊肿的全长
   C. 沿囊肿最突出处纵行切开, 切口尽量小, 并靠近囊肿的上缘, 以减少对前庭大腺功能的损伤
   D. 沿囊肿最突出处纵行切开, 切口尽量小, 并靠近囊肿的下缘, 以减少对前庭大腺功能的损伤
   E. 沿囊肿最突出处横行切开, 切口尽量小, 并靠近囊肿的下缘, 以减少对前庭大腺功能的损伤

2. 患者行外阴手术（前庭大腺囊肿造口术 / 外阴良性肿物切除术）后 1 小时, 出现头晕、心悸、肛门坠胀感, 查体发现心率增快、血压下降、外阴部肿胀。最可能的原因是
   A. 伤口感染
   B. 外阴血肿
   C. 败血症
   D. 前庭大腺囊肿或外阴肿瘤复发
   E. 直肠阴道瘘

3. 女, 30 岁。外阴肿物疼痛 1 周, 加剧 5 小时。查体: 右侧前庭大腺红肿, 触痛 (+), 波动 (+)。应如何处理
   A. 全身抗生素治疗 + 支持疗法
   B. 脓肿剔除术 + 抗生素应用
   C. 脓肿切开引流并造口术 + 抗生素
   D. 脓肿穿刺引流 + 全身抗生素应用
   E. 局部抗生素应用 + 全身支持疗法

4. Which of the following is not the contraindication of vulvar operation
   A. vulvar acute infection
   B. premenstrual period
   C. menstrual period
   D. ovulation period
   E. disfunction of blood coagulation

5. The indications of resection of vulvar tumor are the followings except
   A. liparomphalus
   B. fibroma
   C. vulvar infiltrating carcinoma
   D. sebaceous cyst

E. mastoid tumor

6. 对于外阴手术后血肿的处理,以下不正确的是
    A. 在术后 24 小时内,应该局部加压包扎 + 冷敷
    B. 在术后 24 小时后,解除加压,局部热敷
    C. 在术后 24 小时后可以辅助理疗
    D. 加用抗生素预防感染
    E. 一律保守治疗,不宜行二次手术

7. 为了减少前庭大腺囊肿 / 脓肿术后复发几率,以下哪种说法是错误的
    A. 切口应该选择在前庭大腺开口处
    B. 切口应足够长
    C. 充分冲洗囊腔
    D. 应完整剥除囊肿
    E. 术后换药间隔不宜过长

8. 关于外阴肿物切除术,以下哪种说法是错误的
    A. 避免将局部麻醉药注入肿物内而导致肿物水肿影响病理检查的结果
    B. 为了减少术中、术后出血,肿瘤周围的包膜不应分离切除
    C. 为了减少术中、术后出血,应缝扎或结扎瘤蒂
    D. 为了减少术后复发几率,蒂部切除应达到根部
    E. 为了减少术后复发几率,分叶状肿瘤应予以完整切除

9. 关于外阴肿物切除术后的说法,错误的是
    A. 手术记录应记录肿物的形状、质地、颜色、大小、包膜情况及术中出血量等
    B. 切除组织肉眼观察无异常,可以不送病理检查
    C. 术后应严密观察,无不适后再离院
    D. 术后 3~5 天拆线
    E. 切口张力大或合并贫血者应延迟拆线

10. 关于前庭大腺囊肿 / 脓肿手术,以下说法错误的是
    A. 造口术只适合于脓肿的切开引流,为了减少前庭大腺囊肿复发,应予以彻底剥除
    B. 经期不宜行外阴手术
    C. 切口应选择最突出、最薄处切开
    D. 前庭大腺脓肿术中应留取拭子培养
    E. 术后每天伤口换药

第 43 章

宫颈手术

第一节 宫颈息肉摘除术
Excision of Cervical Polyp

宫颈息肉大多来自宫颈管黏膜,单发或多发,多为良性,质软,富于血管,呈鲜红色。有蒂与宫颈相连,息肉大小不等,直径从数毫米至数厘米,大者可露于宫颈外口。

一、目的

1. 治疗作用:有些病例有性交后出血或不规则阴道出血、白带增多症状,摘除息肉可达到治疗作用。
2. 诊断作用:摘除息肉样赘生物送病理检查以明确性质。

二、适应证

宫颈息肉样赘生物。

三、禁忌证

1. 生殖道急性炎症。
2. 经期或经前一周。

四、操作前准备

1. 患者准备:手术时间以月经干净后 3~7 天为宜,术前做白带常规检查;大的蒂部较深的息肉需行阴道 B 超检查以明确蒂的附着部位。
2. 材料准备:治疗车、窥阴器、消毒用品、大棉签,、鼠齿钳、止血钳、方纱、碘方纱、止血药物、可吸收缝线、病理检查容器。
3. 操作者准备:核对患者信息。向患者解释治疗的目的、操作过程、风险、需要配合的事项。操作者戴好帽子、口罩,洗手消毒。

五、操作步骤

1. 体位:取膀胱截石位,常规消毒外阴、阴道、宫颈。

2. 盆腔检查：了解息肉大小、部位、蒂的长短及附着部位。

3. 窥阴器暴露宫颈，根据息肉大小进行手术。

4. 蒂细的小息肉可用止血钳夹持息肉根部，将钳向一个方向旋转数圈，即可扭断息肉。若有活动性出血，局部涂以硝酸银或 Monsel solution（蒙塞尔液）或纱布压迫止血。

5. 蒂较粗大的息肉：以鼠齿钳夹持息肉，轻轻向下牵引，暴露息肉蒂的根部。用止血钳钳夹息肉根部，切断根部，切下息肉，用丝线结扎或缝合息肉根部。

6. 对来源于宫颈管的多个息肉或蒂部较高近宫颈内口者，估计切除困难，可使用宫腔镜电切除。

7. 切除组织用 10% 甲醛固定，送病理检查。

要点：止血钳需钳夹息肉蒂部而不是息肉外露的部分。息肉取出时蒂部需扭断而不是拔断，否则容易引起出血。

注意：息肉恶变率为 0.2%～0.4%，取下的息肉组织必须送病理检查。

六、并发症及处理

1. 感染：术后应常规予抗生素预防感染。

2. 出血：少量出血可压迫止血或用止血药、明胶海绵填塞，或填塞纱布并于次日取出。多量出血者往往蒂粗或无蒂，导致创面较大，可用低频电熨止血，或用可吸收线缝扎，或宫腔镜下电凝止血。

七、相关知识

宫颈息肉是宫颈组织炎性增生，因其位置暴露困难，应尤其注意蒂部的完整切除，防止残留或复发。宫颈其他赘生物可以是宫颈上皮内瘤样病变或肿瘤，切除组织需行病理检查以排除诊断。

第二节　宫颈物理治疗
Physical Therapy of Cervix

宫颈物理治疗是使用物理方法作用于宫颈以达到治疗的目的。物理治疗包括：激光治疗、电熨治疗、冷冻治疗、微波治疗及光热疗法等。

一、目的

通过物理的作用使病变的宫颈上皮破坏，坏死、脱落后，为新生的鳞状上皮所覆盖，以达到治疗宫颈病变的作用。

注意：病变需局限于宫颈表面，满意的阴道镜检查证实没有扩展到阴道或宫颈管。

二、适应证

1. 宫颈良性病变（宫颈腺体囊肿、宫颈湿疣等）。

2. 组织学证实为宫颈上皮内瘤样病变（Ⅰ、Ⅱ级）。

注意：凝血功能异常及心脏病、高血压、糖尿病患者需病情控制后进行治疗。

三、禁忌证

1. 生殖道急性炎症。

2. 如宫颈管取材发现任何级别的宫颈上皮内瘤变(cervical intraepithelial neoplasia,CIN)或阴道镜结果不满意,则不宜行物理治疗。

四、操作前准备

1. 患者准备:术前白带常规检查;常规进行宫颈细胞学检查,必要时行阴道镜及宫颈活体组织检查,以排除宫颈浸润癌。手术时间以月经干净后 3~7 天为宜,术前禁止性生活 3 天。

2. 材料准备:治疗车、窥阴器、消毒用品、大棉签、物理治疗所用仪器。检查机器及其相应器械性能是否正常。

3. 操作者准备:核对患者信息。向患者解释宫颈物理治疗的目的、操作过程、风险、需要配合的事项。操作者戴好帽子、口罩,洗手消毒。

五、操作步骤

1. 患者排空膀胱,取膀胱截石位。

2. 常规消毒外阴阴道,窥阴器扩张阴道,充分暴露宫颈,碘伏液消毒阴道及宫颈,再用无菌干棉球擦干。

3. 根据病情所需采用不同的物理治疗方法,开启所需仪器。

4. 微波治疗:微波治疗的原理是热效应与非热效应。热效应有烧灼宫颈病变组织的作用,非热效应可使被辐射部位血液循环加速,代谢增强,从而达到组织修复作用。操作前检查微波治疗仪各旋钮是否处于"零"位。接上电源。调整工作频率,最大输出功率为 70W。手持微波辐射器,接触宫颈。脚踏开关,将辐射器探头由内向外,由病灶向正常区边缘逐步移动,直到整个病灶受到辐射为止。病灶中心部位比边缘区辐射时间稍长些,一般辐射时间以局部组织变为灰白色或微黄色为宜。

5. 激光治疗:调整功率及焦距(一般根据激光类型来调整),操作者持激光刀头距病变组织 2cm,激光发射头指针对准子宫颈口,自中心向外作同心圆状烧灼。烧灼深度根据病变程度而定,可深达 5~6mm,烧灼范围应超过糜烂面边缘 1~2mm。

6. 高频电熨治疗:将夹有铅板的电极板放在患者的臀部或大腿,与皮肤直接接触。打开电源,拭净球形的电极头,让电极头与宫颈糜烂组织接触。然后脚踏开关,自宫颈外口由内向外,由病变部向正常区边缘熨灼,越近边缘,电熨时间及所用压力越小。电熨深度根据病变程度而定,一般为 2~3mm;电熨范围一般需超过病变边缘约 1~2mm,最后用针形电极插入子宫颈管腔内约 0.5~1.0cm 深,电灼管壁一周。电熨的时间以熨后的局部组织变为深黄色为宜。

7. 冷冻治疗:治疗开始前,应检查气筒内压力,确保治疗过程中有足够的冷冻气体。根据病灶情况选择适宜探头,将探头用力紧紧按压于宫颈病变处,但不宜超过病灶太多,然后放冷气制冷,

注意:物理治疗前必须进行宫颈细胞学检查,严格掌握适应证。

要点:操作人员应熟知各种设备的性能及操作规范。

注意:操作者应戴防护眼镜,以防角膜损伤。操作中应随时擦去宫颈分泌物,以提高治疗效果。放进或取出操作器应在仪器关闭状态下,以免烧伤周围组织。

注意:烧灼过程所产生的烟雾应及时吸出;操作者应戴防护眼镜,禁止用眼睛直接对着激光。

注意:操作过程中有小血管破裂出血,可用电极头浮在表面电凝止血。

冷冻治疗成功要点:
1. 冷冻深度至少 5mm。
2. 全部移行带均被冷冻。

注意:探头应对准病灶,防止探头触及阴道壁而冻伤周围组织。

注意:照射时间不宜过长,显黄色可造成术后出血。

探头温度下降到 0~10℃左右,在探头四周开始出现一团白霜,这时探头已吸住糜烂组织,即开始计算时间。冷冻时间 1~3 分钟,时间一到立即停止冷气。组织复温后再冷冻第二遍,以增强效果。

8. 波姆光治疗:将照射机头伸入阴道内的窥阴器中,不接触其他任何组织,距糜烂面约 0.5cm,功率 10~16W,每次 10 秒至数分钟,创面颜色变为灰白色即可终止照射。

9. 子宫颈管及创面涂以消毒液。

10. 检查无出血,取出窥阴器。

六、并发症及处理

1. 物理治疗术后会有少量阴道血性分泌物,需应用抗生素预防感染。

2. 宫颈创面出血:术后 4~10 天创面脱痂时,部分患者可能出血。出血多时可小心放置窥阴器,寻找出血点,局部应用止血粉、止血液或纱条压迫。

3. 感染:部分患者术后发生局部感染或有脓性分泌物,可局部或全身使用抗生素。

4. 宫颈管狭窄或粘连:物理治疗探头进入宫颈管过深或时间较长,可引起局部组织损伤而形成粘连、狭窄。因此,术中应掌握探头进入宫颈管 0.5~1cm,时间不宜过长。

七、相关知识

宫颈物理治疗后应告知患者进行治疗后自我护理及可能出现的临床症状。治疗后应注意局部清洁,一个月内不要进行阴道冲洗或使用阴道棉栓或性交。术后出现发热及严重下腹痛、阴道脓性分泌物、出血量多或出血时间长应及时就诊。术后一个月应复诊,观察创面愈合情况。

(中山大学孙逸仙纪念医院　周晖　林仲秋)

(中山大学附属第一医院　肖海鹏)

参 考 文 献

1. 石一复 . 子宫颈疾病 . 北京:人民卫生出版社,2000.

2. 苏应宽,张向宁 . 妇产科手术彩色图谱 . 济南:山东科学技术出版社,2001.

3. 傅才英,吴佩煜,翁霞云 . 妇产科手术学 . 北京:人民军医出版社,2004.

4. ACOG 临床指南——宫颈细胞学和组织学异常的处理 . 2010

5. 高楠,杨鹏 . 最新临床妇产科诊疗技术 . 天津:天津出版传媒集团,2012.

测 试 题

1. 宫颈息肉属于

  A. 癌前病变　　　B. 良性肿瘤　　　C. 浸润性癌　　　D. 慢性炎症　　　E. 急性炎症

2. 女性,45岁,接触性阴道出血20天。妇科检查:宫颈外口见1cm×2cm质地软的赘生物,暗红色,边界完整。
子宫大小正常,双附件无异常。最有可能的诊断是
   A. 宫颈结核　　　　　B. 宫颈癌　　　　　C. 宫颈肌瘤　　　　　D. 宫颈息肉　　　　　E. 宫颈湿疣

3. 宫颈息肉的治疗下列哪项最合适
   A. 电熨　　　　　　　　　B. 息肉摘除并送病理学检查　　　　　C. 局部消炎
   D. 宫颈锥形切除术　　　　E. 微波治疗

4. 关于宫颈息肉摘除术,下列哪项是正确的
   A. 蒂细的小息肉可用止血钳夹持息肉根部直接拔出
   B. 若息肉蒂部较深,可将外部切除,蒂部暂时不处理
   C. 可用止血钳夹持息肉根部,将钳向一个方向旋转数圈,即可扭断息肉
   D. 对来源于宫颈管的息肉蒂部较高近宫颈内口者,估计切除困难,可行开腹手术切除
   E. 蒂较粗大的息肉切除后创面出血,采用口服止血药物治疗

5. 关于宫颈息肉摘除术,应注意
   A. 止血钳应钳夹息肉基底部,避免蒂部残留
   B. 止血钳应钳夹息肉蒂部最粗处
   C. 息肉摘除术前无需了解息肉大小、部位
   D. 息肉摘除术前无需了解蒂的长短及附着部位
   E. 蒂部位于宫颈管上段的息肉可分次切除,先摘除外露部分,再处理颈管部分

6. 宫颈糜烂样改变与早期子宫颈癌肉眼难以鉴别,确诊方法是
   A. 宫颈刮片细胞学检查　　　　　B. 宫颈碘试验
   C. 氮激光肿瘤固有荧光法　　　　D. 阴道镜检
   E. 宫颈及宫颈管活组织检查

7. 35岁,白带增多2个月,宫颈中度糜烂,经激光治疗后宫颈光滑,白带减少。其修复过程是
   A. 鳞状上皮不典型增生　　　　　B. 柱状上皮增生　　　　　C. 鳞状上皮化
   D. 鳞状上皮间变　　　　　　　　E. 柱状上皮化生

8. 下列哪项不适合于慢性宫颈炎的治疗
   A. 宫颈锥切　　　　B. 电熨治疗　　　　C. 激光治疗　　　　D. 冷冻治疗　　　　E. 微波治疗

9. 下列关于宫颈物理治疗的说法,正确的是
   A. 微波辐射时间以局部组织变为灰白色或微黄色为宜
   B. 热熨时用力需大、越深,越彻底
   C. 放进或取出操作器应在仪器开启状态
   D. 由正常区边缘向病变部熨灼,越近边缘,电熨时间及所用压力越大
   E. 冷冻时间为10~15分钟

10. 物理治疗造成宫颈管狭窄或粘连的可能原因除外以下哪项
    A. 探头进入宫颈管过深　　　　　B. 探头进入宫颈管时间过长　　　　　C. 术中止血不彻底
    D. 功率过大,组织损伤　　　　　E. 术后感染

第 44 章

女性骨盆内、外测量
Pelvimetry

一、目的

骨盆测量是骨产道检查的主要方法,包括骨盆外测量与内测量。外测量可间接了解骨盆的大小及形态;内测量经阴道测量骨盆内径,较外测量而言能更准确地测知真骨盆的大小。

二、适应证

1. 外测量:产前检查常规,首次产检即可进行。
2. 内测量:妊娠 24~35^{+6} 周;≥36 周或有阴道流血、可疑胎膜早破等应消毒外阴后进行。

三、禁忌证

无绝对禁忌证。

四、操作前准备

1. 环境:室温适宜,光线明亮,检查床旁注意屏风遮蔽保护患者隐私。
2. 操作者准备:向患者简要介绍操作目的、过程、需配合的事项;了解患者产检情况、现病史、既往史。
3. 物品
(1) 一次性垫巾。
(2) 一次性检查手套及无菌手套。
(3) 骨盆外测量器、骨盆出口测量器、汤姆斯骨盆出口测量器。
(4) 大头棉签或外阴消毒包(备卵圆钳、消毒杯、无菌纱布块)。
(5) 消毒液(0.5% 碘伏;如碘过敏,用 0.1% 苯扎溴铵溶液)。
(6) 肥皂水、温开水、液状石蜡。

五、操作步骤

1. 体位:孕妇排尿后仰卧在检查床上,双腿稍屈曲分开,或仰卧于妇科检查床上,呈膀胱截石位。臀下垫一次性垫巾。
2. 骨盆外测量径线

注意:当危及母儿紧急情况如产前大出血、子痫等发生时,要迅速体检实施抢救,骨盆测量可以忽略或延后进行。

如为男医生检查,需有一名女性医务人员在场。

为消除孕妇紧张情绪,检查者要态度和蔼,并向孕妇解释检查的必要性,动作轻柔、注意保暖。

注意:
1. 测量器使用前校零避免误差;
2. 汤姆斯出口测量器用于后矢状径测量。

单人或双人操作。

（1）髂棘间径：孕妇伸腿仰卧位，暴露腹部至大腿根部。检查者位于孕妇右侧，手持骨盆外测量器，测量两侧髂前上棘外缘的距离，正常值 23~26cm。此径线间接推测骨盆入口横径。

（2）髂嵴间径：体位、工具同上，测量两侧髂嵴最宽点外缘距离，正常值 25~28cm。此径线也间接推测骨盆入口横径。

（3）骶耻外径：检查者立于孕妇右侧，孕妇取左侧卧位，右腿伸直，左腿屈曲，测量耻骨联合上缘中点到第 5 腰椎棘突下缘的距离（第 5 腰椎棘突下定位：髂嵴后连线中点下 1.5cm，相当于米氏菱形窝上角）。正常值为 18~20cm。此径线间接推测骨盆入口前后径长度，是骨盆外测量中最重要的径线。

（4）坐骨结节间径（出口横径）：孕妇仰卧位，脱开一边裤腿，双腿向腹部弯曲，双手抱膝，向两侧外上方充分展开。检查者面向孕妇立于两腿之间，使用出口测量尺测量两坐骨结节内侧缘的距离，正常值为 8.5~9.5cm。此径线直接测出骨盆出口横径长度。若此值 <8cm，应加测骨盆出口后矢状径。

（5）出口后矢状径：坐骨结节间径中点至骶骨尖端的长度。检查者戴一次性检查手套，右示指蘸少量液状石蜡伸入孕妇肛门向骶骨方向，拇指置于孕妇体外骶尾部，两指共同找到骶骨尖端，用尺放于坐骨结节径线上。用汤姆斯骨盆出口测量器一端放于坐骨结节间径中点，另一端放于骶骨尖端处，即可测得出口后矢状径，正常值 8~9cm。此值与坐骨结节间径之和 >15cm 时表明骨盆出口狭窄不明显。

肛诊时嘱患者屏气，减少不适感。

（6）耻骨弓角度：孕妇仰卧位，双腿向腹部弯曲，双手紧抱双膝，向两侧外上方充分展开，或仰卧于产床上成膀胱截石位。检查者戴一次性检查手套面向孕妇双腿之间，两拇指指尖对拢放置在耻骨联合下缘，两拇指分别放在耻骨降支上面，测量两拇指间形成的角度。正常值 90°，小于 80° 为不正常。此角度反应骨盆出口横径的宽度。

3. 孕 36 周后，骨盆内测量前要截石位消毒外阴：用消毒干纱球遮盖阴道口，防止消毒液流入阴道。①先冲洗：卵圆钳钳夹无菌纱布蘸肥皂水擦洗外阴部，顺序是大阴唇、小阴唇、阴阜、大腿内上 1/3、会阴及肛门周围；再钳一块纱布用温开水冲洗肥皂沫，最后无菌纱布擦干水迹（顺序同前）；②再消毒：卵圆钳钳夹无菌纱布浸碘伏（或苯扎溴铵溶液）进行外阴消毒，顺序同肥皂液擦洗。消毒毕取下阴道口纱球和臀下便盆或塑料布（也可简化使用大棉签按上述步骤冲洗消毒）。

注意： 与擦洗或消毒不同，冲洗大腿肥皂时冲洗方向由高往低，即从大腿远端向大腿根部冲洗。

4. 骨盆内测量径线：检查者面向孕妇，立于孕妇两腿之间，右手戴无菌手套，可用碘伏（或 0.1% 苯扎溴铵溶液）润滑手套，示指、中指并拢伸入阴道，拇指伸直，其余各指屈曲。

（1）对角径：为耻骨联合下缘至骶岬上缘中点的距离，正常值

注意： 检查前清洗双手。检查时佩戴无菌手套，避免接触肛周。尽量减少手指进出阴道的次数，或检查时另用一块无菌纱布遮盖肛门。

为 12.5~13cm,此值减去 1.5~2.0cm 为骨盆入口前后径的长度,称为真结合径,正常值为 11cm。检查者一手示、中指伸入阴道,用中指尖触到骶岬上缘中点,示指上缘紧贴耻骨联合下缘,另一手指标记此接触点,抽出阴道内手指,测量中指尖至此接触点的距离。测量时中指尖触不到骶岬上缘时表示对角径值 >12.5cm。

(2)坐骨棘间径:测量两坐骨棘间的距离,正常值为 10cm。方法为一手示、中指放入阴道内,触及两侧坐骨棘,估计其间的距离。此径线代表中骨盆横径,如此径线过小会影响分娩过程中胎头的下降。

(3)坐骨切迹宽度:代表中骨盆后矢状径,为坐骨棘与骶骨下段间的距离,即骶棘韧带宽度。将阴道内示指置于韧带上移动,能容纳 3 横指(5.5~6cm)为正常,否则为中骨盆狭窄。

六、并发症及处理

无。

七、相关知识

骨盆大小及形状对分娩有直接影响,是决定胎儿能否顺利经阴道分娩的重要因素。但骨盆结构复杂,受种族、体型、身高比例、遗传、外伤等多种因素影响而可能呈现多样化的立体结构,本章所述的对体表标志点进行的各种外测量径线其实难以准确估计真骨盆腔的大小及立体形态,内测量对骨盆大小与胎儿适应性(头盆是否相称)的评估更为重要,常需要在产程过程中动态评估完成,准确的内测量需要丰富的产科临床经验。

(中山大学附属第一医院　王子莲　赵云荷)

(北京大学人民医院　黄振宇　王山米)

参 考 文 献

1. 乐杰 . 妇产科学 . 第 7 版 . 北京:人民卫生出版社,2008.
2. 谢幸,苟文丽 . 妇产科学 . 第 8 版 . 北京:人民卫生出版社,2013.
3. 丰有吉 . 全国高等学校临床医学专业试题库——妇产科学 . 北京:人民卫生出版社,2012.

测 试 题

1. 关于骨盆内测量时的注意事项,以下说法准确的是
   A. 孕妇临产后为了评价能否阴道分娩要多次骨盆内测量
   B. 为了避免感染,测量前用碘伏进行阴道消毒
   C. 若孕妇有宫颈糜烂则应避免行内测量
   D. 若骨盆外测量正常可免行内测量
   E. 检查者以手就可以进行骨盆内测量

2. The biischial diameter of a normal female pelvis should be

    A. 5cm   B. 8cm   C. 10cm   D. 11cm   E. 12cm

3. 下述对骨盆外测量注意事项的描述,正确的是

    A. 孕妇临产后为了评价能否阴道分娩才进行骨盆外测量

    B. 孕妇要排空膀胱后仰卧

    C. 用软尺进行测量

    D. 骶耻外径反映的是中骨盆前后径

    E. 坐骨结节间径也可用检查者手拳概测

4. 对某孕妇行骶耻外径测量时,哪项是正确的

    A. 孕妇应该右侧卧位

    B. 测量第 5 腰椎棘突下 1cm 至耻骨联合下缘的距离

    C. 测量第 5 腰椎棘突下 1cm 至耻骨联合上缘的距离

    D. 要选取米氏菱形窝上角

    E. 要选取米氏菱形窝下角

5. 对某孕妇行髂棘间径测量时,哪项是正确的

    A. 孕妇应该采取曲腿仰卧位   B. 测量两髂嵴外缘的距离

    C. 测量两髂嵴内缘的距离   D. 测量两髂前上棘外缘的距离

    E. 测量两髂前上棘内缘的距离

6. 关于测量出口横径时的注意事项,正确的是

    A. 孕妇取膀胱截石位

    B. 耻骨弓小于 90° 者可不再测量出口横径

    C. 测量两坐骨结节内侧缘的距离

    D. 若测量值小于 8cm 则判断为漏斗骨盆

    E. 孕早期进行测量最为准确。

(7~9 题共用题干)

孕妇 29 岁,G_1P_0,孕 32 周。常规进行骨盆外测量。

7. 下列哪一条径线无须常规测量

    A. 髂嵴间径   B. 出口后矢状径   C. 骶耻外径   D. 髂棘间径   E. 出口横径

8. 该孕妇骨盆各径线的部分测值如下,哪一项提示不可经阴道分娩

    A. 出口后矢状径 8cm   B. 髂棘间径为 24cm

    C. 骶耻外径为 18cm   D. 出口横径为 7cm

    E. 出口横径为 6cm

9. 若测骶耻外径为 17.5cm,其他均正常,还需测哪一条径线来评估是否可经阴道分娩

    A. 出口后矢状径   B. 出口前矢状径   C. 尺桡周径   D. 坐骨棘间径   E. 骨盆入口斜径

10. 关于骨盆的外测量,哪项是错误的

    A. 出口后矢状径正常值为 8~10cm   B. 髂嵴间径正常值为 25~28cm

    C. 出口横径正常值为 8.5~9.5cm   D. 骶耻外径正常值为 18~20cm

    E. 髂棘间径正常值为 23~26cm

第 **45** 章

妊娠腹部四步触诊检查法
Four Maneuvers of Leopold

一、目的

四步触诊是孕中、晚期产科腹部检查方法,检查子宫大小、胎产式、胎先露、胎方位及胎先露是否衔接。

二、适应证

孕中、晚期孕妇(通常在 24 周后)。

三、禁忌证

解释: 先兆早产者子宫敏感,很容易诱发宫缩引起难免早产。足月有宫缩者在宫缩时不可能摸清胎体、胎背方位,所以要暂停检查。

无绝对禁忌证,但对子宫敏感、晚期先兆流产或先兆早产者检查时务必轻柔,并且需避开宫缩时间,尽量减少检查的时间和次数,对足月已经有宫缩者,应在宫缩间歇期检查。

四、操作前准备

注意: 无需无菌洗手。

1. 物品准备:皮尺、洗手液、一次性臀巾。
2. 检查者准备:清洁双手。

五、操作步骤

注意: 检查前的良好沟通、告知和对孕妇的关爱是必需的。向孕妇解释检查的过程,并告知可能带来的不适感,如感觉有异常可以暂停检查。如在冬天,建议先让手摩擦温暖后再检查,因为冰凉的手容易诱发子宫收缩。

注意: 一手轻按的同时另外一只手不能动,之后交换进行,不是两手一起按一起松。

1. 体位:孕妇排尿后仰卧在检查床上,头部稍垫高,暴露腹部,双腿自然略屈曲,稍分开,使腹部放松。检查者站在孕妇的右侧,在做前三步手法时,检查者面向孕妇头端;做第四步手法时,检查者面向孕妇足端。

2. 第一步:检查者将左手置于宫底部,描述宫底距离脐或剑突的指数,估计胎儿大小与妊娠月份是否相符;两手置于宫底部,以两手指腹相对交替轻推,判断在宫底部的胎儿部分,若为胎头则硬而圆且有浮球感,若为胎臀则柔软而宽且形态不规则(图 45-1)。

3. 第二步:确定胎产式后,检查者两手掌分别置于腹部左右侧,轻轻深按进行检查。触到平坦饱满部分为胎背,并确定胎背向前、向侧方或向后。触到可变形的高低不平部分为胎儿肢体,有时能感到胎儿肢体在活动(图 45-2)。

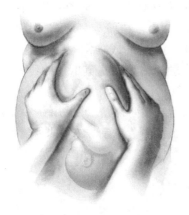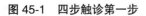

图 45-1　四步触诊第一步　　　　图 45-2　四步触诊第二步

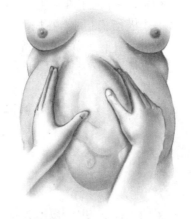

4. 第三步:检查者右手拇指与其他 4 指分开,置于骨盆入口上方握住胎先露部,进一步检查是胎头或胎臀,左右推动以确定是否衔接。若胎先露部仍可以左右移动,表示尚未衔接入盆;若不能被推动,则表示已衔接(图 45-3)。

5. 第四步:检查者左右手分别置于胎先露部的两侧,沿骨盆入口向下深按,进一步核实胎先露部的诊断是否正确,并确定胎先露部的入盆程度。先露为胎头时,一手能顺利进入骨盆入口,另一手则被胎头隆起部阻挡,该隆起部为胎头隆突。枕先露时,胎头隆突为额骨,与胎儿肢体同侧;面先露时,胎头隆突为枕骨,与胎背同侧(图 45-4)。

注意:检查者面向孕妇足端。

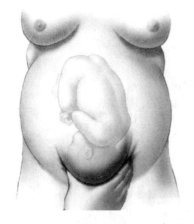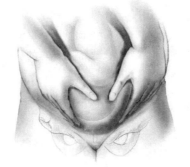

图 45-3　四步触诊第三步　　　　图 45-4　四步触诊第四步

六、相关知识

四步触诊是通过腹部触诊的方式了解胎儿大小及胎位的物理诊断方法。每月妊娠子宫的大小大约为:12 周末在耻骨联合上

289

2~3 横指;16 周末在脐耻之间;20 周末在脐下 1 横指;24 周末在脐上 1 横指;28 周末在脐上 3 横指;32 周末在脐与剑突之间;36 周末在剑突下 2 横指;40 周末在脐与剑突之间或略高。

有经验的产科医生可通过四步触诊估算胎儿重量及胎位是否正常。

（中山大学孙逸仙纪念医院　陈勍　刘畅浩）

（北京大学人民医院　黄振宇　王山米）

参 考 文 献

1. 谢幸,苟文丽.妇产科学.第 8 版.北京:人民卫生出版社,2013.

2. 丰有吉,沈铿.妇产科学.第 2 版.北京:人民卫生出版社,2009.

3. Cunningham F,Leveno Kenneth,Bloom Steven,et al. Williams Obstetrics. 23rd ed. McGraw Hill Professional, 2011.

测 试 题

1. 四步触诊第一步手法错误的是
   A. 检查者站立在孕妇右侧,动作轻柔
   B. 检查者双手置于宫底部,并画线标记宫底位置
   C. 若宫底位置不明显,可嘱孕妇双腿略屈曲使腹肌放松
   D. 检查者双手指腹相对交替轻推,了解宫底部胎儿部分
   E. 孕妇头部稍垫高

2. 四步触诊第二步手法正确的是
   A. 孕妇应该排空膀胱取左侧位　　　　　B. 检查者立于孕妇左侧
   C. 检查者双手指置于孕妇腹部一侧　　　D. 双手同时轻推和深按
   E. 若产妇有不适要减轻按压幅度

3. 对孕妇进行腹部检查时应该
   A. 检查者立于孕妇左侧　　　　　　　　B. 先听取胎心再进行四步触诊
   C. 当出现宫缩后要暂停测量　　　　　　D. 对前置胎盘的孕妇禁做四步触诊,只测量宫高、腹围
   E. 孕 28 周前不能做四步触诊

4. 四步触诊检查时哪项是错误的
   A. 孕妇应该排空膀胱　　　　　　　　　B. 孕妇要平卧
   C. 孕妇双腿略屈曲,使腹肌放松　　　　D. 对有宫缩的孕妇禁止进行四步触诊
   E. 检查者立于孕妇右侧

5. 关于四步触诊检查操作错误的是
   A. 通过四步触诊可了解胎方位和胎产式
   B. 检查前嘱孕妇排空膀胱
   C. 做前三步时检查者面向孕妇
   D. 若胎先露高浮,没有必要进行第四步检查

E. 若触诊不清,可以让孕妇略屈曲双腿

6. 关于正常单胎妊娠子宫大小表述正确的是
   A. 10 周位于耻骨联合上 2~3 横指
   B. 18 周位于脐耻之间
   C. 20 周位于脐上 1 横指
   D. 32 周末位于脐部与剑突之间
   E. 40 周位于剑突下 1 横指

7. 四步触诊中检查者面向患者脚端的步骤是
   A. 第一步　　　B. 第二步　　　C. 第三步　　　D. 第四步　　　E. 以上都不是

8. 进行四步触诊需让孕妇
   A. 左侧卧位
   B. 仰卧,双腿自然略屈曲,稍分开,使腹部放松
   C. 仰卧,双腿屈曲,使腹部放松
   D. 憋尿
   E. 右侧卧位

9. 一羊水过多的孕妇在行四步触诊检查时突然觉得头晕、胸闷、恶心、冷汗,最可能的诊断是
   A. 前置胎盘　　　B. 脑血管意外　　　C. 梅尼埃病　　　D. 仰卧位低血压　　　E. 贫血

10. 对四步触诊法第三步的正确描述是
    A. 检查者分别以左右手手指置于骨盆入口上方左右推动胎先露部
    B. 左右推动以确定是否衔接
    C. 若推动胎先露部仍可以上下移动,表示尚未衔接入盆
    D. 上下推动以确定是否衔接
    E. 检查者右手掌向下压胎头以了解是否衔接

第 **46** 章

(孕妇)肛门与阴道检查法

Digital Examination per Rectum and Digital Examination per Vagina

一、目的

1. 肛门检查:了解宫颈软硬度、宫颈消失程度(通过宫颈管的长度,即厚薄程度了解)、宫口扩张程度,是否破膜、骨盆腔大小(特别是骶骨弯曲度、坐骨棘间径、坐骨切迹宽度、骶尾关节活动度),确定胎先露及先露下降程度,部分可确定胎方位。

2. 阴道检查:了解骨盆腔大小、宫颈软硬度、宫颈消失程度(通过宫颈管的长度,即厚薄程度了解)、宫口扩张程度、是否破膜,确定胎先露、胎方位及先露下降程度。

二、适应证

1. 肛门检查适应证:孕中、晚期孕妇。

2. 阴道检查适应证

(1) 肛门检查不清、宫口扩张及胎头下降程度不明。

(2) 疑有脐带先露或脐带脱垂。

(3) 轻度头盆不称经试产 4 小时产程进展缓慢者。

(4) 产程中出现异常,需排除头盆不称者。

三、禁忌证

1. 肛门查禁忌证:产前出血、可疑前置胎盘。

2. 阴道检查无绝对禁忌证,其相对禁忌证是:阴道流血不能排除前置胎盘时,要在开放静脉并做好配血前提下进行阴道检查。

四、操作前准备

1. 肛门检查操作前需准备

(1) 一次性检查手套。

(2) 消毒纱布。

(3) 无菌液状石蜡。

(4) 一次性臀巾。

(5) 小棉签。

WHO 经循证提倡产程中消毒阴道检查,废除肛门检查。

2. 阴道检查前需准备

（1）无菌手套,无菌大棉签及小棉签。

（2）肥皂液、温开水及消毒液（0.5% 碘伏）。

（3）阴检包（窥阴器,臀巾,孔巾,弯盘,消毒杯,无菌卵圆钳消毒纱布等）。

（4）无菌液状石蜡。

（5）一次性臀巾。

五、操作步骤

1. 肛门检查

（1）孕妇仰卧于检查床上,垫一次性臀巾,脱掉右侧裤子,双腿屈曲分开,检查者站立于孕妇两腿间或孕妇右侧。

（2）检查前双手均戴一次性手套,左手用消毒纱布覆盖阴道口避免粪便污染。

（3）右手戴一次性检查手套,示指涂润滑剂自肛门伸入直肠内,其余各指屈曲。示指向后触及尾骨尖端,了解尾骨活动度,向上了解骶骨弯曲度,再触摸两侧坐骨棘是否突出,坐骨切迹宽度是否可容 3 指,并确定胎头高低,然后指腹向上探查宫口,摸清其四周边缘,估计宫颈管消退情况和宫口扩张厘米数。未破膜者在胎头前方可触到有弹性的胎胞,已破膜者能直接触到胎头,根据颅缝及囟门位置确定胎位（图 46-1）。

> **注意:** 检查时动作轻柔,给予人文关怀,放松孕妇紧张情绪。

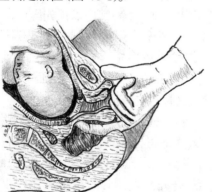

图 46-1　孕妇肛门检查示意图

2. 阴道检查

（1）孕妇仰卧于检查床上,垫一次性臀巾,两腿屈曲分开,在臀下放便盆或塑料布。

（2）大棉签蘸肥皂水擦洗外阴部,顺序是大阴唇、小阴唇、阴阜、大腿内上 1/3、会阴及肛门周围,用温开水冲掉肥皂水,用消毒干纱球盖住阴道口,防止冲洗液流入阴道,先用大棉签擦干外阴,再用大棉签浸透 0.5% 碘伏,进行外阴消毒两次,顺序是小阴唇、大阴唇、阴阜、大腿内上 1/3、会阴及肛门周围。取下阴道口纱球

> **注意:** 对可疑前置胎盘者要开放静脉,并做好输血准备后再行阴道检查。

和臀下便盆或塑料布。

(3) 检查者双手戴无菌手套,左手拇指和示指将阴唇分开,充分暴露阴道口;右手持窥阴器(表面涂无菌石蜡油),斜行沿阴道侧后壁缓慢插入阴道内,边推进边将窥阴器两叶转正并逐渐张开,检查宫颈、阴道壁情况。

(4) 右手示指与中指涂无菌石蜡油后同时进入阴道内,拇指伸直,其余各指屈曲。左手用无菌纱布遮盖肛门。

(5) 右手以中指指尖沿骶骨触摸骶骨岬,并了解骶骨曲度、坐骨棘是否突出、坐骨棘间径、坐骨切迹宽度、尾骨活动度;判断胎先露及高低位置,然后指腹向上探查宫颈,了解宫颈柔软度、长度、扩张情况及宫颈相对于先露部分和阴道的位置。

(6) 胎膜已破者,可了解羊水性状。

(7) 动作轻柔,避免接触肛周,并减少手指进出次数。

(8) 根据胎先露前方是否有血管搏动感排除是否有脐带先露和脱垂的可能。

(9) 根据胎先露前是否有其他如同海绵样的组织,排除前置或低置胎盘的可能。

注意:临产中阴道检查次数与感染发病率有关,对胎膜早破的产妇尤其要减少检查次数。

六、相关知识

1. 胎先露:胎儿最先进入骨盆入口的部分叫"先露部"。头位的先露部可因胎头俯屈良好、俯屈不良及仰伸等情况不同,分为顶先露、额先露及面先露等,其中以顶先露最常见,额及面先露少见。臀位的先露部为臀,因胎儿下肢屈曲程度不同可分为单臀先露(腿直臀先露或伸腿臀先露),完全臀先露(混合臀先露或盘腿臀先露),不完全臀先露(单足或双足先露或足膝先露)等。横位的先露部为肩,又称肩先露。

2. 胎方位:胎儿先露部的指示点与母体骨盆的关系称胎方位,简称胎位。人为地将母体骨盆腔分为左前、右前、左后、右后、左横及右横六个部分。顶先露以枕骨为指示点,额及面先露以前囟及颏为指示点,臀先露以骶骨为指示点,肩先露则以肩胛骨为指示点。每种胎先露有六种胎方位,横位则为四种。以顶先露为例,当枕骨位于母体骨盆腔的左前方时,称为"枕左前",位于右前方时为"枕右前",这两种方位最为常见。其他较少见的为枕左后、枕右后、枕左横及枕右横。横位有肩左前、肩右前、肩左后及肩右后四种方位。

3. 儿头颅缝:两顶骨之间的颅缝为矢状缝,是确定胎位的重要标志。顶骨与额骨之间的颅缝为冠状缝。两额骨之间的颅缝为额缝。枕骨与顶骨之间的颅缝为人字缝。位于胎头前方由矢状缝、冠状缝及额缝汇合而呈菱形的囟门为大囟门或称前囟;位于胎头后方由矢状缝与人字缝汇合而呈三角形的囟门为小囟门或称后囟。

4. 先露下降程度以坐骨棘平面为衡量标准。以此为"0"点。在棘上 1cm 者为"−1",棘下 1cm 者为"+1",以此类推。

(中山大学附属第三医院　侯红瑛　吴玲玲)

(北京大学人民医院　黄振宇　王山米)

参 考 文 献

1. 谢幸,苟文丽. 妇产科学. 第 8 版. 北京:人民卫生出版社,2013.

2. 丰有吉,沈铿. 妇产科学. 第 2 版. 北京:人民卫生出版社,2009.

3. Cunningham FG,Gant NF,Leveno KJ,et al. 威廉姆斯产科学. 第 21 版. 段涛,丰有吉,狄文,主译. 济南:山东科学技术出版社,2001.

测 试 题

1. 对肛门检查手法的描述错误的是
   A. 检查前清洁双手
   B. 检查者立于孕妇两腿间或孕妇右侧
   C. 检查前要消毒外阴及阴道
   D. 检查者右手戴一次性检查手套,示指蘸润滑剂自肛门伸入直肠内
   E. 子宫敏感(宫缩)者动作务必轻柔

2. 孕妇外阴阴道消毒的正确手法是
   A. 使用 0.5% 碘伏消毒外阴和阴道
   B. 顺序是大阴唇、小阴唇、阴阜、大腿内上 1/3、会阴及肛门周围
   C. 对碘过敏的孕妇可使用肥皂水消毒外阴
   D. 先消毒阴道再消毒外阴
   E. 消毒外阴后用酒精脱碘

3. 关于阴道检查的注意事项,正确的说法是
   A. 对于胎膜早破的孕妇禁做阴道检查
   B. 阴道检查前可以用 0.5% 碘伏消毒外阴
   C. 对可疑脐带脱垂的孕妇要避免阴道检查
   D. 不明原因阴道流血孕妇禁做阴道检查
   E. 为保证检查的准确性,可多人先后行阴道检查

4. 阴道检查时触及胎儿小囟门位于 7 点位置,大囟门位于 1 点位置,此时的胎方位是
   A. LOP　　　　B. LOA　　　　C. LOT　　　　D. ROP　　　　E. ROA

5. 下列关于阴道的检查,错误的是
   A. 肛查不清时可选用阴道检查
   B. 为了解产程进展,要间隔 1~2 小时行阴道检查一次
   C. 轻度头盆不称经试产 4 小时产程进展缓慢者要行阴道检查
   D. 疑有脐带先露或脐带脱垂要行阴道检查

E. 疑有前置胎盘,在开放静脉的前提下行阴道检查

6. 胎位是指
   A. 最先进入骨盆入口的胎儿部分
   B. 胎儿先露部的指示点与母体骨盆的关系
   C. 胎儿身体长轴与母体长轴的关系
   D. 胎儿身体各部的相互关系
   E. 胎儿位置与母体骨盆的关系

7. 头先露中最常见的是
   A. 枕先露　　　B. 前囟先露　　　C. 额先露　　　D. 面先露　　　E. 复合先露

8. 枕先露产妇临产后进行肛门检查,了解胎头下降程度的标志为
   A. 骶岬　　　B. 耻骨联合后面　　　C. 坐骨棘　　　D. 坐骨结节　　　E. 坐骨切迹

9. 胎头的最小径线是
   A. 枕下前囟径　　B. 枕额径　　　C. 枕颏径　　　D. 双顶径　　　E. 双额径

10. 后囟的组成包括
    A. 2 片顶骨,1 片枕骨　　　　　B. 2 片额骨,1 片枕骨
    C. 2 片顶骨,2 片额骨　　　　　D. 2 片颞骨,1 片枕骨
    E. 2 片顶骨,2 片颞骨

第47章

妊　娠　图
Pregnogram

妊娠图是指记录孕妇每次产前检查体重、血压、宫高、腹围、胎心率等重要资料的图表。目前临床使用逐渐减少，但是运用妊娠图监测孕妇及胎儿状况的基本理念值得研究和学习。

一、目的

1. 通过妊娠图可以直观地了解孕妇及胎儿的状况，有利于对孕妇进行科学管理，监测胎儿的生长发育。

2. 使用妊娠图有助于早期筛查胎儿生长发育的异常及常见妊娠并发症，并协助诊断及治疗。

3. 使用妊娠图对孕妇进行科学管理，并对孕妇饮食、营养等给予正确指导，制订分娩计划，为减少难产及减低围生儿死亡提供可靠依据。

4. 使用妊娠图可以提高孕妇自我保健意识与能力，促使孕妇主动配合医疗措施，可以帮助学生理解产前检查的内容及意义。

二、适应证

适用于妊娠 12 周以后的孕妇，通常妊娠 20 周以后开始绘制妊娠图。

三、禁忌证

无。

四、操作前准备

软皮尺、血压计、体重计、空白妊娠图表、直尺、笔。

五、操作步骤

1. 完成妊娠图表上各项指标的测定，其内容包括孕妇体重、血压、宫高、腹围、胎心率等。

（1）宫高及腹围的测量：孕妇排空膀胱后仰卧在检查床上，头部稍垫高，暴露腹部，双腿伸直，腹部放松，检查者站在孕妇右侧，手持软皮尺，一端放于耻骨联合上缘中点，另一端位于宫底最高点,其间长度为宫高。再将皮尺在脐平处测量腹围并记录数值。

(2) 胎心率的测定:孕妇排空膀胱后仰卧在检查床上,头部稍垫高,暴露腹部,双髋关节及膝关节均屈曲,腹部放松。检查者站在孕妇右侧,通过四步触诊确定胎产式。然后孕妇双腿伸直,检查者将多普勒胎心探头涂上适量耦合剂,置于胎心最清晰的位置,开机并移动探头获得胎心率数值。或用胎心听筒直接听诊。

(3) 孕妇体重的测定:孕妇体重的测定应该尽量保证称重前条件一致,如空腹、排空大小便后、除去不必要的衣物,因此建议孕妇在家监测体重变化。

2. 根据我国孕期产检指南,孕妇从妊娠第 12 周开始第一次检查,妊娠 28 周前,每 4 周 1 次,妊娠 28 周后,每 2 周 1 次,妊娠 36 周后,每周 1 次,每次产检均应测量上述指标,并将各项指标记录在妊娠图表上。

3. 绘制妊娠图:妊娠图各项指标中最重要的是宫高,目前常用的妊娠图只测量子宫底高度,因此妊娠图又称宫高图。宫高图由纵坐标和横坐标构成,纵坐标上的刻度代表子宫底高度,单位是 cm,横坐标上的刻度代表孕周。图中有三条自左下向右上的伴行曲线,分别代表各孕周宫高的第 10 百分位数、第 50 百分位数及第 90 百分位数,将每次产检测得的宫高数值绘在相应孕周的宫高图上,然后连成曲线,可以直观、动态地观察胎儿的生长发育情况(图 47-1)。

依据同样的原理可以绘制孕妇腹围增长的曲线以及其他产检数据的曲线,从而直观地反映各种产检数据是否在正常范围。

六、妊娠图的解读运用及异常妊娠图的处理

根据妊娠图上宫高曲线的走势,通常有以下三种情况。

1. 如果宫高曲线走势接近甚至低于妊娠图表上的第 10 百分位数曲线,应警惕胎儿生长发育不良。需注意以下两点:①再次核实孕周,避免妊娠周数误差导致对胎儿生长发育的错误判断;②如果孕周准确,建议通过超声进一步测量胎儿头围(HC)、腹围(AC)、双顶径(BPD)、股骨长(FL)等指标评价是否存在胎儿生长受限(fetal growth restriction,FGR)。针对生长受限的胎儿,国内尝试输注氨基酸、低分子右旋糖酐、丹参等治疗,目前尚缺乏循证证据。重要的处理措施包括促进胎儿肺成熟治疗、加强胎儿监护,警惕胎儿宫内缺氧及围生儿死亡。对于患妊娠高血压综合征等并发症及合并症的孕妇,由于胎盘供血不足,常导致 FGR。针对这类疾病应该加强对基础疾病的治疗。

2. 如果宫高曲线位于妊娠图表上的第 10 百分位数曲线及第 90 百分位数曲线之间的区域,接近第 50 百分位数,提示胎儿发育正常。

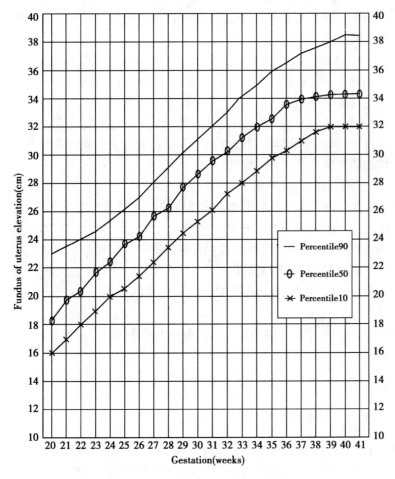

图 47-1　Belizán J 妊娠图

3. 如果宫高曲线走势接近甚至超过妊娠图表上的第 90 百分位数曲线,应该分析发生原因,常见于妊娠期糖尿病、巨大儿、羊水过多等情况,应采用超声确定诊断并作相应处理。

七、相关知识

1. 在妊娠图各项参数中,宫高的变异系数较小,预测胎儿发育情况较腹围、孕妇体重敏感,宫高应作为妊娠图的主要内容。

2. 1978 年,Belizán J 妊娠图中(图 47-1)用横坐标表示孕周,纵坐标表示宫高。图中的 3 条线自上而下分别为宫高的第 10 百分位数、第 50 百分位数及第 90 百分位数。该图为世界卫生组织(WHO)推荐的表格。

3. 正确认识妊娠图的作用:妊娠图虽然在孕妇及胎儿的监护中有一定作用,但是多适用于医疗资源匮乏、经济欠发达地区。由于宫高曲线受孕妇腹壁脂肪厚薄、羊水量及胎先露入盆与否等因素的影响,仅能间接反映胎儿的生长情况,因此妊娠图是一种筛查措施。当分析妊娠图怀疑胎儿生长发育异常时,应进一步通过超声来评估胎儿体重,依据不同孕龄胎儿的体重曲线来评估胎儿生长情况。

4. 选取妊娠图的正常范围:毋庸置疑的是,胎儿的生长发育受到种族、地区、孕妇身材、胎儿性别等多方面的影响,如何选取适宜的参考范围,如何确定胎儿生长曲线的第10百分位数、第50百分位数及第90百分位数尤其重要。近年来的研究尚未达成一致意见,但是多数学者建议评价胎儿生长发育情况应该参照个性化的胎儿生长曲线,并且应该动态观察。

5. 妊娠图与分娩的关系:通过妊娠图可以协助诊断巨大儿及FGR,结合超声更能提高其准确性。如果预测胎儿为巨大儿,则阴道助产及手术分娩率均高于正常胎儿组。而怀疑FGR的胎儿虽因胎儿较小,产程多顺利,但易发生胎儿窘迫,因此产前和产时应严密监护,尽量避免胎儿窘迫、死胎及死产的发生。产时应做好新生儿抢救准备,分娩后加强对新生儿的护理,减少并发症的发生。

(四川大学华西临床医学院 / 四川大学华西妇产儿童医院

姚强　邢爱耘)

(四川大学华西第二医院　刘兴会　余海燕)

参 考 文 献

1. Belizán JM,Villar J,Nardin JC,et al.Diagnosis of intrauterine growth retardation by a simple clinical method:measurement of uterine height.American Journal of Obstetrics and Gynecology,1978,131(6):643-646.

2. World Health Orgnization.Effective Perinatal Care(EPC).Midwifery/Obstetrical Care.Module MO1:Antenatal Care,2010.

3. PillayPriya,Janaki S,ManjilaCecy.A Comparative Study of Gravidogram and Ultrasound in Detection of IUGR. The Journal of Obstetrics and Gynecology of India,2012,62(4):409-412.

4. 谢辛,苟文丽.妇产科学.第8版.北京:人民卫生出版社,2013.

测 试 题

1. 妊娠图中最重要的内容是
   A. 宫高　　　　　B. 腹围　　　　　C. 体重　　　　　D. 血压　　　　　E. 脉搏

2. 以下哪种情况可能考虑 FGR
   A. 宫高、腹围值连续 2 周测量在第 10 百分位数以下
   B. 宫高、腹围值连续 3 周测量在第 10 百分位数以下
   C. 宫高、腹围值连续 4 周测量在第 10 百分位数以下
   D. 宫高、腹围值连续 5 周测量在第 10 百分位数以下
   E. 宫高、腹围值连续 6 周测量在第 10 百分位数以下

3. 以下哪种情况不可能导致宫高测量在第 90 百分位数以上
   A. 双胎　　　　　B. 羊水过多　　　　　C. 羊水过少　　　　　D. 巨大儿　　　　　E. 巨大子宫肌瘤

4. 下列关于妊娠图的描述,正确的是
   A. 是反映胎儿在宫内发育及孕妇健康状况的动态曲线图
   B. 根据首次产前检查所得的血压、体重、宫底高度、胎位、胎心率数值绘制出来的图
   C. 其中孕妇体重曲线是最主要的曲线
   D. 孕妇宫高值在第 20 百分位数和第 80 百分位数值之间,提示妊娠基本正常
   E. 如测得孕妇宫高超过第 90 百分位数,提示可能胎儿发育不良

5. 通常在什么孕周开始绘制妊娠图
   A. 第 12 孕周　　　B. 第 16 孕周　　　C. 第 20 孕周　　　D. 第 24 孕周　　　E. 第 28 孕周

6. 妊娠图中的宫高曲线可用于监测
   A. 胎儿生长发育　　　　　B. 胎儿是否缺氧　　　　　C. 胎儿是否成熟
   D. 胎儿有无畸形　　　　　E. 是否为多胎妊娠

7. 确诊胎儿是否为 FGR 的方法是
   A. 宫高曲线　　　B. 腹围曲线　　　C. 体重曲线　　　D. 超声　　　E. 血压曲线

8. 严重 FGR 是指胎儿体重小于同孕周正常胎儿体重的
   A. 第 1 百分位　　B. 第 3 百分位　　C. 第 5 百分位　　D. 第 10 百分位　　E. 第 15 百分位

9. 足月低体重儿是指足月胎儿分娩时体重小于
   A. 1000g　　　B. 1500g　　　C. 2000g　　　D. 2500g　　　E. 3000g

10. 巨大胎儿是指胎儿出生体重达到或者超过
    A. 3500g　　　B. 3800g　　　C. 4000g　　　D. 4200g　　　E. 4500g

第 48 章

产程图（表）
Partogram

产程图表是记录宫颈扩张、胎先露位置、胎心率、宫缩间隔及持续时间以及产程中重要处理措施等综合情况的图表。产程图表由两部分组成，上部分是产程曲线，下部分是附属表格。

一、目的

1. 观察产程进展：产程曲线动态反映宫颈扩张、胎先露下降及相互之间的关系，可以形象、直观地反映产程进展，从中可以判断分娩过程中产力、产道及胎儿三个因素的相互作用关系。附属表格进一步记录宫缩情况、胎心率、产程中干预措施等指标，有利于监控产程进展。

2. 早期识别异常分娩：通过产程曲线可以早期识别产程延缓、停滞及胎先露下降异常等情况，及时发现难产倾向，并进行适当处理。由此可以提高产程管理质量，降低孕产妇病率、围生儿病率及死亡率。

3. 有助于产科教学：正常分娩是产科教学的基础，而异常分娩是产科教学的难点。运用产程图表有助于学生掌握分娩的相关知识。

二、适应证

所有临产的产妇均可使用产程图表。为了避免假临产及潜伏期产妇的产程图表过于冗长，通常在产妇宫颈扩张 2cm 以上才开始产程图表的记录。

三、禁忌证

无。

四、操作前准备

空白产程图表、红蓝笔、直尺、橡皮。

五、操作步骤

1. 准备绘制产程图表的相应材料及工具：仔细阅读产程图

注意：操作前再次核对产妇信息。

表的内容。产程图表的上部是产程曲线,横坐标标示时间,以小时为单位,纵坐标分别标示宫颈扩张及胎先露下降的程度,以 cm 为单位。一般在产妇宫颈扩张 2cm 以上开始绘制产程图表。

2. 数据标记:使用规范的符号将每一次肛门检查或者阴道检查所获得的宫颈扩张及先露下降数据标示在产程图上,通常用红色"O"表示宫颈扩张,用蓝色"X"表示胎先露下降,每次检查后用红笔连接红色"O",用蓝笔连接蓝色"X",然后得到两条曲线(图 48-1)。

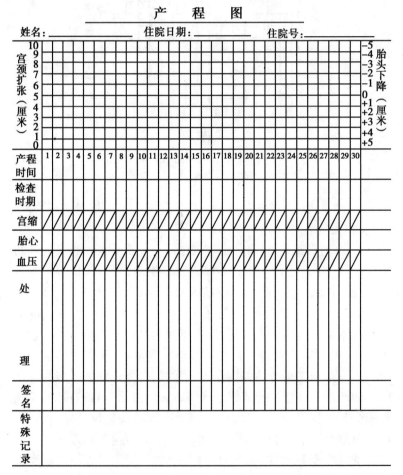

图 48-1 产程图表

产程图表分为两部分,上部分为产程曲线,下部分为附属表格

3. 产程曲线:有两种画法。

(1)"X"交叉型:宫颈扩张曲线自左向右、从下向上;胎先露下降曲线自左向右,但由上向下,两条曲线呈"X"形交叉发展。两条曲线多在第一产程后期交叉,然后又相互分离,直至胎儿娩出(图 48-2A)。

注意:产程曲线异常包括宫口开大及胎先露下降两条曲线的异常,应该动态观察,及时分析。

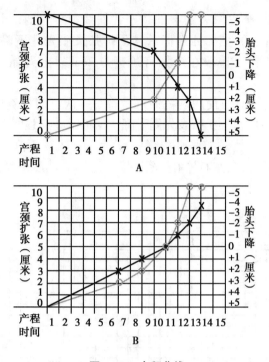

图 48-2　产程曲线

A."X"交叉型产程曲线;B.伴行型产程曲线

（2）伴行型：宫颈扩张及胎先露下降的两条曲线走向一致,均自左向右、从下向上（图 48-2B）。

4. 绘制附属表格：将分娩过程中的每一次重要检查及处理的情况记录在产程图表的下部,即附属表格内,内容应该包括检查时间、血压、胎心、宫缩、羊水性状等及重要处理（图 48-1）。

5. 描画警戒线及异常线：在产程曲线上将宫颈扩张 3cm 处作为进入活跃期的标志,以该标志点及与之相距 4 小时的宫颈扩张 10cm 的标志点处画一斜行连线作为警戒线,距警戒线 4 小时处再画一条与之平行的斜线作为异常线,两线之间的区域为警戒区。如产程曲线超过警戒线进入警戒区则提示有难产可能,应该积极分析原因并及时处理,经处理后产程曲线仍越过异常线,则提示分娩存在较严重的异常。多数学者认为越过异常线者发生难产的几率明显增加,因此只可短期观察,若无进展提示难产因素难以克服,应及时结束分娩,不宜久等。

6. 识别产程曲线中的关键节点：识别产程曲线的关键节点是正确绘制产程图表的基础。产程中的关键节点包括临产、活跃期起点、宫颈开全（宫口开大 10cm）点、胎儿娩出等,实践证明,阴道检查较肛门检查更准确。相关概念详见相关知识。

六、相关知识

1. 分娩基本概念

(1) 临产:临产的标志是规律且逐渐增强的子宫收缩,持续约30秒,间歇5~6分钟,同时伴随进行性宫颈管消失、宫口扩张及胎先露下降。用强镇痛剂不能抑制临产后的宫缩。

(2) 总产程:即分娩全过程,指临产开始到胎盘娩出的全过程。分为三个阶段(图48-3)。

注意:确定临产的标志很重要,也是确定产程各阶段时限的基础。不应将假宫缩确定为临产。

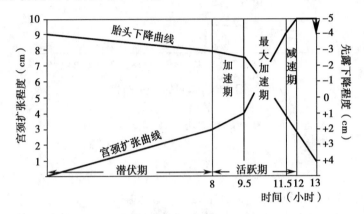

图48-3　产程划分

(3) 第一产程:又称宫颈扩张期,指临产开始到宫口完全扩张即开全(10cm),初产妇约需11~12小时,经产妇约需6~8小时。第一产程分为两个阶段:潜伏期和活跃期。

从临产开始至宫口开大3cm为潜伏期,按宫缩强弱每2~4小时行一次肛门检查或者阴道检查。潜伏期每2~3小时开大1cm,需8小时,平均最大时限16小时。

宫口开大3cm至宫口开全为活跃期,通常每1~2小时行一次肛门检查或者阴道检查。活跃期平均4~8小时,又分为三期:加速期指宫口扩张3~4cm,约需1.5小时;最大加速期指宫口扩张4~9cm,约需2小时;减速期指宫口扩张9~10cm,约需30分钟。

目前国际上倾向于将宫口扩张4cm作为活跃期起点,且不主张在宫口扩张6cm之前过多干预。

(4) 第二产程:又称胎儿娩出期,指宫口开全到胎儿娩出的全过程。初产妇需1~2小时,经产妇不超过1小时。采取分娩镇痛措施的产妇则不应该超过3小时。

(5) 第三产程:又称胎盘娩出期,指从胎儿娩出到胎盘、胎膜娩出的过程。需5~15分钟,不应超过30分钟。

2. 异常产程曲线:根据《妇产科学》第8版,异常产程曲线包括以下七类,可以单独存在,也可以并存(图48-4)。

(1) 潜伏期延长:潜伏期超过16小时。

(2) 活跃期延长:活跃期超过8小时,初产妇活跃期宫口扩张<1.2cm/h,经产妇<1.5cm/h,提示活跃期延长。

(3) 活跃期停滞:进入活跃期后宫颈停止扩张超过4小时。

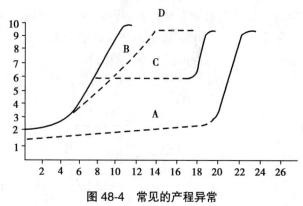

图 48-4　常见的产程异常

—— 正常 — — — 异常

A.潜伏期延长;B.活跃期延长;C.活跃期停滞;D.第二产
程延长

(4) 第二产程延长:第二产程初产妇超过 2 小时(采用硬膜外麻醉分娩镇痛时超过 3 小时),经产妇超过 1 小时。

(5) 胎头下降延缓:活跃晚期及第二产程胎头下降初产妇 <1cm/h,经产妇 <2cm/h 称为胎头下降延缓。

(6) 胎头下降停滞:减速期后胎头下降停止 >1 小时。

(7) 滞产:总产程超过 24 小时。

3. 产程图表的运用:WHO 推荐的产程图表在第三世界国家运用很广泛,自 20 世纪 90 年代起,WHO 已经出版了三种不同形式的产程图表,现简要介绍如下。

(1) 复合型产程图表(图 48-5):其特点是设 8 小时的潜伏期,以宫颈扩张 3cm 作为活跃期开始,警戒线以宫颈扩张 3cm 处作一条斜线,斜率为 1cm/h,而处理线是警戒线右侧与之平行的斜线,相距 4 小时。复合型产程图表提供了相应的空间记录宫缩、产时用药等情况。

(2) 改良型产程图表(图 48-6):WHO 于 2000 年发表了适用于医院的改良型产程图表。该产程图表摒弃了潜伏期,活跃期从宫口扩张 4cm 开始,其他部分同复合型产程图表。该产程图表排除潜伏期的原因是有研究认为包括潜伏期的传统产程图可能导致对产妇的过多干预,而活跃期从 4cm 开始则可以避免对部分宫颈口 <4cm 的经产妇的干预。

(3) 简化型产程图表(图 48-7):该产程图表仅记录宫颈扩张情况,从宫颈扩张 4cm 开始记录,警戒线左侧为白色区,提示产程进展正常,处理线右侧为深灰色区,提示产程停滞,很危险,而警戒线与处理线之间的区域是浅灰色区,提示应注意产程进展。该图表也提供了相应的空间记录产程中的其他信息,如破膜时间、阴道流血情况、羊水性状、宫缩、胎心等信息。有研究表明,简化

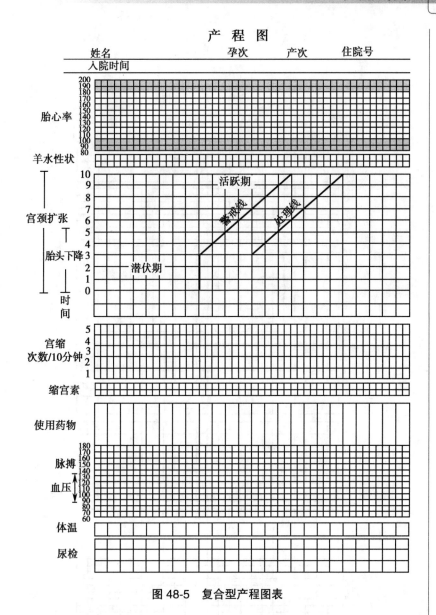

图 48-5　复合型产程图表

型产程图表与复合型产程图表效果相当,但是更易完成,并被医务人员接受。

在阴道分娩中引入产程图表,方便经济,尤其适合第三世界国家使用,相较于产程中的医疗记录更直观,能够快速提供给医务人员产程进展的相关信息,便于临床处理。已有相关研究显示,使用 WHO 制定的产程图表有助于减少产程延长率、急诊剖宫产率、死产率、新生儿窒息发生率等。应该进一步研究并推广其在阴道分娩中的运用。

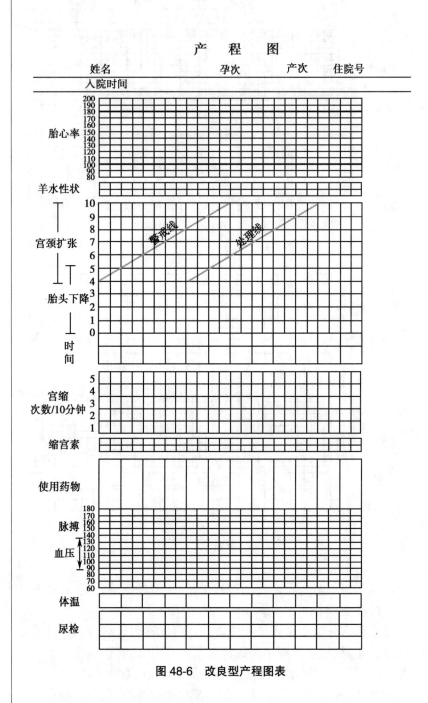

图 48-6　改良型产程图表

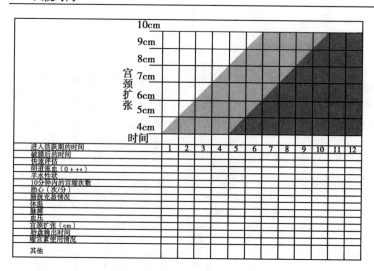

图 48-7　简化型产程图表

（四川大学华西临床医学院 / 四川大学华西妇产儿童医院

姚强　邢爱耘）

（四川大学华西第二医院妇产科　刘兴会　余海燕）

参 考 文 献

1. World Health Organization.Preventing Prolonged Labour：a practice guide. The Partograph.Part Ⅰ-Ⅳ. Geneva：WHO，1994.
2. Matthews Mathai.The Partograph for the Prevention of Obstructed Labor.Clin Obstet Gynecol,2009,52（2）：256-269.
3. 凌萝达,顾美礼 . 难产 . 第 2 版 . 重庆：重庆出版社,2000.
4. 谢辛,苟文丽 . 妇产科学 . 第 8 版 . 北京：人民卫生出版社,2013.

测 试 题

1. 下列关于产程的描述,正确的是
   A. 总产程包括第一产程及第二产程　　B. 第一产程的起点是宫颈扩张　　C. 临产的标志是见红
   D. 第二产程是指宫颈扩张 8cm　　E. 第一产程包括潜伏期和活跃期

2. 潜伏期的最大时限是
   A. 4 小时　　B. 8 小时　　C. 16 小时　　D. 24 小时　　E. 3 小时

3. 活跃期的最大时限是
   A. 4 小时　　B. 8 小时　　C. 16 小时　　D. 24 小时　　E. 3 小时

4. 若一个初产妇进入活跃期后采用硬膜外麻醉镇痛,则其第二产程的最大时限是

    A. 0.5 小时   B. 1 小时   C. 2 小时   D. 3 小时   E. 4 小时

5. 以下说法错误的是

    A. 总产程小于 3 小时称为急产

    B. 产程停滞称为滞产

    C. 正常总产程应小于 24 小时

    D. 经产妇第二产程应该小于 1 小时

    E. 初产妇第一产程一般为 11~12 小时

(6~7 题共用题干)

初产妇,24 岁,诊断为 $G_2P_0^{+1}$ 39^{+4} 周宫内孕 LOA 活胎临产,图 48-8 为该产妇的产程图。请依据该产程图回答第 6~7 题。

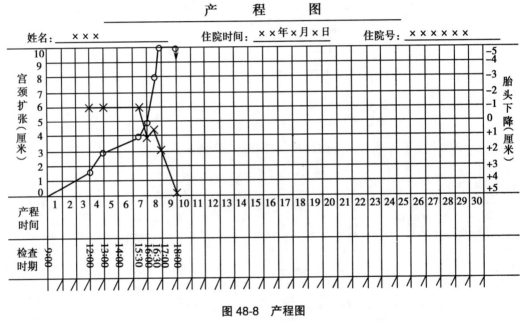

图 48-8　产程图

6. 以下说法正确的是

    A. 该产妇的潜伏期为 5 小时   B. 该产妇的活跃期为 4 小时

    C. 该产妇的第二产程为 2 小时   D. 该产妇的加速期为 3 小时

    E. 该产妇的潜伏期为 3 小时

7. 该产妇进入最大加速期的确切时间是

    A. 12:00   B. 13:00   C. 14:00   D. 15:30   E. 16:00

(8~10 题共用题干)

初产妇,30 岁,诊断为 $G_3P_0^{+2}$ 40^{+2} 周宫内孕 LOT 活胎临产,未破膜,图 48-9 为该产妇的产程图。请依据该产程图回答第 8~10 题。

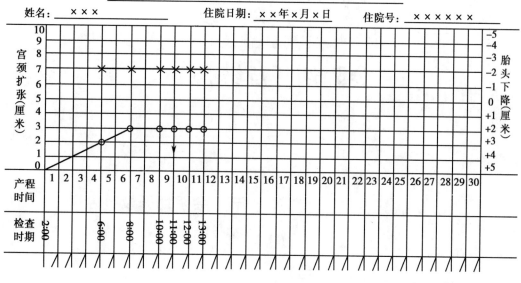

图48-9 产程图

8. 从上图可以看出该产妇存在的问题为
   A. 潜伏期延长　　　B. 活跃期停滞　　　C. 活跃期延长　　　D. 胎头下降停滞　　　E. 第二产程延长

9. 图中箭头所示11:00时对该产妇的正确处理应为
   A. 继续观察　　　　　　　　B. 人工破膜　　　　　　　　C. 缩宫素静脉滴注
   D. 剖宫产　　　　　　　　　E. 阴道助产

10. 产妇最终应采取的分娩方式是
   A. 阴道自然分娩　　　　　　B. 胎头吸引　　　　　　　　C. 剖宫产
   D. 产钳助产　　　　　　　　E. 手转胎头分娩

第 **49** 章

会阴切开及缝合

第一节　会阴切开及缝合
Episiotomy

一、目的

避免会阴过度扩展,利于胎儿娩出,减少可能产生的软产道组织损伤。

二、适应证

1. 初产妇合并会阴较紧、胎儿过大或臀位,或需阴道助产,如产钳术、胎头吸引术及足月臀位助产术等。

2. 可能发生会阴裂伤时,如会阴坚韧、水肿或瘢痕,胎头娩出前阴道流血,持续性枕后位,耻骨弓狭窄、过低等。

3. 因产妇或胎儿情况需缩短第二产程者,如产程过长、宫缩乏力、轻度头盆不称、妊娠高血压综合征、合并心脏病、高度近视、胎儿窘迫等。

4. 预防胎儿颅内出血,如巨大儿、早产儿。

5. 偶用于经阴道手术以扩大手术视野。

三、禁忌证

1. 绝对禁忌证:存在骨盆异常或头盆不称,不能经阴道分娩者。

2. 相对禁忌证:存在生殖器疱疹、尖锐湿疣等,不宜经阴道分娩者;前次分娩会阴完好或切口愈合良好的经产妇,一般不再切开;死胎、无存活的畸胎尽量不行切开;存在难以控制的出血倾向,可于纠正凝血功能后采用。

四、操作前准备

1. 患者准备

(1) 测量生命体征(心率、血压、呼吸),体力状况评价。

(2) 向患者解释会阴切开术的目的、操作过程、可能的风险。

术前沟通、确认知情同意很重要。

312

（3）产妇取仰卧屈膝位或膀胱截石位。

（4）签署知情同意书。

2. 材料准备

（1）治疗车:车上载有以下物品:

1）会阴切开缝合包:内含弯盘 2 个、孔巾 1 块(或 3~4 块无菌巾)、无菌剪(会阴切开剪)1 把、线剪 1 把、持针器 1 把、小平镊 1 把、齿镊 1 把、止血钳 2 把、小圆针和三角针数个、缝线(可吸收线或丝线)、纱布、带尾纱条等。

2）消毒用品:2.5% 碘酊、75% 酒精。

3）麻醉药物:2% 利多卡因 2ml 或 1% 普鲁卡因 2ml。

（2）其他:注射器(10ml 或 20ml)1 个;无菌手套 2 副。

3. 操作者准备

（1）确认患者信息。向患者讲明操作的必要性,签署知情同意书。

（2）洗手,戴帽子、口罩,常规外科手消毒。

▸ 医护配合,两人操作。

（3）常规外阴消毒:用消毒纱球盖住阴道口,防止冲洗液流入阴道,用消毒纱球蘸肥皂水擦洗外阴,顺序为大阴唇、小阴唇、阴阜、大腿内上 1/3、会阴及肛门,最后以 0.1% 苯扎溴铵冲洗或涂以碘伏(聚维酮碘)消毒后铺无菌巾,必要时导尿。

（4）刷手并穿手术衣,戴无菌手套。

（5）铺上无菌中单及大孔巾。

（6）会阴阻滞麻醉:详见第二节会阴阻滞麻醉。

五、操作步骤

1. 会阴斜侧切开缝合术:左右均可,临床上以左侧斜切开为多见。

▸ 切开时应在预计胎儿娩出前 5~10 分钟,不宜过早。

（1）切开:操作者以左手中、示指伸入阴道内,撑起预定切开部位阴道壁,局部浸润麻醉后,右手持会阴切开剪刀或钝头直剪刀,一叶置于阴道内,另叶置于阴道外,使剪刀切线与会阴后联合中线向旁侧呈 45° 角,与皮肤垂直放好,于宫缩胎头向下压迫会阴使会阴膨胀时剪开会阴全层 4~5cm (注意:会阴高度膨胀时应采用 60°~70° 角,娩出胎儿后可恢复至 45°角)(图 49-1)。

▸ 剪刀摆放与皮肤垂直,皮肤与黏膜切口内外大小应一致。如为手术助产则应在导尿后切开。

（2）止血:切开后应立即用纱布压迫止血,如有小动脉活跃出血应钳夹结扎止血。

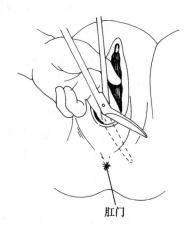

肛门

图 49-1 会阴左侧斜切开

（3）缝合:缝合前应在胎盘、胎膜完全娩出后,先检查阴道和宫颈有无裂伤,再将带尾纱条塞入阴道

▸ 以处女膜为标记对齐创缘,不留死腔。

内,同时上推宫颈,阻止宫腔血液下流,以免妨碍手术视野。甲硝唑冲洗创面后,按层次缝合。

> 缝合内侧深部时需小心避免缝穿直肠。

1) 缝合阴道黏膜:用左手中、示指撑开阴道壁,暴露阴道黏膜切口顶端及整个切口,用2-0可吸收线,自切口顶端上方0.5~1cm处开始,间断或连续缝合阴道黏膜及黏膜下组织,直达处女膜环外。

> 缝合勿过密过紧,以免影响伤口愈合或造成拆线困难。

2) 缝合肌层:以同线间断缝合肌层,达到止血和关闭死腔的目的。缝针不宜过密,肌层切口缘应对齐,缝合切开之下缘肌组织往往会略向下错开,应注意恢复解剖关系。

3) 缝合皮下及皮肤组织:以1号丝线间断缝合皮下脂肪及皮肤,或4-0可吸收线连续皮内缝合。

2. 会阴正中切开缝合术

> 优点在于损伤组织少于斜侧切开术,出血少,易缝合,愈合佳,术后疼痛较轻。

(1) 切开:局部浸润麻醉后,沿会阴联合正中点向肛门方向垂直切开,长约2~3cm(图49-2),注意不要损伤肛门括约肌。

(2) 缝合

> 缺点在于如切开向下延长可能损伤肛门括约肌甚至肛管,发生会阴Ⅲ~Ⅳ度裂伤。故手术助产、胎儿大或接生技术不够熟练者均不宜采用。

1) 缝合阴道黏膜:用2-0可吸收线,自切口顶端上方0.5~1cm处开始,间断或连续缝合阴道黏膜及黏膜下组织,直达处女膜环外。切勿穿透直肠黏膜,必要时可置一指于肛门内做指引。

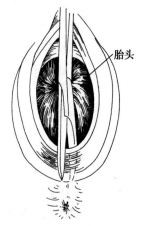

胎头

图49-2　会阴正中切开

> 术者可将左手示指伸入肛门做指引,避免缝线穿通肠管。

2) 缝合皮下脂肪及皮肤:以1号丝线间断缝合皮下组织及皮肤,亦可采用可吸收肠线做皮内连续缝合,可不拆线。

3. 缝合后处理:取出阴道内填塞纱条,仔细检查缝合处有无出血或血肿,确保处女膜环口不小于两横指。常规肛诊检查有无肠线穿透直肠黏膜。如有,应立即拆除,重新消毒缝合。

4. 术后护理:保持外阴清洁,术后5天内,每次大小便后用碘伏棉球擦洗外阴,勤更换外阴垫。外缝丝线者手术后5日拆线。

六、并发症及处理

1. 会阴血肿:常由于缝合时止血不彻底、第一针位置过低等引起。血肿较小或未发展,全身情况尚可,可予以局部冷敷、压迫。若血肿大或有增大趋势,应立即行血肿清创,出血多并有出血休克症状应行抗休克处理,同时积极手术止血。

2. 伤口水肿、疼痛明显:24小时内,可用95%酒精湿敷或冷敷,24小时后可用50%硫酸镁纱布湿热敷,或进行超短波或红外线照射,1次/日,每次15分钟。

3. 伤口感染:立即拆线,彻底清创引流,换药。

4. 伤口裂开:窦道扩开,换药,产后 7 天后可高锰酸钾坐浴,促进伤口愈合;待局部清洁,或行 Ⅱ 期缝合。

第二节　会阴阻滞麻醉
Perineum Block Anesthesia

一、目的

阻断会阴部感觉神经传导。

二、适应证

1. 会阴切开或阴道助产分娩的麻醉。
2. 阴部神经痛。
3. 会阴痛的诊断和缓解症状,治疗外阴损伤继发性疼痛。
4. 肛门及会阴区顽固性奇痒症。

三、禁忌证

1. 绝对禁忌证:麻醉剂过敏。
2. 相对禁忌证:注射部位皮肤软组织有感染性疾病;存在难以控制的出血倾向。

四、操作前准备

1. 器械准备:操作台、20ml 注射器或 Kobak 针、2% 利多卡因或 1% 普鲁卡因。
2. 患者准备:取仰卧屈膝位或膀胱截石位。
3. 操作者准备:常规外阴消毒。

五、操作步骤

1. 经会阴阻滞:操作者将左手示、中指伸入阴道内,触及左侧坐骨棘,操作者右手持带有长针头的 20ml 注射器(内装 0.5% 普鲁卡因或 0.5% 利多卡因 20ml),在左侧坐骨结节和肛门连线中点稍偏坐骨结节处,先注一皮内小丘,然后在阴道内手指指引下将针头刺向坐骨棘内下方阴部神经经过处。回抽无回血后,局部注射普鲁卡因或利多卡因溶液 10ml,然后边退针边注药,在切缘和皮下深部注射局部麻醉药 10ml。每次注药前先回抽,以防注入血管。利多卡因用量不超过 150mg,普鲁卡因不超过 500mg。
2. 经阴道的阴部神经阻滞:操作者将示指及中指伸入阴道,直到触及坐骨棘和骶棘韧带。将阴道阻滞针撤退到引导器内,将 Kobak 针插进阴道,使针尖抵达骶棘韧带,针继续前进约 1.5cm,越过黏膜表面,直到感觉突破黏膜和骶棘韧带,将局部麻醉药注

因阴部动脉与静脉在这个区域与阴部神经并行,故应间歇性分次注入局部麻醉药,且注药前回抽,以防注入血管。

入该部位,注射前注意回抽无血。

六、并发症及处理

1. 药物中毒:局部麻醉药被直接注入血管内所致,维持患者生命体征,必要时抗心律失常治疗。

2. 穿刺部位血肿或脓肿:多因反复穿刺引起,可予以物理治疗,必要时穿刺引流。

七、相关知识

会阴神经解剖:会阴神经来自 S2~S4,经坐骨大孔后离开骨盆,越过坐骨棘,横过骶棘韧带后,在坐骨小孔与阴部内动脉并行,再进入骨盆。阴部神经又分成直肠下神经、会阴神经和阴蒂背神经。会阴部另一神经支配源于阴部神经的股后侧皮神经分支,它支配着会阴的后阴唇部分。

(中南大学湘雅二医院　方小玲　邓娅莉)

(中南大学湘雅二医院　方小玲　马洁稚)

参 考 文 献

1. Cunningham F,Leveno Kenneth,Bloom Steven,et al.Williams Obstetrics.22nd ed.McGraw Hill Companies,2005.
2. 曹泽毅 . 中华妇产科学 . 第 2 版 . 北京:人民卫生出版社,2004.

测 试 题

1. Which of the following conditions is not the sign of episiotomy
   A. perineum scar
   B. inevitable perineum tearing
   C. fetus weights 4200g
   D. premature rupture of membranes
   E. obstetrical forceps delivery

2. 会阴切开缝合术的产妇,术后宜采取的体位是
   A. 平卧位　　　B. 半卧位　　　C. 健侧卧位　　　D. 伤口侧卧位　　　E. 俯卧位

3. What is the suitable timing for sutures out
   A. the first day　　B. the third day　　C. the fifth day　　D. the seventh day　　E. the ninth day

4. The length of perineum oblique incision is about
   A. 1~2cm　　B. 2~3cm　　C. 4~5cm　　D. 6~7cm　　E. 7~8cm

5. The length of perineum median incision is about
   A. 1~2cm　　B. 2~3cm　　C. 4~5cm　　D. 6~7cm　　E. 7~8cm

6. Which of the followings is the most important marker for perineum block anesthesia

A. ischiadic spine 　　　　B. ischiadic tuberosity 　　　　C. os coccyx

D. anus 　　　　E. perineal central tendon

7. 会阴阻滞麻醉的患者,宜采取的体位是

A. 平卧位　　　B. 半卧位　　　C. 膝胸卧位　　　D. 膀胱截石位　　　E. 俯卧位

8. Which of the following conditions is not suitable for perineum block anesthesia

A. PT of the patient is 30 sec 　　　　B. inevitable perineum tearing 　　　　C. fetus weight 4200g

D. pudendal pain 　　　　E. obstetrical forceps delivery

9. 会阴侧切术后伤口愈合不良,术后多久可以进行高锰酸钾坐浴

A. 3 天　　　B. 5 天　　　C. 7 天　　　D. 10 天　　　E. 1 天

10. 会阴阻滞麻醉时,麻醉药物 2% 利多卡因或 1% 普鲁卡因剂量最大分别不得超过

A. 100mg 和 200mg 　　　　B. 100mg 和 500mg 　　　　C. 150mg 和 200mg

D. 150mg 和 500mg 　　　　E. 150mg 和 300mg

第 50 章

人工胎盘剥离术
Manual Removal of Placenta

一、目的

在任何一种分娩方式下,胎儿娩出后 30 分钟胎盘仍未自然剥离者,或胎儿娩出后出血多须尽快娩出胎盘以减少出血者。

二、适应证

1. 胎儿娩出后,常规使用宫缩剂 30 分钟后,胎盘仍未自然剥离者,虽出血不多,也应人工剥离胎盘。多见于完全性或部分性胎盘粘连。如不及时处理,一旦宫口收缩,还可造成胎盘嵌顿,使处理更为困难。

2. 胎儿娩出后至胎盘娩出前虽未到半小时,但阴道流血 ≥200ml,经子宫按摩,各种途径给予子宫收缩药物,均未能使胎盘完全剥离者。

3. 全麻下行手术助产时,可于胎儿娩出后立即人工剥离胎盘,防止产后迟缓性出血。

三、禁忌证

怀疑植入性胎盘时,切忌强行剥离。

四、操作前准备

必要时签署知情同意书及做必要的实验室检查、备血。开通两条静脉通道。

1. 手术前向患者解释手术的目的、操作过程、风险、需要配合的事项,必要时签署知情同意书。
2. 核对患者信息。
3. 必要的实验室检查,消毒用品,建立静脉通道,必要时备血,辅以镇痛镇静药物,如哌替啶、地西泮等。

注意无菌操作。外阴重新消毒,铺无菌巾,操作者更换手术衣及无菌手套。

4. 外阴重新消毒,铺无菌巾,操作者更换手术衣及手套;助手协助患者体位摆放,观察手术过程中患者情况,或超声协助监视。

五、操作步骤

1. 患者取膀胱截石位,排空膀胱。
2. 麻醉:一般不需特殊麻醉,若宫颈内口较紧时,可行双侧阴

318

部神经阻滞麻醉或哌替啶 100mg 肌内注射。对操作困难者可应用丙泊酚静脉麻醉。

3. 剥离胎盘

(1) 阴道分娩：以一手于腹部向下按压子宫底部，另一手五指并拢呈圆锥形状沿脐带伸入宫腔内，找到胎盘与子宫交界面，自胎盘下缘，掌心朝向胎盘母面，掌背贴于子宫壁，用手掌尺侧于胎盘 - 子宫壁间隙腔像裁纸样剥离（图 50-1）。如能剥离出一缺口，继续扩大剥离面，直至整个胎盘剥离（图 50-2）。轻轻下牵脐带协助胎盘娩出。然后用手掌托住整个胎盘边旋转，边缓慢拿出阴道外。至阴道外口时翻转胎盘，以胎儿面娩出，并将胎膜完整带出。

> 取胎盘至阴道外口时翻转胎盘以胎儿面娩出，边旋转边缓慢拿出，力求胎膜全部取出。

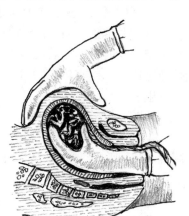

图 50-1　阴道分娩人工剥离胎盘(1)　图 50-2　阴道分娩人工剥离胎盘(2)

> 若胎盘与宫壁较为紧密，剥离困难者，警惕胎盘植入的可能，不要强行剥离。

(2) 剖宫产：操作方法同上，自子宫切口进入宫腔，胎盘娩出后用卵圆钳清理宫腔，防止胎盘小叶和胎膜残留，再以纱布卷擦拭宫腔，拭尽残留胎膜。

> 剖宫产术中可尽量等待子宫收缩胎盘自然剥离娩出，若自然剥离困难，考虑手取胎盘。

4. 检查胎盘：取出胎盘后要仔细检查胎盘母体面，观察胎盘小叶是否完整。阴道分娩者，若胎盘仍有缺损应予清宫，有条件时可在超声引导下进行。

5. 确认取出胎盘完整后，立即肌注子宫收缩剂缩宫素 10 单位或前列腺素制剂促进子宫收缩，防止产后出血。

6. 术后应用抗生素治疗防止感染。

7. 术后 24 小时或出院前行超声再次复查，排除宫腔残留物。

六、并发症及处理

1. 感染

(1) 原因：多见于分娩前已有感染者（阴道炎等）；产程较长者；无菌操作不严格；剥离胎盘时反复进入宫腔等；术后子宫缩复不良，出血较多者。

(2) 处理：①手术时外阴重新消毒，铺无菌巾，换无菌手套及手术衣;②徒手剥离胎盘尽量一次完成,不可反复进入宫腔,以减少感染机会;③术后给予抗生素并密切观察有无子宫出血;④感染较重者联合应用抗生素。

2. 穿破子宫

(1) 原因:剥离胎盘时,如不易分离,特别是在子宫角区子宫壁较薄处用暴力分离;胎盘有残留时,经宫颈施行卵圆钳钳夹或刮匙刮取胎盘时用力不当。

(2) 预防及处理:①剥离胎盘时,如不易分离,千万不可用暴力,特别是在子宫角区子宫壁较薄处,因为很可能是植入性胎盘。如为完全植入性胎盘,不予剥离胎盘,可部分或全部切除子宫,保留宫颈及附件,或慎重给予保守处理。如为部分植入性胎盘,给予缩宫素及抗生素后,如出血明显减少,可给予保守处理,如出血不止则需及时手术。若已穿破子宫,需要开腹手术,根据情况,可行子宫修补术或宫体切除术。②在超声引导下操作,可以尽量避免发生。

3. 产后出血

(1) 若为植入性胎盘,强行剥离可致剥离面出血。对于试行剥离时发现胎盘与宫壁结合较为紧密时,不可强行剥离,如无出血可待日后处理。

(2) 若徒手剥离胎盘后,部分胎盘小叶仍有残留,可用大型钝型刮匙刮取或胎盘钳钳取,最好在 B 超引导下进行处理,取出物送病理。如胎盘植入病灶深大,出血严重时,则需行介入手术或开腹手术。开腹手术包括胎盘植入病灶切除、止血,严重时需行次全子宫切除术,保留附件及宫颈。

(中国医科大学附属盛京医院 杜鹃 张淑兰)

参 考 文 献

1. Hanretty KP. Obstetrics Illustrate. 6th ed.Churchill Livingstone,2003.
2. 刘元姣,洛若愚 . 实用妇产科手术与并发症治疗 . 第 2 版 . 北京:科学出版社,2007.
3. 乐杰 . 妇产科学 . 第 7 版 . 北京:人民卫生出版社,2008.
4. 庄依亮 . 现代产科学 . 第 2 版 . 北京:科学出版社,2009.

测 试 题

1. 下列哪种不是人工剥离胎盘的适应证
   A. 胎儿娩出后,为防止产后出血,应常规人工剥离胎盘
   B. 胎儿娩出后,常规使用宫缩剂 30 分钟后,胎盘仍未自然剥离者
   C. 胎儿娩出后阴道流血≥200ml
   D. 曾有胎盘粘连史等高危因素
   E. 胎盘部分植入,不应强行剥离

2. 胎盘排出不完整,徒手剥离胎盘后,部分胎盘小叶仍有残留,正确的处理是
   A. 静脉注射缩宫素
   B. 按摩宫底
   C. 等待残留胎盘组织自然排出
   D. 宫腔探查,尽量一次彻底清除残留胎盘
   E. 不必强求一次彻底清完,可于产后数日行 B 超检查,仍有残留可再次清宫

3. 下列哪种人工剥离胎盘的方法正确
   A. 手进宫腔抓着胎盘往外拉
   B. 胎盘与宫腔粘连时用手指抠挖
   C. 人工剥离部分胎盘后就可外拉脐带娩出胎盘
   D. 只要抓着脐带使劲牵拉就可使胎盘自然剥离
   E. 手呈圆锥状进宫腔,沿胎盘边缘呈"裁纸式"逐渐剥离胎盘,待胎盘完全剥离后牵拉脐带娩出胎盘

4. Which is the cause of leading to bleed after manual removal of placenta
   A. recurrent go in and out the uterine
   B. without using antibiotics after operation
   C. bleeding too much after operation
   D. without asepsis principle
   E. all above

5. After the fetal delivery, If the placenta can not remove , the manual removal of placenta should be done.
   A. right now　　B. in 30 min　　C. in 1 hour　　D. in 2 hours　　E. no time limitation

6. 患者妊娠 9 周,于外院流产产后 3 天,阴道流血月经量,伴发热及下腹痛 1 天。彩超提示:宫腔内高回声团 5cm×4cm×6cm。患者目前最可能的诊断为
   A. 胎盘残留　　B. 子宫破裂　　C. 宫腔积血　　D. 稽留流产　　E. 子宫复旧不良

7. 患者自然产后,胎盘已娩出,仍有大量阴道流血,暗红色,检查胎盘形态规则,边缘处有血管断裂,可能为
   A. 脐带断裂　　B. 胎膜残留　　C. 帆状胎盘　　D. 副胎盘　　E. 宫颈裂伤

8. 足月胎儿娩出后,立即强行牵拉脐带易导致患者出现的最危险的并发症是
   A. 胎盘剥离　　　　　B. 脐带断裂,胎盘嵌顿　　　　　C. 子宫内翻
   D. 胎盘粘连　　　　　E. 宫颈裂伤

9. 胎儿娩出后半小时,胎盘不娩出的最常见的原因是
   A. 尿潴留　　B. 胎盘滞留　　C. 胎盘粘连　　D. 胎盘植入　　E. 宫缩乏力

10. 足月分娩后胎盘部分小叶残留,最常见的处理是
    A. 胎盘钳取术　　B. 清宫术　　C. 手取胎盘　　D. 剖宫产术　　E. 药物治疗

第 51 章

宫内节育器放置术与取出术
Insertion and Removal of IUD

第一节 宫内节育器放置术

一、目的

宫内节育器（intrauterine device，IUD）放置术是用于育龄妇女节育的手术方法。

二、适应证

1. 育龄妇女自愿要求放置而无禁忌者。

2. 某些疾病的辅助治疗：如宫腔粘连、功能性子宫出血及子宫腺肌症等的保守治疗（含有孕激素的宫内节育器）等。

三、禁忌证

1. 严重全身性疾病，如心力衰竭、肝肾功能不全、凝血功能障碍等。

2. 急、慢性生殖道炎症，如急、慢性盆腔炎是绝对禁忌证；阴道炎、宫颈炎、重度宫颈糜烂治疗前不宜放置。

3. 妊娠或可疑妊娠。

4. 生殖器官肿瘤，良性肿瘤如子宫肌瘤引起宫腔变形或月经过多者不宜放置，卵巢肿瘤应于治疗后根据情况考虑可否放置。

5. 生殖道畸形、子宫畸形，如双角子宫、纵隔子宫等。

6. 宫颈内口过松、重度陈旧性宫颈裂伤或严重子宫脱垂。

7. 月经过多、过频或不规则阴道流血。

8. 宫腔深度不足 5.5cm 者。

9. 人工流产后出血过多或疑有妊娠组织残留者。

10. 顺产或剖宫产胎盘娩出后放置宫内节育器，如有潜在感染或出血可能者，胎膜早破 12 小时以上、产前出血、羊水过多或双胎等不宜放置。

11. 产后 42 天恶露未净或会阴伤口未愈者。

12. 严重痛经者。

注意：操作前充分评估患者全身状况，对合并其他全身性疾病者，应纠正后再考虑行放置术。

急、慢性盆腔炎是放置术的绝对禁忌证。

322

四、操作前准备

1. 患者准备:全面了解其妊娠分娩史,全面体格检查及相关辅助检查;排除禁忌证后,向患者解释操作过程、风险、需要配合的事项,签署知情同意书;患者排空膀胱,术前3天禁止性生活。

2. 材料准备:合适型号和类型的宫内节育器,消毒用品等。

3. 操作者准备:核对患者信息。操作者洗手,准备帽子、口罩、无菌手套等;助手协助患者体位摆放,观察放置节育器过程中患者情况等。

> 注意:一定要讲明操作过程及风险,并签署知情同意书。

五、操作步骤

1. 常规消毒外阴、阴道,铺无菌巾,行双合诊检查。

2. 用窥阴器扩张阴道,消毒阴道穹隆、宫颈及颈管。

3. 宫颈钳钳夹宫颈前唇,轻轻向外牵拉。

4. 宫颈过紧者可用1%的利多卡因棉签置入宫颈管内约2分钟,或1%的利多卡因于宫颈4点及8点处黏膜下注射各1~2ml,5分钟后实施手术。

5. 持探针沿子宫倾屈方向轻轻进入,探测宫腔深度。

6. 根据宫颈口松紧或节育器体积决定是否扩张宫颈,扩张宫颈时,以执笔式持宫颈扩张器沿宫腔方向慢慢扩张宫颈内口,扩张器通过宫颈内口即可,不可深入,一般由4号扩至6号即可。

7. 不同类型节育器的放置技巧

(1) 环形及宫形节育器:使用叉或钳型放置器放置。若用叉型放置器,将节育器上缘置于叉内,顺子宫方向轻轻送入宫底,慢慢退出放环叉,退至宫颈内口时再上推节育器下缘,然后退出放置器。若用钳型放置器,将节育器的上缘置于钳顶端的小槽内,节育器骑跨于钳上,顺宫腔方向置于宫底,张开前叶向外推出,退至宫颈内口时同样上推节育器下缘,然后退出放置器。

(2) "V"形节育器:使用套管式放置器放置。将节育器两角折叠插入套管内,调整限位块至宫腔深度,由另一端置入套管芯达节育器下缘,将套管顺宫腔方向置入宫底,固定套管芯,后退套管,用套管芯轻推节育器下缘后退出放置器,颈管外保留尾丝长1.5~2.0cm。

(3) "T"形节育器:放置时,将两横臂向下折叠,与纵臂一起置入套管内,调整限位块至宫腔深度,插入套管芯,沿宫腔方向送入放置器达宫底,固定套管芯,后退套管,用套管芯轻推节育器下缘后退出放置器,颈管外保留尾丝长1.5~2.0cm。

(4) 母体乐:将节育器置于一无套管芯的套管内,调整限位块至宫腔深度,将带有节育器的套管沿宫腔置入宫底,保留片刻,轻轻退出套管,保留尾丝长1.5~2.0cm。

> 注意:术中严格无菌操作,放置时勿接触阴道壁。
>
> 一定要行双合诊检查,判断子宫倾屈方向。
>
> 如需扩张宫颈,用力要缓慢、适度、扩张器过宫颈内口即可。
>
> 注意:宫内节育器种类繁多,各有特点,可根据患者要求选择并注意使用年限。
>
> 注意:节育器上缘要达宫腔底部。使用叉型放置器时要一次到达宫底,中途不可停顿。不能任意扭转节育器,以免节育器变形。
>
> 注意:带尾丝的节育器放置成功后,颈管外应保留的尾丝长度为1.5~2.0cm。

(5)"Y"形节育器:把节育器的纵臂放入套管内,按宫腔深度调整限位块,扩张宫颈口后将节育器沿宫腔方向放至宫底,固定内芯,后退套管。

(6)吉妮固定式节育器(GyneFix):节育器为独立包装,已置于套管内,右手握住套管与置入器连接处,调整限位块比宫腔深度长0.5cm;将放置器经宫颈管置入宫腔底部。放置器紧抵宫底,轻轻推进置入器1cm,此时置入针和节育器上的手术线小结进入子宫肌层。在放置器紧抵宫底的同时,轻轻由插槽中释放尾丝。在固定放置套管的同时,慢慢退出置入器,然后抽出套管。轻轻牵拉尾丝以确定节育器是否固定于宫底,于宫颈管内剪断尾丝。

8. 观察宫腔内无出血,取下宫颈钳,撤除窥阴器。

9. 放置宫内节育器后应观察如下情况

(1)有无腹痛、阴道流血等症状。

(2)有无面色苍白、呼吸困难,生命体征是否平稳等。

> **注意:** 术后嘱患者休息2日,1周内避免重体力劳动。保持外阴清洁,2周内避免盆浴及性生活。

六、并发症及处理

1. 感染

(1)原因:放置节育器时,如不严格按照无菌操作,或生殖道存在感染灶、节育器尾丝过长导致上行性感染,均可能引起盆腔感染。

(2)处理:术中应严格无菌操作,对有盆腔炎病史尤其有性传播疾病病史者禁用节育器,术后预防性使用抗生素。放置节育器后定期随访,注意个人卫生。如有感染者,应取出节育器并选用有效抗生素治疗。慢性盆腔感染的病原体除一般细菌外,厌氧菌、支原体、衣原体,尤其是放线菌感染较多,治疗时可行必要的宫颈分泌物培养及药敏试验,以选择敏感药物,也可选择中药和理疗。

2. 不规则阴道流血:不规则性阴道流血是临床常见并发症,发病率为10%以上,多表现为月经量增多或经期延长,或点滴不规则性出血,易发生于节育器放置后1年内。放置前,应充分了解节育器的适应证及禁忌证,选用合适类型的节育器,并适当选用抗纤溶活性药物、前列腺素合成酶抑制剂、类固醇类药物及抗生素治疗,无效者应取出节育器。

3. 疼痛:临床表现为腰腹坠胀痛。

(1)原因:多因节育器刺激子宫收缩所致,也可因宫内节育器型号偏大或位置异常引起。

(2)处理:疼痛较轻者不需处理。疼痛明显者需除外感染,并需检查节育器位置及大小是否与宫腔相配。必要时可口服吲哚美辛。如疼痛持续或治疗无效应取出宫内节育器。

4. 子宫穿孔

(1) 原因:放置宫内节育器过程中因操作不慎,手术器械损伤子宫壁或置宫内节育器后宫内节育器压迫宫壁导致子宫穿孔。

(2) 处理:在手术过程中,探针等器械穿孔,宫内节育器尚未放入宫腔,患者情况良好者,应严密观察血压、脉搏、体温、腹痛等情况,进行保守治疗,使用抗生素预防感染及宫缩剂加强收缩,促使穿孔处愈合。若宫内节育器已放入子宫外,需在腹腔镜下取出宫内节育器,同时修补穿孔。合并脏器损伤或内出血,应立即剖腹探查,针对损伤情况及时进行处理。

5. 宫内节育器异位、嵌顿:宫内节育器异位是指宫内节育器转移到腹腔、阔韧带等部位或出现嵌顿者。宫内节育器嵌顿属于一种异位,临床较为常见。宫内节育器异位、嵌顿一般均无症状,多发现于取器时,可结合 X 线透视、B 超、宫腔镜及子宫碘油造影等手段,以明确诊断。严格遵守手术操作规程,熟练操作技术,根据子宫大小、位置,选择合适大小、类型和优质的宫内节育器。如宫内节育器嵌顿内膜下,可先刮内膜后再试取出;嵌顿浅肌层,应在宫腔镜下轻轻牵拉取出;完全嵌入子宫肌层或断裂残留于肌层内时宜剖腹或在腹腔镜下切开子宫取出。异位到子宫外,应根据有无脏器损伤,在腹腔镜下或剖腹取出宫内节育器。放置宫内节育器时间过长,尤其是在嵌顿、异位的情况下,宫内节育器易断裂或部分残留于肌层内,应注意全部清理取出。

6. 宫内节育器脱落:宫内节育器放置时操作不规范,没有将宫内节育器放入子宫底部,或宫内节育器大小、类型与子宫大小、形态不匹配,或宫内节育器质量不好,易发生脱落,多在放器后 1 年内尤其是前 3 个月与经血一起排出,不易察觉。因此,放置宫内节育器后应定期随访。

7. 带器妊娠:宫内节育器未置于子宫底部,或移位、异位等均可导致带器妊娠,一般随带器时间延长尤其是 4 年以上者,带器妊娠几率会增加。这可能与宫内节育器产生的异物反应随时间延长而影响稳定性或与盆腔炎等疾病有关。带器妊娠可致胎儿畸形,原则上应终止妊娠并取出节育器。

七、相关知识

宫内节育器放置时间:

1. 月经周期第 5~7 天及月经干净后 3~7 天。

2. 月经延长或哺乳期闭经者,应首先排除妊娠后才可放置。

3. 早期妊娠吸宫或钳刮术后即时放置。

4. 自然流产或中期妊娠引产转经后。

5. 产后 3 个月或剖宫产半年后。

注意:嘱患者定期随访,即放置后1、3、6个月各随访一次,放置后3个月内经期或大便时要注意节育器有无脱落。

第二节　宫内节育器取出术

一、目的

取出的目的如适应证所述。

二、适应证

1. 节育器放置期已到,需要更换者。
2. 有生育要求,计划妊娠者。
3. 放置后出现较重的副反应,如严重腰腹痛、不规则子宫出血等。
4. 出现并发症,如异位、嵌顿、节育器变形、感染等。
5. 闭经半年或绝经 1 年以上者。
6. 更换其他避孕方法者。
7. 带器妊娠者,需在行人工流产时同时取出。

三、禁忌证

各种疾病的急性期暂不能取器,待病情好转后再考虑取出。

四、操作前准备

1. 患者准备:全面了解其妊娠分娩史;全面体格检查及相关辅助检查,行 B 超检查或 X 线透视确定节育器是否存在,并了解其位置和形状;排除禁忌证;向患者解释操作过程、风险、需要配合的事项,签署知情同意书;患者排空膀胱,术前 3 天禁止性生活。
2. 材料准备:取器(宫内节育)包、消毒用品等。
3. 操作者准备:核对患者信息。操作者洗手,准备帽子、口罩、无菌手套等;助手协助患者体位摆放,观察取器过程中患者情况等。

五、操作步骤

1. 常规消毒外阴、阴道,铺无菌巾,行双合诊检查。
2. 用窥阴器扩张阴道,消毒阴道穹隆、宫颈及颈管。
3. 宫颈钳钳夹宫颈前唇,轻轻向外牵拉。
4. 不同类型节育器的取出技巧
(1) 带尾丝的节育器:用长弯止血钳钳住尾丝,轻轻牵拉取出节育器。
(2) 无尾丝的节育器:开始同宫内节育器放置手术步骤1~6,之后用探针探测节育器位置,取环钩沿宫腔方向进入宫腔,触及节育器后转动钩头方向钩住节育器下缘,牵拉取出。

注意:详细了解病史、取器原因、月经情况和末次月经日期;辅助检查,明确节育器的类型和位置;检查血常规、白带常规;阴道持续出血者,应服用抗生素3天;对已经绝经的妇女,如子宫已萎缩,可于术前服用雌激素;对于宫口较紧的患者,术前服用米索前列醇0.6mg,2小时后再行手术,会降低取环难度。

注意:取环前首先要确认节育器的位置和类型;向患者介绍相关事宜并签署知情同意书。

注意:取环应在月经干净3~7天或绝经后;如因阴道流血取器时可根据患者情况随时取出,必要时在诊刮同时进行。

注意:对子宫颈较紧的患者,取环前可以扩张子宫颈。

（3）吉妮固定式节育器：用妇科长钳进入宫颈内，钳夹住尾丝取出。

（4）"T"形节育器：钩住其横臂或纵、横臂交界处，保持钩头平直，缓缓牵拉取出。若钩取有困难，可扩张宫颈后用小弯头卵圆钳钳取。

（5）环形节育器嵌顿时，以取环钩钩住节育器下缘，牵拉出子宫颈口外，拉直螺旋丝，两把弯钳夹住宫颈口外的环丝，于中间剪断。由一侧将环丝慢慢拉出，拉出后要将环丝对合，了解节育器是否完整。

5. 取出节育器后的观察

（1）症状上注意：有无腹痛、阴道流血等，注意观察可能出现的副反应及并发症。

（2）体征上注意：有无面色苍白、呼吸困难，生命体征是否平稳。

注意：保持外阴清洁，2周内避免盆浴及性生活。

六、并发症及处理

取器时易损伤子宫壁或穿孔，甚至损伤脏器，引起并发症，故取器前应常规检查了解宫内节育器的位置及有无断裂等情况，对症处理。

七、相关知识

取出节育器的操作技巧：

1. 探测节育器位置时，根据术前定位尽量一次性探到异物感，避免多次反复探测损伤内膜，引起出血。

2. 使用取环钩时要非常小心，只能在宫腔内钩取，避免向宫壁钩取，如钩取时有阻力，不能强行牵拉，应退出取环钩，进一步查清原因。

3. 若节育器嵌顿确实严重，牵拉时阻力过大，可先牵出部分环形节育器环丝，找出环接口，离断，将环拉成线状后取出。

（山东大学齐鲁医院　刘培淑）

（北京大学人民医院　刘春兰）

参 考 文 献

1. 江森，董白桦 . 计划生育手术彩色图谱 . 济南：山东科学技术出版社，2001.
2. 刘新民 . 妇产科手术学 . 北京：人民卫生出版社，2003.
3. 李爱斌，夏良 . 妇产科小手术与检查技术 . 北京：北京科学技术出版社，2009.
4. 方爱华 . 计划生育技术 . 第3版 . 上海：上海科学技术出版社，2012.
5. 谢幸，苟文丽 . 妇产科学 . 第8版 . 北京：人民卫生出版社，2013.

测 试 题

1. 带尾丝宫内节育器放置时,保留尾丝长度一般是
   A. 1.5~2.0cm B. 1cm C. 3cm D. 0.5cm E. 4cm

2. 下列宫内节育器放置时间合适的是
   A. 月经期
   B. 月经干净后 3~7 天
   C. 产后 42 天内
   D. 自然流产后月经尚未恢复正常周期时
   E. 不规则阴道流血分段诊刮术后

3. 下列不属于放置宫内节育器禁忌证的是
   A. 严重的全身疾病 B. 严重宫颈裂伤 C. 月经稀发
   D. 子宫畸形 E. 慢性盆腔炎急性发作

4. 下列不属于节育器放置并发症的是
   A. 子宫穿孔 B. 疼痛 C. 不规则阴道流血
   D. 更年期综合征 E. 感染

5. 关于放置节育器过程中的注意事项,下列哪项是错误的
   A. 严格无菌操作
   B. 宫颈过紧者可用利多卡因宫颈局部浸润麻醉
   C. 应根据子宫大小、位置,选择合适大小、类型和优质的 IUD
   D. 使用叉型放置器放置环形节育器时中途需停顿、旋转
   E. 放置后需停留一段时间观察有无出血

6. Which women can use IUD for contraception
   A. women with acute cervicitis
   B. women with severe cervical erosion
   C. women with pelvic inflammatory disease
   D. women without contraindication
   E. women with menorrhagia

7. 放置节育器后发生不规则阴道流血,以下说法不正确的是
   A. 是临床常见并发症,发病率为 10% 以上
   B. 多表现为月经量增多或经期延长,或点滴不规则性出血
   C. 易发生于节育器放置 1 年后
   D. 充分了解节育器的适应证及禁忌证,选用合适类型的节育器对预防此类出血至关重要
   E. 药物无效者应取出节育器

8. 下列哪项不属于节育器取出术的适应证
   A. 出现并发症,如异位、嵌顿、节育器变形、感染等
   B. 闭经半年或绝经 1 年以上者
   C. 合并严重全身疾患,身体状态不佳者
   D. 需更换其他避孕方法者
   E. 带器妊娠

9. 节育器取出的合适时间是
    A. 月经干净后 3~7 天   B. 月经周期内任何时间
    C. 慢性盆腔炎急性发作时   D. 月经干净后 10 天
    E. 月经期

10. 下列关于节育器取出操作的描述不正确的是
    A. 带尾丝的节育器,用长弯止血钳钳住尾丝,轻轻牵拉取出节育器
    B. 吉妮固定式节育器,用妇科长钳进入宫颈内,钳夹住尾丝取出
    C. 环形节育器嵌顿时,以取环钩钩住节育器下缘牵拉
    D. "T"形节育器不可用取环钩钩取
    E. 节育器取出后一定要检查其完整性

第 52 章

刮 宫 术
Dilatation & Curettage

一、目的

刮宫术是通过刮取子宫内膜或清除宫腔内容物达到诊断和治疗的目的。

二、适应证

1. 子宫异常出血或阴道排液,为证实或排除子宫内膜、宫颈病变或其他妇科疾病,如子宫内膜炎症、子宫内膜癌、宫颈管癌等,也可作为异位妊娠的鉴别诊断方法。
2. 功能性子宫出血的诊断及治疗。
3. 了解不孕症患者有无排卵及子宫内膜情况。
4. 不全流产的诊断和治疗。
5. 清除自然流产、葡萄胎等的宫腔内容物。

三、禁忌证

1. 急性生殖道炎症。
2. 可疑宫内妊娠且有继续妊娠要求者。
3. 严重的全身性疾病。
4. 手术当日体温 >37.5℃。

四、操作前准备

1. 材料准备
(1) 消毒刮宫包:无菌钳、窥阴器(检查窥器、手术窥器)、宫颈钳、宫颈扩张器、探针、刮匙(取内膜器、大小刮匙)、无菌孔巾、长棉签(2 根)、纱布数块。
(2) 无菌手套。
(3) 消毒液(安尔碘或碘伏)、2.5% 碘酊、75% 酒精;如碘过敏,备 0.1% 苯扎溴铵溶液)。
(4) 标本容器、10% 甲醛、病理申请单。
(5) 药品:局部麻醉药、镇静剂、抢救用药等。
2. 患者准备

（1）全面了解病史、体格检查及相关辅助检查，排除禁忌证。向患者说明手术的必要性，解释说明操作过程、风险，需要配合的事项。

（2）签署知情同意书。

（3）刮宫通常无需麻醉。如有条件，可以在麻醉下（静脉麻醉、吸入麻醉或腰麻）进行。对于宫颈口过紧者，给予镇静剂或宫颈表面麻醉。

3. 操作者准备

（1）戴好口罩、帽子。

（2）核对患者，检查是否已经签署知情同意书。

（3）刷手后，穿手术衣、戴手套（或右手戴两只手套）。

（4）患者排空膀胱，取截石位。

（5）助手协助患者摆放体位，密切观察手术过程中患者的情况等。

五、操作步骤

1. 诊断性刮宫（dilatation & curettage）：用于诊断、治疗宫腔疾病。

（1）体位：取膀胱截石位。

（2）常规消毒外阴、阴道，铺无菌巾。行双合诊检查，了解子宫大小、位置及双附件情况，判断有无急、慢性生殖道炎症。然后更换手套（也可右手脱下一只手套）。

（3）用窥阴器暴露宫颈，再次消毒阴道穹隆，碘酊、酒精消毒宫颈及宫颈管口。

（4）宫颈钳钳夹宫颈前唇。探针沿子宫腔方向缓缓伸入宫腔达宫底，探测宫腔的长度和方向，记录宫腔深度。

（5）根据宫颈的松紧度决定是否扩张宫颈。如宫颈口过紧，自小号宫颈扩张器开始，以执笔式持宫颈扩张器沿子宫方向缓慢扩张宫颈内口，至所用的刮匙能顺利通过。

（6）用内膜取样器或小刮匙慢慢伸入至宫底，从内到外有次序地分别刮取子宫前、后、左、右四壁及子宫角部内膜，并将其放在已准备好的干净纱布上。

（7）刮宫时注意宫腔有无形态异常。

（8）清理阴道内积血，观察有无活动出血。如无活动出血，取下宫颈钳和窥阴器及孔巾。

（9）将纱布上的组织全部装在标本瓶中，组织固定液固定后送病理检查。

（10）交代术后注意事项。

2. 分段诊断性刮宫（fractional curettage）：主要用于诊断子宫内膜病变，特别是子宫内膜癌等恶性肿瘤。

为消除患者的紧张情绪，操作者要态度和蔼，向患者说明手术的必要性和操作过程。

有创操作，需要知情同意。

所有操作中，器械不能碰到阴道壁。

有助于正确判断子宫的位置，减少手术风险。

因哺乳期子宫软，绝经后子宫、宫颈萎缩，宫颈扩张困难，应特别小心，警惕子宫穿孔的发生。

扩张宫颈时用力要均匀，缓慢扩张，以免子宫穿孔。术前预处理有助于减少并发症发生。

操作时应减少不必要的器械进出宫颈的次数，刮宫动作应轻柔，避免人为损伤宫颈管内膜和子宫内膜，减少宫腔及宫颈管粘连的发生。

病理检查有助于诊断疾病，非常重要。

（1）体位：取膀胱截石位。

（2）常规消毒外阴、阴道，铺无菌巾。行双合诊检查，了解子宫大小、位置及双附件情况，判断有无急、慢性生殖道炎症。然后更换手套（也可右手脱下 1 只手套）。

（3）用窥阴器暴露宫颈，再次消毒阴道穹隆，碘酊、酒精消毒宫颈及宫颈管口。

> 先搔刮宫颈，后探宫腔，有助于鉴别是宫颈病变还是宫腔内病变。

（4）宫颈钳钳夹宫颈前唇。小刮匙伸入宫颈管约 2~2.5cm 按从内向外的顺序搔刮宫颈管一周，将所刮出的组织放置在备好的纱布上。

（5）探针沿子宫腔方向缓缓伸入宫腔达宫底，探测宫腔的长度和方向，记录宫腔深度。

（6）如宫颈口过紧，逐号选择宫颈扩张器扩张宫颈，至所用的器械能顺利通过。

> 疑有子宫内膜癌者，若刮出物肉眼观察高度怀疑为癌组织时，停止刮宫，以防出血或癌扩散。若肉眼观察未见明显癌组织，应全面刮宫，以防漏诊。

（7）小刮匙沿宫腔方向缓慢进入宫腔并达宫底部，从内到外进行刮宫（图 52-1），并依次将子宫腔四壁、宫底及两侧宫角组织刮出，放置在另一块备好的纱布上。如刮出的组织糟脆，可疑子宫内膜癌，即停止继续刮宫。

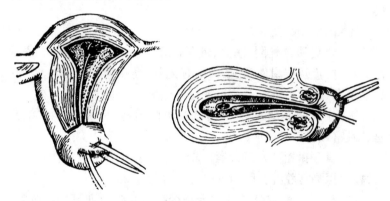

图 52-1 刮取子宫腔组织，注意子宫底及两侧角

（8）刮宫时注意宫腔有无形态异常及高低不平。

（9）清理阴道内积血，观察有无活动出血。如无活动出血，取下宫颈钳和窥阴器及孔巾。

（10）将纱布上的组织分别装入标本瓶中，标记好取材部位，组织固定液固定后送检。

（11）讲明术后注意事项。

六、并发症及处理

1. 子宫穿孔：是严重的并发症，应及时发现，立即处理。手术时突然出现"无底"的感觉，或刮匙进入宫腔的深度超过测量的深度，要考虑子宫穿孔的可能。多发生于哺乳期、绝经后、患子宫恶性肿瘤，或子宫位置不明、操作不慎等情况下。处理：立即停止手术,观察有无内出血和脏器损伤的征象等。如破裂口小,生命体征稳定,可保守治疗。如破裂口大,有内出血、脏器损伤等,应立即剖腹探查,针对损伤情况处理。

2. 出血:对可疑子宫内膜癌、黏膜下肌瘤、稽留流产等患者,常因子宫收缩不良而出血过多。术前应配血、开放静脉。术中应在扩张宫颈后,尽快刮取宫腔内容物。除了怀疑恶性肿瘤或取活检外,应全面刮宫。必要时应备皮,做好开腹手术准备。

3. 感染:对于出血时间长,合并贫血、糖尿病,可疑结核或应用免疫抑制剂者,术前及术后应使用抗生素预防感染。术中应严格无菌操作。

4. 宫腔粘连:粘连发生的部位在宫颈管、宫腔,如粘连阻断经血排出,可以造成闭经、周期性腹痛。处理:根据粘连的部位,采用扩张宫颈或分离宫腔粘连的处理。如宫颈粘连,用探针或小号扩张器缓慢扩张宫颈。如宫腔粘连,建议宫腔镜下行分离术。术后可以放置宫内节育器,预防再次粘连;人工周期2~3个周期,促进子宫内膜生长。

七、相关知识

1. 子宫内膜或宫颈管黏膜的病理可以诊断该部位疾病。

2. 子宫内膜在卵巢激素作用下呈周期性变化,子宫内膜不同的表现反映卵巢功能。

3. 宫腔镜可直视下观察宫颈管、子宫内膜及输卵管开口,能更直观地了解宫腔结构、准确地取材并送病理检查,治疗各种宫腔内病变,适应于大部分的刮宫术患者。

(北京大学人民医院 鹿群 王建六)

(北京大学人民医院 吴燕)

参 考 文 献

1. 乐杰.妇产科学.第7版.北京:人民卫生出版社,2008.
2. 丰有吉,沈铿.妇产科学.第2版.北京:人民卫生出版社,2009.
3. Gordon Paul.Endometrial Biopsy.N Engl J Med,2009,361:e61.

测 试 题

1. 关于诊断性刮宫的适应证,以下哪项是错误的
   A. 异常子宫出血或阴道排液　　　B. 功能失调性子宫出血　　　C. 不孕症
   D. 各种流产后宫腔残留　　　E. 怀疑输卵管病变

2. 以下哪项不是诊断性刮宫的禁忌证
   A. 体温超过 37.5℃　　　B. 伴有急性生殖道炎症

C. 严重内科合并症未经处理   D. 慢性盆腔炎

E. 急性胃肠炎

3. 关于诊断性刮宫,以下哪项是正确的
   A. 不规则阴道流血患者,为排除子宫内膜癌或宫颈管癌需做分段诊断性刮宫
   B. 为排除无排卵性功能失调性子宫出血,应在月经第 5 天行分段诊断性刮宫
   C. 为排除黄体萎缩不全,应在月经后半期或月经来潮 12 小时内行诊断性刮宫
   D. 为排除黄体功能不全,应在月经后半期行分段诊断性刮宫
   E. 怀疑流产后宫内残留者,应立即行分段诊断性刮宫

4. 关于诊断性刮宫,以下哪项是错误的
   A. 术前应详细了解患者有无心脑血管疾患,必要时应测量血压、脉搏
   B. 签署知情同意书
   C. 术前 B 超了解子宫位置、大小后无需再做阴道检查
   D. 排空膀胱后进行操作
   E. 一般不需麻醉,对宫口较紧者可酌情给予

5. 关于子宫内膜活检,以下哪项是错误的
   A. 可在月经期前 1~2 天手术,通常在月经来潮 6 小时内进行
   B. 怀疑子宫内膜结核者,术前 3 日及术后 4 日需预防性抗结核治疗
   C. 闭经者应首先除外妊娠方可手术
   D. 为了解卵巢功能,需遍刮宫腔
   E. 体温 37.4℃可以手术

6. 关于分段诊断性刮宫,以下哪项是正确的
   A. 应分别刮宫颈和宫腔,顺序并不重要
   B. 应先刮宫颈管,然后探宫腔,最后刮宫腔
   C. 应先探宫腔,再刮宫颈管,最后刮宫腔
   D. 应先刮宫颈管,再刮宫腔,最后探宫腔
   E. 应先探宫腔,再刮宫腔,最后刮宫颈管

7. 关于分段诊断性刮宫标本的处理,以下哪项是错误的
   A. 将刮出物全部送检
   B. 分别按宫颈、宫腔不同部位刮出组织送检
   C. 挑选可疑组织送检,其余可以丢弃
   D. 装入标本瓶后应立即用组织固定液固定
   E. 标本瓶上要注明患者姓名及组织来源,填好病理检查单

8. 关于诊断性刮宫,以下哪项是错误的
   A. 不孕症患者内膜活检时,为避免漏诊应尽可能遍刮宫腔,直至整个宫腔刮净并可"闻肌声"
   B. 发现刮出物糟脆,不除外子宫内膜癌时,不能力求刮净,以免穿孔
   C. 阴道流血者组织新鲜,为止血应尽量刮净
   D. 某些特殊患者可在 B 超引导下进行诊刮
   E. 患者耐受性差时可以麻醉下进行手术

9. 关于刮宫的注意事项,以下哪项是错误的
   A. 术前已做 B 超,无需再做盆腔检查了解子宫大小及位置
   B. 绝经后患者术前可以用药物软化宫颈,便于宫颈扩张
   C. 刮宫操作时应动作轻柔,进出宫颈时不能暴力
   D. 扩张宫颈应从小号扩张器开始依次至所需大小
   E. 根据子宫大小及宫口情况选择刮匙大小

10. 关于刮宫注意事项,以下哪项是错误的
    A. 刮宫时应注意宫腔四壁,特别是两侧宫角情况
    B. 应注意宫腔大小、内壁是否平坦,有无突起
    C. 应注意异常组织的位置
    D. 应注意宫腔内有无赘生物
    E. 如发现糟脆组织,应尽量将该处组织清理干净,以免残留

第 **53** 章

人工流产术
Artificial Abortion Operation

人工流产是意外妊娠或避孕失败的补救措施,也是因疾病等原因不适宜继续妊娠者终止妊娠的方法。分为药物流产和手术流产。本章阐述的是人工流产术中的手术流产,可以分为负压吸引术(俗称"人流")和钳刮术。手术流产一般限定在 14 周以内的妊娠。

第一节　负压吸引术

一、适应证

1. 妊娠在 10 周以内,非意愿性妊娠或避孕失败。

2. 因存在严重心、肺等全身疾病,继续妊娠可能危及母儿生命者。

3. 有家族遗传病、孕早期不良环境(如使用对胚胎发育有影响的药物、放射线接触史等),可能存在先天畸形或缺陷者。

二、禁忌证

1. 生殖道急性或亚急性炎症,如阴道炎、宫颈炎、子宫内膜炎及盆腔炎等。

2. 全身状态不能承受手术者,如严重贫血等。

三、暂缓施术情况

1. 急性传染病或慢性传染病急性发作期,需经短期处理,待一般状态改善后再进行手术治疗。

2. 术前相隔 4 小时两次体温在 37.5℃以上者,需查明发热原因,给予对症处理后再行手术治疗。

四、操作前准备

1. 明确宫内妊娠诊断:通过询问病史、血或尿 HCG 及 B 超检查确定诊断。

2. 确定无禁忌证:了解既往病史,做妇科及全身检查。

认真确认超声报告妊娠囊的位置。

3. 实验室检查:主要包括阴道分泌物检查,血、尿常规检查,以及凝血功能、心电、乙型肝炎、梅毒、艾滋病等相关检查。

4. 核对患者信息。

5. 沟通:内容包括:①施术目的;②可供选择的终止妊娠方法;③该方法的操作流程及可能的风险、术中和术后可能出现的并发症,如出血、子宫穿孔、感染、不孕、胚物残留、腹痛、宫腔粘连等;④签署知情同意书。初孕者应慎重考虑,需要孕妇了解人工流产后可能面临的问题和风险,充分沟通、知情后,由孕妇决定是否行人工流产术。

注意: 签署知情同意书,充分告知术后可能出现的情况,尤其是尚未生育的患者。

6. 器械准备

(1) 负压吸引器(含负压储备装置,并设有安全阀)。

(2) 吸管:根据妊娠月份选择型号,如孕 8 周以内者,一般选择 5~7 号吸管,孕 8~12 周一般选择 7~9 号吸管。

(3) 宫颈扩张器,从小号到大号顺序备齐,跨度为半号,如 5 号、5.5 号、6 号、6.5 号、7 号等。

(4) 刮匙。

7. 常备药品:局部或静脉麻醉药、镇静药、子宫收缩药、抢救用药等。

8. 患者准备:取膀胱截石位,术前需排空膀胱,消毒外阴、阴道。

9. 术者准备:戴帽子、口罩,洗手,穿手术衣,戴无菌手套。

五、操作步骤

1. 铺无菌巾,行双合诊检查子宫大小、位置及盆腔情况后,更换无菌手套。

注意: 正确判断子宫的位置。

2. 用窥阴器暴露宫颈,消毒阴道、宫颈。

3. 用宫颈钳夹持子宫颈前唇或后唇,探针按已查好的子宫位置缓慢进入,遇到阻力时提示探针已到达子宫底,停止推进,取出探针,看刻度,确定宫腔深度。

注意:

1. 根据子宫的位置放入探针,动作要缓慢、轻柔。若进入内口困难,需适当变换方向。必要时可换最细的宫颈扩张器尝试。

4. 按探针方向,以执笔式持宫颈扩张器,自小号开始逐一增号,一般扩张至大于所使用吸管的半号或者 1 号。扩张宫颈时,用力要匀、缓、稳、慢。

2. 宫颈扩张一定要轻柔,用力均匀,防止宫颈撕裂或穿孔。

5. 连接吸管至负压吸引器。

6. 负压吸引:送入吸管的屈度应与子宫曲度一致。当吸管送达宫腔底部遇到阻力后,略向后退约 1cm,开动负压吸引。负压一般选择 400~500mmHg,吸引时一般按顺时针方向吸宫腔 1~2 周。当宫腔内容物基本吸净时,手持的吸管有一种被收缩的子宫扎紧的感觉,吸管转动受限,感到宫壁粗糙,即表示组织吸净。折叠导管,在无负压的情况下退出吸管。如不确定胚物是否完整吸出,可重新用吸管以低负压吸宫腔,也可用小刮匙轻刮宫腔底及两侧宫角。如果确认吸出物完整,也可不再吸宫或搔刮。

注意: 动作不能过猛,不能过度吸引,吸管进出宫颈不能有负压,注意无菌操作。

7. 观察有无出血,探针探查宫腔深度。宫腔内容物吸净后,宫腔深度较术前小。

8. 取下宫颈钳,用棉球擦拭宫颈及阴道内血迹,取出窥阴器。

9. 将全部吸出物用纱布过滤,检查有无绒毛或胚胎组织,并注意有无水泡状物。如未见绒毛,应送吸出物做组织学检查。

10. 填写手术记录,记录出血量。

11. 告知患者术后注意事项、指导避孕及随诊时间。

第二节 钳 刮 术

一、适应证

同负压吸引术。适合人群为妊娠 10~14 周者。

二、禁忌证及暂缓施术情况

同负压吸引术。

三、操作前准备

1. 同负压吸引术。

2. 宫颈预处理:在术前 6~24 小时,通过机械或药物软化宫颈,便于操作。

四、操作步骤

步骤 1、2、3、4 同负压吸引,只是步骤 4 中,一般需扩张宫颈至 10~11 号,以能通过小卵圆钳为宜。

注意:卵圆钳夹住胎儿或胎盘后,按顺时针或逆时针方向旋转数次,当感到旋转无阻力时,向外牵拉取出胎儿及胎盘组织。

5. 将卵圆钳深入宫腔,先夹破胎膜,尽量使羊水流尽,以避免出现羊水栓塞。然后再用卵圆钳钳取胎儿及胎盘组织,确认宫内容物基本清净时,再用刮匙搔刮或小号吸管用较小的负压吸引。探查宫腔深度,以了解子宫收缩情况。

注意:行钳刮术时,动作一定要轻缓,以减少出血、穿孔、宫颈裂伤等并发症的发生。

6. 检查取出的胎儿及胎盘是否完整,估计出血量。术中可根据子宫收缩及出血情况酌情给予促进宫缩药物。

其余事项同负压吸引术。

第三节 人工流产相关知识

一、人工流产术中并发症及处理

1. 出血:负压吸引术出血量超过 200ml,钳刮术出血量超过 400ml 以上,称为人工流产出血。可能与吸宫不全、胎盘位置较低、多次宫内操作史造成子宫内膜受损、哺乳期子宫较软等因素影响子宫收缩有关。处理:寻找出血原因,对症处理,如给予止血药、促进子宫收缩药,尽快清空子宫等。

2. 子宫颈裂伤:常发生在宫颈口较紧、操作用力过猛时。钳刮术时,子宫颈管扩张不够充分,在牵拉较大的胎儿骨骼时也可划伤宫颈。预防的方法是:扩张宫颈不用暴力,按宫颈扩张器大小顺序逐号扩张,必要时使用宫颈局部麻醉;钳刮术时可将胎儿骨骼钳碎,再缓慢取出。当发生宫颈裂伤时,用可吸收线缝合,若裂伤严重涉及子宫体时,宜行手术处理。

3. 子宫穿孔:是人工流产的严重并发症,应及时发现,立即处理。如手术时突然有"无底洞"的感觉,或吸管进入的深度超过原来所测的深度,要考虑有子宫穿孔。哺乳期、剖宫产后瘢痕子宫、子宫位置不明、手术操作使用暴力时更易发生。处理:立即停止手术,观察有无内、外出血征象,以及有无内脏损伤的表现;可注射子宫收缩剂保守治疗,必要时住院观察;若破口较大,有内出血、脏器损伤等情况,需根据具体情况积极做出相应处理。

4. 人工流产综合征:指在施行手术过程中,受术者突然出现心动过缓、心律不齐、血压下降、面色苍白、头昏、胸闷、大汗淋漓,甚至昏厥、抽搐等迷走神经兴奋的症状。多由于疼痛所致。一旦发生,应立即停止手术操作,由半卧位改为平卧位,肌内注射或者静脉注射阿托品,绝大多数患者经处理后很快好转。预防:术前与患者充分沟通,给予精神安慰,排除恐惧心理;术中施术者动作轻柔,避免粗暴及操作时间过长;无痛人流可减少此类并发症的发生。

5. 羊水栓塞:少见,偶可发生在大月份钳刮术、宫颈损伤、胎盘剥离时。一旦发生,立即救治:抗过敏、抗休克、改善低氧血症、防治 DIC 及肾衰竭。

二、人工流产术后并发症及处理

1. 宫腔积血:表现为钳刮(吸)宫后,仍感到下腹疼痛,有时较剧烈,呈持续性或者阵发性,阴道流血较少。检查子宫体超过术前大小,宫壁触痛明显。探针探查宫腔即可诊断,又能达到治疗目的。

2. 感染:多为急性子宫内膜炎,偶有急性输卵管炎及盆腔炎等。可给予有效的抗生素、休息及支持疗法。掌握手术适应证和禁忌证、术前积极处理下生殖道存在的炎症、术中注意无菌操作、术后预防性应用抗生素,可减少感染的发生。

3. 吸宫不全:指人工流产术后部分胚胎、胎盘或胎儿组织残留。多表现为术后阴道流血时间长,超过 14 日,血量多,B 超检查有助于诊断。处理:应尽早行刮宫术,若合并感染,应在控制感染后行刮宫术。

4. 宫颈及宫腔粘连：宫颈完全粘连表现为术后无月经来潮，但经期有周期性下腹痛，B超发现子宫增大，宫腔内有积血或盆腔内有逆流的血液；宫腔粘连表现为术后闭经或月经量显著减少，B超子宫大小正常，内膜壁薄，宫腔线不清晰。宫颈粘连的处理：用探针或小号扩张器慢慢扩张宫颈外口达到内口，并做扇形钝性分离，使经血流出；宫腔粘连可在超声引导或宫腔镜下行宫腔粘连分离术，术后宫腔内放置节育器，术后可酌情使用人工周期2~3个疗程，使子宫内膜逐渐恢复。

5. 继发性不孕：由人工流产术后感染或子宫内膜损伤等因素所致。预防术后感染，避免子宫内膜搔刮过深可减少继发性不孕的发生。

6. 月经紊乱：表现为人流术后月经期延长或者缩短，经量增多或者减少，月经周期缩短或者延长，甚至闭经。多可自然恢复，少数不能恢复者，应明确病因后对症处理。

三、漏吸或空吸

术时未吸出绒毛及胚胎组织称为漏吸，多发生于子宫过度屈曲，胎囊过小，操作不熟练，子宫畸形等情况，应适时再次行负压吸引术；子宫内无妊娠囊或胚胎却实施了人工流产术，称为空吸，是误诊所致。一种情况是没有妊娠却诊断妊娠；另一种情况是妊娠但非宫内妊娠，应将吸出物送病理检查，以排除异位妊娠的可能。施术前应常规做血或尿HCG检查及B超检查，确认宫内妊娠后方可实施手术。

四、胎停育和稽留流产

胎停育是指孕早期的胚胎发育到某个阶段自然死亡而停止继续发育；稽留流产又称过期流产，是指胚胎或胎儿已死亡，但滞留宫腔内未能及时自然排出者。两者的处理需根据妊娠周数的大小选择负压吸引术、刮宫或钳刮术（方法同前）。稽留流产的处理较困难，因组织机化，与子宫壁紧密粘连，刮宫困难，同时因胚胎稽留时间过长，可能引起凝血功能障碍，导致DIC，造成严重出血。因此，术前必须检查血常规、凝血功能、3P实验等，充分准备后再行手术，如一次不能刮净，可以间隔5~7日后再刮宫。

（吉林大学第二医院　崔满华　许天敏）

参考文献

1. 谢幸,苟文丽.妇产科学.第8版.北京:人民卫生出版社,2013..
2. 刘新民.妇产科手术学.北京:人民卫生出版社,2008.
3. 丰有吉,沈铿.妇产科学.第2版.北京:人民卫生出版社,2010.

---------------- 测 试 题 ----------------

1. 人工流产综合征主要是由于
   A. 机械刺激子宫或宫颈引起迷走神经反射
   C. 术中出血过多
   E. 羊水栓塞
   B. 精神过度紧张
   D. 吸宫不全

2. 下列人工流产并发症,哪项是错误的
   A. 吸宫不全及术中出血最常见
   C. 术后阴道流血停止后又有多量流血为吸宫不全
   E. 除了胃肠道症状外,出血时间长、出血多是人工流产的主要并发症
   B. 子宫穿孔
   D. 感染开始时多为子宫内膜炎

3. 患者,女,因停经 6 周诊断为早孕,行人工流产术。术中出现心动过缓、血压下降、面色苍白、出汗、胸闷等症状。正确的处理方法是
   A. 静脉注射地西泮
   C. 肌内注射肾上腺素
   E. 终止手术,待病情好转后再手术
   B. 静脉注射阿托品
   D. 静脉滴注多巴胺

4. Which is suitable for vacuum aspiration
   A. less than 10 weeks of pregnancy
   C. less than 14 weeks of pregnancy
   E. less than 18 weeks of pregnancy
   B. less than 12 weeks of pregnancy
   D. less than 16 weeks of pregnancy

5. There is still a large amount of vaginal bleeding 12 days after abortion.which is the first consideration for this
   A. uterine perforation
   C. suck the uterine cavity uncompleted
   E. uterine choriocarcinoma
   B. subinvolution of uterus
   D. endometritis

6. 人工流产术后 10 天阴道出血仍较多,首先考虑
   A. 子宫穿孔
   C. 吸宫不全
   E. 宫颈裂伤
   B. 子宫复旧不良
   D. 子宫内膜炎

7. 关于人工流产吸宫术的并发症,正确的是
   A. 空气栓塞为常见的并发症
   B. 子宫穿孔是子宫位置及大小检查不清所致
   C. 人工流产综合征是由于心脏病引起的
   D. 术后闭经都是由于宫颈粘连所致
   E. 术后持续阴道出血主要由感染所致

8. 行人工流产钳刮术时出血量多,哪项处理不正确
   A. 立即停止手术操作
   B. 缩宫素宫颈注射或静脉滴注
   C. 静脉滴注 10% 葡萄糖,并立即配血输血
   D. 尽快排出宫腔内胚胎组织
   E. 检查刮出内容物是否完整

9. 某女,人工流产术后 1 周,腹痛伴发热 1 天而入院。查体:T 38.8℃,P 101 次 / 分,BP 90/60mmHg,下腹压痛及反跳痛,阴道后穹隆饱满、触痛、宫颈举痛,子宫略大、压痛。可能的诊断为

A. 急性附件炎　　　　　　　B. 急性阑尾炎　　　　　　　C. 异位妊娠

D. 急性盆腔炎　　　　　　　E. 子宫内膜炎

10. 用吸宫术终止妊娠适应的孕周为

A. 妊娠的任何时期　　　　　B. 妊娠 <12 周　　　　　　C. 妊娠 <10 周

D. 妊娠 >12 周　　　　　　　E. 妊娠 <8 周

第54章

体格生长指标的测量
Physical Measurements

一、目的

通过对小儿体格生长各项指标的测量,判断小儿体格生长水平。

二、适应证

需进行生长发育测量的小儿。

三、禁忌证

无。

四、操作前准备

1. 向患儿家长交代测量目的,解释测量方法,取得家长的同意及配合。

2. 检查物品准备:体重秤、婴儿身长测量器、身高计、软尺、垫布、皮褶厚度计等。

五、操作步骤

1. 体重测量

(1) 3 岁以下小儿测量:10kg 以下的小婴儿先进行环境准备,使室温保持在 22~24℃。测体重之前注意体重计先调零,脱去小儿衣帽及纸尿裤,一手托住小儿的头部,一手托住臀部,放于体重秤上进行称量。小婴儿最好采用载重 10~15kg 的盘式杠杆秤或盘式电子秤测量,准确读数至 10g。1~3 岁幼儿亦可采用载重 50kg 的体重计蹲位测量,准确读数至 50g,需注意让小儿蹲于秤台中央。

(2) 3 岁以上小儿测量:体重测量应在晨起空腹时将尿排出、脱去衣裤鞋袜后进行,平时以进食后 2 小时称量为佳。3~7 岁儿童用载重 50kg 的体重计测量,准确读数至 50g;7 岁以上儿童用载重 100kg 的体重计测量,准确读数至 100g。测量时让儿童站立于踏板中央,两手自然下垂。如有条件,可使小儿离开体重计后

注意体重计调零。

再次站于体重计上,重新测量读数,取两次测量的平均值作为最终测量值,以减少误差。

(3) 体温低或病重的患儿:可先将衣服、纸尿裤和小毛毯称重,再给患儿穿上后再测量。

2. 身长(高)测量

(1) 卧位测量(3岁以下)(图54-1):一手托住小儿的头部,一手托住臀部,将小儿仰卧位放在量床底板中线上。两人配合,助手将头扶正,使头顶接触头板,同时小儿双眼直视上方。最佳头部位置是使法兰克福平面(耳眼平面)处于垂直位,即使左右两侧外耳门上缘点与左侧眶下缘点三点处于同一垂直面。检查者位于小儿右侧,左手按住双膝,使双腿伸直并拢,右手移动足板使其接触两侧足跟,然后读刻度。注意使量床两侧读数一致,误差不超过0.1cm。如有条件,可再次测量读数,取两次读数的平均值作为最终测量值,以减少误差。

> 需两人配合操作。

> 注意测量时应使足板松紧度适当,测量者的眼睛要与足板在一个水平面上。

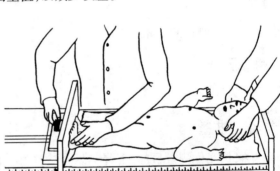

图54-1 小儿身长测量法

(2) 立位测量(3岁以上)(图54-2):先检查身高计是否放置平稳,水平板与立柱之间是否成直角。小儿脱去鞋袜后,站于身高计的底板上,要求小儿呈立正姿势,背靠身高计的立柱,两眼平视前方,法兰克福平面呈水平位,胸稍挺,腹微收,两臂自然下垂,手指并拢,足跟靠拢,足尖分开约60°,使两足后跟、臀部及两肩胛角几点同时都接触立柱,头部保持正直位置。测量者轻轻滑动水平板直至与小儿头顶接触。读数前应再次观察被测量者姿势是否保持正确,待符合要求后再读取水平板呈水平位时其底面立柱上的数字,记录至小数点后一位,误差不超过0.1cm。如有条件,可使小儿离开身高计后再次站于身高计上,重新测量读数,取两次读数的平均值作为最终测量值,以减少误差。

3. 顶臀长测量(图54-3):头顶至坐骨结节的长度称为顶臀长,多用于3岁以下小儿。测量时小儿取仰卧位,由助手固定小儿头部及身体,使其头顶贴于测量板顶端。测量者位于小儿右侧,左手提起小儿小腿使其膝关节屈曲,大腿与底板垂直,骶骨紧贴底板,右手移动足板,使其紧贴小儿臀部,精确至0.1cm。

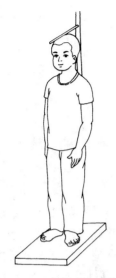

图 54-2 小儿身高测量法

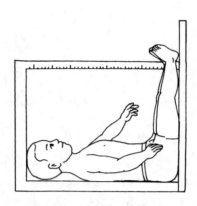

图 54-3 小儿顶臀长测量法

4. 坐高测量(图 54-4):多用于 3 岁以上小儿。小儿取坐位,两大腿伸直并拢,与躯干成直角。令小儿挺身坐直,双眼平视前方,臀部紧靠立柱,双肩自然下垂,双足平放地面上,足尖向前。移动头顶板与头顶接触,精确至 0.1cm。

注意坐凳高度,如脚悬空,可在脚下填木板,使大腿的伸直面与地面平行。

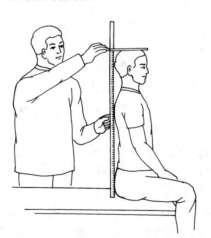

图 54-4 小儿坐高测量法

5. 上、下部量:取仰卧位或立位,用软尺或硬尺测量自耻骨联合上缘至足底的垂直距离,为下部量,精确至 0.1cm。身长(高)减去下部量即为上部量。0~3 岁婴幼儿取仰卧位测量,3 岁以上儿童取立位测量,要求同身长(高)测量。

某些疾病可使身体各部分比例失常,此时需要分开测量上部量及下部量以进行比较。

6. 头围测量(图 54-5):小儿取立位或坐位,测量者位于小儿前方或一侧,用拇指将软尺零点固定于一侧眉弓上缘处,软尺经过耳上方,经枕骨结节最高点,两侧对称,从另一侧眉弓上缘回至零点后读数。误差不超过 0.1cm。

软尺应紧贴皮肤,左右对称,注意软尺不要打折。

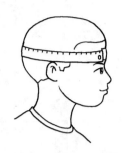

图 54-5　小儿头围测量法

被测者需处于安静状态,两手自然下垂,两眼平视前方。

7. 胸围测量:3 岁以下小儿取卧位或立位,3 岁以上儿童取立位。测量者位于小儿前方或一侧,用手指将软尺零点固定于一侧乳头的下缘,手拉软尺,绕经小儿后背,以两肩胛骨下角下缘为准,注意前后左右对称,经另一侧回到起点,然后读数。取平静呼、吸气时的中间数,误差不超过 0.1cm。测量时软尺应紧贴皮肤,注意软尺不要打折。

8. 腹围测量:取卧位,测量婴儿时将软尺零点固定在剑突与脐连线的中点,经同水平位绕背一周回到零点;儿童可平脐经同水平位绕背一周后回到零点进行读数,精确至 0.1cm。

9. 腹部皮下脂肪测量(图 54-6):取锁骨中线平脐处,皮褶方向与躯干长轴平行,测量者在测量部位用左手拇指和示指将该处皮肤及皮下脂肪捏起,捏时两手指应相距 3cm。右手拿量具(皮褶厚度计),将钳板插入捏起的皮褶两边至底部钳住,测量其厚度,精确至 0.5mm。

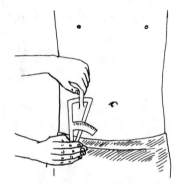

图 54-6　小儿皮下脂肪测量法

10. 上臂围测量:取立位、坐位或者仰卧位,两手自然平放或下垂。一般测量左上臂,将软尺零点固定于上臂外侧肩峰至鹰嘴连线中点,沿该点水平位将软尺紧贴皮肤绕上臂一周,回至零点读数,精确至 0.1cm。

六、并发症及处理

无。

七、相关知识

1. 体重为各器官、系统、体液的总重量。其中骨骼、肌肉、内脏、体脂、体液为主要成分。体重易于准确测量,是最容易获得的反映儿童生长与营养状况的指标。

2. 身长(高):身高为头部、脊柱及下肢长度的总和。3 岁以下儿童(立位测量不易准确)或无法站立的患儿应卧位测量,称为身长,立位测量称为身高。主要反映的是长期营养状况,短期内影响生长发育的因素(营养、疾病等)对身长影响不明显。它受遗传、种族和环境的影响较为明显。

3. 上、下部量:上部量是指自头顶至耻骨联合上缘的距离;下部量是指自耻骨联合上缘至足底的距离。某些疾病可使身体各部分比例失常,此时需要分开测量上部量及下部量以进行比较。出生时上部量大于下部量,中点在脐上,随着下肢长骨增长,中点下移,2岁时在脐下,6岁时在脐与耻骨联合上缘之间,12岁时恰位于耻骨联合上缘,此时上部量与下部量相等。

4. 头围:头围的增长与脑和颅骨的生长有关。头围大小与脑和颅骨的发育密切相关。胎儿期脑发育最快,故出生时头围相对较大,平均为34cm;头围在1岁以内增长较快,特别是生后前3个月头围即可增长6cm,6个月时已达44cm,1岁时为46cm。周岁以后增长明显减慢,2岁时为48cm,5岁时为50cm,15岁时接近成人头围,约54~58cm。头围测量在2岁前最有价值。

5. 胸围:胸围代表肺与胸廓的生长。其大小与肺、胸廓、肌肉和皮下脂肪的发育有关。出生时胸围比头围小1~2cm,1周岁时头、胸围相等,以后则胸围超过头围。营养不良、佝偻病、缺乏锻炼小儿胸围超过头围的时间可推迟到1.5岁以后。1岁至青春前期胸围超过头围的厘米数约等于小儿岁数减1。

6. 腹围:2岁前腹围与胸围约相等,2岁后则腹围较小。腹围受多种因素影响,故实际临床意义不大。患儿有腹部疾病时需动态监测腹围,以观察腹水的变化情况。

7. 皮褶厚度:通过测量皮褶厚度可反映皮下脂肪发育及小儿的营养状况。常用的测量部位有上臂肱三头肌部、背部肩胛下角部,此外还有腹部及上臂肱二头肌部等。

8. 上臂围:代表肌肉、骨骼、皮下脂肪和皮肤的生长。1岁以内上臂围增长迅速,1~5岁增长缓慢,共约增长1~2cm。因此,在无条件测量体重和身高的场合,可用测量左上臂围来筛查1~5岁小儿的营养状况:>13.5cm为营养良好,12.5~13.5cm为营养中等,<12.5cm为营养不良。

(北京大学人民医院　张晓蕊　曾超美)

(北京大学第一医院　陈永红　陈建军)

参考文献

1. 吴希如,李万镇.儿科实习医师手册.第2版.北京:人民卫生出版社,2006.
2. 王慕逖.儿科学.第4版.北京:人民卫生出版社,1999.
3. 沈晓明,王卫平.儿科学.第7版.北京:人民卫生出版社,2008.
4. Judith GH,Judith EA,Karen WG.Handbook of physical measurements.2nd ed.Oxford university press,2007.

测 试 题

1. 正确的头围测量方法是
   A. 枕后到额部中央绕头一周
   B. 枕后沿耳边到眉间绕头一周
   C. 枕后结节到眉弓上 2cm 绕头一周
   D. 枕后结节到眉间绕头一周
   E. 枕后结节到眉弓上缘处绕头一周

2. 测量小儿胸围时,软尺所处的正确位置是
   A. 两肩胛骨下角下缘
   B. 两肩胛骨中部
   C. 两肩胛骨上角
   D. 与双侧乳头上缘平行处
   E. 与双侧乳头平行处

3. 测量婴儿腹围时,软尺的零点应固定在
   A. 剑突与脐连线的中点
   B. 平脐
   C. 脐部与耻骨联合连线中点
   D. 平卧时腹部最高处
   E. 剑突与耻骨联合连线中点

4. 头围和胸围相等的年龄是
   A. 0.5 岁　　　B. 1 岁　　　C. 2 岁　　　D. 3 岁　　　E. 4 岁

5. 进行小儿体重测量时,室温应保持在
   A. 16~18℃　　　B. 18~20℃　　　C. 20~22℃　　　D. 22~24℃　　　E. 24~26℃

6. 常用的皮褶厚度测量部位不包括下列哪项
   A. 上臂肱二头肌部
   B. 上臂肱三头肌部
   C. 背部肩胛下角部
   D. 腹部
   E. 臀部

7. 测量小儿腹部皮褶厚度,测量者两手指捏起皮肤及皮下脂肪时应相距多远
   A. 1cm　　　B. 1.5cm　　　C. 2cm　　　D. 2.5cm　　　E. 3cm

8. 小儿多大年龄时上、下部量距离相等
   A. 2 岁　　　B. 4 岁　　　C. 6 岁　　　D. 10 岁　　　E. 12 岁

9. How long is the Head circumference of a 1-year-old child
   A. 34cm　　　B. 44cm　　　C. 46cm　　　D. 48cm　　　E. 50cm

10. Which is the best time to test a child's weight
    A. in the morning, after urination
    B. in the morning, after breakfast
    C. in the afternoon, before lunch
    D. in the afternoon, 1h after lunch
    E. at night, before dinner

第 55 章

小儿骨髓穿刺术（胫骨）
Bone Marrow Aspiration in Children (Tibia)

一、目的

1. 诊断作用：通过骨髓细胞增生程度检查，细胞组成及其形态学变化检查，细胞遗传学检查，分子生物学检查，造血干细胞培养，骨髓液培养，寄生虫、细菌和真菌检查等协助临床诊断。

2. 治疗作用：观察疗效和判断预后，还可为骨髓移植提供骨髓。危重患儿抢救时的暂时性静脉通道。

二、适应证

1. 诊断

(1) 各种血液病的诊断、鉴别诊断及治疗随访。

(2) 协助诊断部分恶性肿瘤的分期，如淋巴瘤、肾母细胞瘤等。

(3) 协助诊断贮积性疾病，如戈谢病（Gaucher disease）等。

(4) 对于不明原因发热的患者，抽取骨髓液行细菌培养；骨髓液寻找寄生虫，如寻找疟原虫、黑热病病原体等。

2. 治疗

(1) 危重儿童抢救时，如外周静脉通路建立困难，胫骨穿刺输液可作为暂时性措施，直至建立静脉通道。

(2) 为骨髓移植提供骨髓来源。

三、禁忌证

1. 穿刺部位有感染或开放性损伤。

2. 血友病及有严重凝血功能障碍者，当骨髓检查并非唯一确诊手段时，则不宜进行此种检查，以免引起局部严重迟发性出血。

3. 生命体征不平稳。

四、操作前准备

1. 患者准备

(1) 核对患者姓名、诊断。

(2) 测量生命体征（心率、血压、呼吸）。

(3) 向患者家属说明穿刺目的、必要性和可能出现的并发症。

▲ 某穿刺部位有感染时，可更换穿刺部位，完成穿刺。

▲ 如果是为了治疗，在危重症抢救时可以使用。

▲ 交代病情需态度和蔼，语言通俗易懂。

349

术前沟通、确认知情同意很重要。

(4) 监护人签署知情同意书。

(5) 提前穿纸尿裤。

(6) 抚慰患儿，必要时应用水合氯醛或地西泮镇静。

2. 材料准备

(1) 治疗车上载有以下物品

1) 骨髓穿刺包：内含骨穿针、注射器、棉球、医用纱布片、镊子、洞巾、弯盘。

常规消毒使用安尔碘或碘伏均可，无需再使用酒精脱碘。

2) 消毒用品：安尔碘。

3) 麻醉药物：2% 利多卡因 2ml。

(2) 其他：20ml 注射器数个、推片 1 张、载玻片 6~8 张、抗凝管数个、中单或棉垫、口罩、帽子、创可贴、无菌手套、甲紫及棉签。

推片质量往往会影响骨髓涂片的质量，因此需注意选择好的推片。

3. 操作者准备

(1) 需要至少两个人操作。

(2) 操作者洗手，准备帽子、口罩；助手协助患者取仰卧位，准备无菌注射器、安尔碘，观察穿刺过程中患者情况等。

常需要两人配合。如果是不能配合的患儿，可能需要一个以上的助手帮助固定，并加强镇静药的应用，操作过程中助手需注意患儿的呼吸、心率、肤色、一般反应等。

(3) 了解患者病情、穿刺目的等。

(4) 掌握骨髓穿刺操作相关知识、并发症的诊断与处理。

五、操作步骤

1. 体位：患儿取仰卧位，穿刺侧小腿稍外展，腘窝处稍垫高。

2. 穿刺点选择（图 55-1）

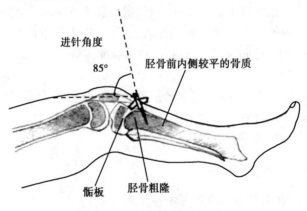

图 55-1　穿刺点选择

(1) 操作前再次核对患者姓名、住院号。

(2) 穿刺点取胫骨粗隆下 1cm 之前内侧胫骨平坦处，做好标记。胫骨穿刺适合 1 岁以下小儿。

(3) 确定后用甲紫标记穿刺点。

3. 消毒铺单

(1) 准备：打开骨髓穿刺包外层（手仅可触及骨髓穿刺包外层外侧），戴无菌手套，打开骨髓穿刺包内层，检查骨髓穿刺包内物品是否齐全、骨穿针是否通畅、尖端是否锐利。

（2）消毒：请助手将安尔碘倒入放有无菌棉球的无菌杯内，持无菌持物镊夹起棉球，以穿刺点为中心向外呈同心圆样消毒三遍（后一遍不超过前一遍范围）。用后的消毒棉球弃掉。

（3）铺巾：无菌孔巾中心对准穿刺点铺巾。

4. 麻醉

（1）准备：5ml注射器抽取2%利多卡因2ml。

（2）在穿刺点局部皮下注射形成1个皮丘，将注射器垂直于皮肤表面刺入。

（3）然后垂直于皮肤边进针边回抽边推药，深至骨膜，并在骨膜做扇形局部麻醉，拔针后用消毒纱布压迫片刻。

5. 穿刺

（1）骨穿针检查：调整骨穿针固定器的位置并固定好，估计患儿软组织厚度，根据麻醉时进针的深度调整，大约距针尖1~1.5cm。

（2）穿刺：左手拇指和示指将穿刺部位皮肤绷紧，右手持骨穿针于穿刺点垂直于骨的长轴或者与垂直面成5°~15°角，针尖向足端倾斜刺入，下达骨膜后可适度用力缓慢旋转，有阻力消失感且骨髓穿刺针已固定，表示已达骨髓腔。

（3）抽吸骨髓：抽出针芯，接一次性20ml注射器抽吸骨髓液0.1~0.2ml（一般注射器针乳头内充满即可）。如抽不出，可放回针芯小心前进或后退1~2mm后再抽吸。

（4）涂片：取下注射器交助手，抽出液有脂肪小滴和（或）骨髓小粒可确证为骨髓液。助手涂片。

（5）如果需要做骨髓液的其他检查时，应在留取骨髓液涂片标本后，再抽取需要量的骨髓液用于骨髓干细胞培养、染色体和融合基因检查、骨髓细胞流式细胞术检查及骨髓液细菌培养等。

（6）拔针：重新插入针芯，拔出穿刺针。穿刺点用无菌纱布压迫片刻，敷以无菌纱布并用胶布固定（或者用一次性敷料粘贴）。

6. 穿刺后的观察

（1）穿刺后24小时内常规观察穿刺局部是否干燥，有无渗血。

（2）适当制动穿刺部位，预防出血。

（3）标本处理：记录标本量与性质，将涂片放置于标本盒中妥善保存并标记。然后根据临床需要进行相应检查，如形态学检查及基因检查、培养等。

7. 及时撰写操作记录。

六、并发症及处理

1. 出血：主要容易发生于血小板减少和（或）血小板功能异常的患者。大多数经局部按压后出血能够被控制，血小板低的患者可以加压包扎。如果出血持续，对于血小板减少和（或）血小板

錾子垂直于皮面。

骨髓穿刺的疼痛很多来源于骨膜，因此，骨膜的麻醉非常重要。

骨髓穿刺针和注射器需保持干燥，以免发生溶血。

穿刺部位皮肤一定要绷紧，以免穿刺针滑出骨外造成损伤。

不宜将针尖向头侧倾斜，以免损伤骺板。

避免暴力操作，以防膝关节及髋关节损伤。

抽取涂片用骨髓液时，抽取的力量不宜过大，抽吸骨髓量不必太多，以免引起骨髓液稀释。

骨髓纤维化、白血病未治疗时或实体瘤骨髓侵犯，常出现骨髓穿刺后，骨髓液抽取困难，可以改行骨髓活检，以协助诊断。

送骨髓涂片时一般需同时送至少2~3张末梢血涂片。

功能异常的患者可以输注血小板。

2. 感染:常比较轻微,仅仅需要局部用药。免疫抑制的患者可能发生更严重的感染。

3. 骨髓穿刺针断裂:穿刺针头进入骨质后需避免大范围摆动。大理石骨病等罕见情况可能引起进针困难,应避免强行进针,否则可能出现穿刺针断裂。一旦发生,尽量用止血钳将穿刺针远端拔出,如果取不出,请外科会诊。

4. 其他:包括穿刺部位不适等。罕见发生骨折和骨髓炎,对症处理。

七、相关知识

1. 儿科常用的骨髓穿刺部位见图 55-2,除胫前外,还有髂后上棘、髂前上棘和胸骨。髂后上棘是儿科常用的穿刺部位,适用于任何年龄的儿童。髂后上棘穿刺部位骨髓腔大,骨髓量多,穿刺容易成功,且很安全。髂前上棘也是一个选择。胸骨骨髓穿刺仅适用于大年龄的儿童。胸骨骨髓液含量丰富,但胸骨较薄,其后方紧邻大血管和心脏,因此,如果患儿不配合或术者缺乏经验,力量控制不好,可能发生意外。

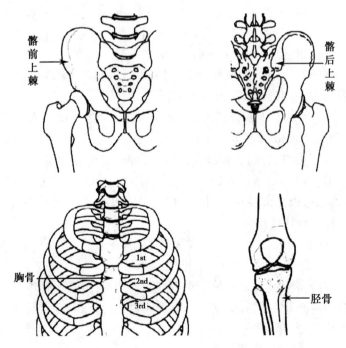

图 55-2　常用骨髓穿刺点

2. 合格而规范的骨髓涂片要求包括头、尾、体三部分,图片厚薄应适宜,需要根据估计的骨髓增生活跃程度调整。

(北京大学第一医院　陈永红　华瑛)

(北京大学第一医院　陈永红　齐建光)

参 考 文 献

1. Pui CH.Childhood Leukemias.3rd ed.Cambridge university press,2012 ;21-22.
2. 胡亚美,江载芳 . 实用儿科学 . 第 7 版 . 北京:人民卫生出版社,2002 :164-165.
3. 陈文彬,潘祥林 . 诊断学 . 第 6 版 . 北京:人民卫生出版社,2006 :592-594.
4. 马明信,杨昭徐 . 物理诊断学 . 第 2 版 . 北京:北京大学医学出版社,2010.

测 试 题

1. 不必行骨髓穿刺检查的是
   A. 白血病　　　　　　　　　　B. 慢性发热原因待查　　　　　　C. 肝脾大原因待查
   D. 再生障碍性贫血　　　　　　E. 缺铁性贫血

2. 以下说法正确的是
   A. 骨髓穿刺只有诊断作用
   B. 日常静脉通路建立困难时可以考虑骨髓穿刺输液
   C. 骨髓穿刺的唯一作用是协助诊断血液系统恶性病
   D. 骨髓穿刺还有利于某些贮积性疾病的诊断
   E. 寄生虫疾病不需要骨髓穿刺协助诊断

3. 关于小儿骨髓穿刺前准备工作的描述,哪项是不正确的
   A. 如父母监护人不在,可请祖父母签字后父母补签
   B. 测量生命体征平稳
   C. 向家长解释操作的必要性和可能的风险
   D. 安慰患儿并嘱排空大小便
   E. 核实患者

4. 关于患儿体位的摆放,哪项是正确的
   A. 患儿取仰卧位,穿刺侧小腿稍外展,腘窝处稍垫高
   B. 患儿取俯卧位,穿刺侧小腿外展
   C. 助手须紧紧摁住穿刺侧大腿充分外展
   D. 患儿取仰卧位,穿刺侧小腿稍外展,腘窝处伸直
   E. 患儿取仰卧位,将腘窝处垫高,小腿悬空

5. 下列穿刺点的选择,哪项是正确的
   A. 腓骨小头下 1cm 之前内侧平坦处,做好标记
   B. 取胫骨粗隆下 1cm 之前内侧胫骨平坦处,做好标记
   C. 取膝关节下 1cm 之前内侧胫骨平坦处,做好标记
   D. 取膝关节下内侧 1cm 处,做好标记
   E. 取胫骨中点内侧较平坦处

6. 以下对麻醉的描述哪项是错误的
   A. 5ml 注射器抽取 2% 利多卡因 2ml
   B. 2ml 注射器抽取 2% 利多卡因 2ml
   C. 在穿刺点局部皮下注射形成一个皮丘,将注射器垂直于皮肤表面刺入
   D. 垂直于皮肤,快速扎入深至骨膜,边退针边推药

E. 在骨膜做扇形局部麻醉

7. 穿刺时哪项做法是正确的
   A. 调整骨穿针固定器的位置并固定好,使固定器尽可能远离针尖
   B. 必须垂直骨面进针
   C. 有阻力消失感且骨穿刺针已固定,表示已达骨髓腔
   D. 抽取骨髓以 2ml 为宜,不可再多
   E. 抽出液有脂肪小滴考虑有血液混入

8. 穿刺后注意事项中哪项是正确的
   A. 严格制动 6 小时　　　　　　B. 很可能出现严重的出血　　　　C. 患者制动休息
   D. 充分抬高下肢　　　　　　　E. 感染风险极大

9. The volume of bone marrow liquid for morphology is
   A. 1.0~2.0ml　　　B. 0.1~0.2ml　　　C. 0.3~0.4ml　　　D. 0.5~0.6ml　　　E. 3.0~5.0ml

10. The contraindication of bone marrow aspiration is
    A. local infection of one leg
    B. aplastic anemia
    C. leukemia
    D. hemophilia
    E. idiopathic thrombocytopenic purpura

第 56 章

小儿腰椎穿刺术

Lumbar Puncture in Children

一、目的

1. 诊断作用:测脑脊液压力,留取少量脑脊液标本检测,以协助明确颅内病变原因。

2. 治疗作用:鞘内注射药物预防和治疗中枢神经系统白血病,治疗中枢神经系统感染、镇痛等。

二、适应证

1. 中枢神经系统感染及非感染性炎症、代谢性疾病、脑血管疾病或颅内肿瘤等颅内病变。

2. 预防和治疗中枢神经系统白血病等。

三、禁忌证

1. 有脑疝迹象。
2. 穿刺部位有感染或开放性损伤。
3. 明显出血倾向。
4. 处于休克及可能需要心肺复苏的危重患儿推迟腰椎穿刺。
5. 监护人拒绝签字。

> 如有可疑颅内压升高,可先行眼底检查,了解是否视盘水肿,必要时行头颅 CT 检查后谨慎选择是否进行。

四、操作前准备

1. 患者准备

(1) 核对患者姓名,诊断。

(2) 测量生命体征(心率、血压、呼吸)。

(3) 向患者家属说明穿刺目的、必要性和可能出现的并发症。

(4) 监护人签署知情同意书。

(5) 年长儿提前去卫生间排空大小便,婴幼儿穿纸尿裤。

(6) 抚慰患儿,必要时应用水合氯醛或地西泮镇静。

2. 材料准备

(1) 治疗车上载有以下物品

1) 腰椎穿刺包:内含腰椎穿刺针、一次性无菌注射器、镊子、测压管、医用脱脂纱布、一次性医用棉球、自粘性伤口敷料或无菌

> 术前沟通非常重要,使家长理解操作过程及操作者会努力避免可能出现的并发症有助于家长配合。

> 如果送检项目大于 3 项,需另外准备无菌小瓶。

纱布、孔巾、巾钳、弯盘、3 个无菌小瓶。

2）消毒用品：安尔碘。

3）麻醉药物：2% 利多卡因 2ml。

（2）其他：口罩、帽子、无菌手套、一次性棉签、医疗垃圾桶及锐器桶。

3. 操作者准备

（1）需要 1~2 名助手配合操作。

（2）操作者洗手，戴帽子、口罩；助手一协助患者体位摆放，助手二协助准备局部麻醉药及消毒药品，并观察穿刺过程中患者情况等。

（3）穿刺前充分了解患者病情、穿刺目的、头颅影像学情况等。

（4）掌握腰椎穿刺操作指征、禁忌证、可能出现的并发症及处理方法。

五、操作步骤

1. 体位（图 56-1、图 56-2）

常规消毒使用安尔碘或碘伏均可，无需再使用酒精脱碘。

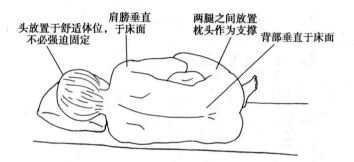

图 56-1 腰椎穿刺正确体位（1）

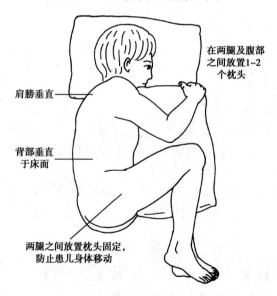

图 56-2 腰椎穿刺正确体位（2）

（1）左侧卧位，低头并膝髋屈曲，双手抱膝，沿诊疗床边侧卧。

（2）由助手协助弯曲患儿下肢及头颈，取得最大程度的脊椎弯曲。

（3）背部呈弓形，与床面垂直，充分暴露操作部位的椎间隙。

2. 穿刺点选择（图56-3）

> 患儿如不能充分配合，需用药物充分镇静，保证操作时患儿能保持体位。

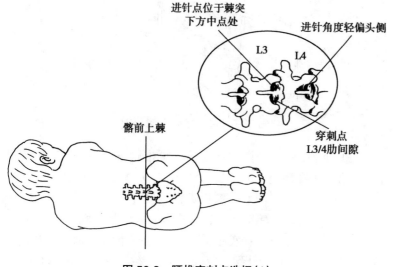

图56-3　腰椎穿刺点选择（1）

（1）操作前再次核对患者。

（2）触两侧髂嵴，髂嵴上缘连线的中点为第3、4腰椎棘突之间（第3、4腰椎间隙），确定为穿刺点。

（3）以拇指甲痕标记穿刺点。

> 穿刺部位切忌过高。小婴儿脊髓相对较长，穿刺部位可选择4、5腰椎间隙。

3. 消毒铺单

（1）准备

1）术者打开腰椎穿刺包，戴无菌手套。

2）检查腰椎穿刺包内物品是否齐全、穿刺针是否通畅、尖端是否锐利、测压管连接处是否完好。

3）助手协助，倒入安尔碘浸泡消毒棉球。

> 徒手时勿碰触穿刺包内层。

（2）消毒：用无菌持物镊夹起棉球，以确定好的穿刺点为中心，从中心向外消毒三遍。用后的消毒棉球弃掉。

（3）铺巾：无菌孔巾中心对准穿刺点铺巾。

> 镊子需垂直皮面。

4. 麻醉

（1）准备：5ml注射器抽取2%利多卡因2ml。

（2）在穿刺点局部皮下注射形成一个皮丘，将注射器垂直于皮肤表面刺入。

（3）间断负压回抽，如无液体或鲜血吸出，注射麻醉药，逐层浸润麻醉各层组织至韧带。拔针后用消毒纱布压迫片刻，记录进针长度，作为下一步穿刺大概需要的进针深度。

> 务必进针后先负压回抽，无液体吸出，尚可注射麻醉药，逐层浸润麻醉，避免将麻醉药注入椎管内。

5. 穿刺（图 56-4）

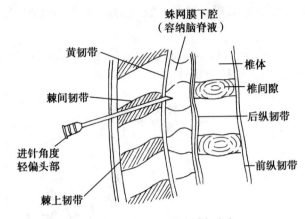

蛛网膜下腔
（容纳脑脊液）

黄韧带

棘间韧带

椎体

椎间隙

后纵韧带

进针角度
轻偏头部

前纵韧带

棘上韧带

图 56-4 腰椎穿刺点选择(2)

针的斜面向上，与硬脊膜纤维方向平行。

（1）穿刺：左手拇指固定住第 3 腰椎棘突，右手持腰椎穿刺针，沿第 3 腰椎棘突下方（足侧）穿刺，针头垂直于患儿后背，也可稍向头侧倾斜。进皮稍快，缓慢进针，可依次感受到脊韧带、硬脊膜的阻力，当有落空感时提示针已进入到蛛网膜下腔，停止进针。

由于患儿年龄和胖瘦不同，达到脊髓腔的深度也不同，对瘦小者宁可扎浅些，以免一次扎在脊椎管后壁上引起出血。

（2）测压并留取脑脊液：拔出针芯，见脑脊液流出后，接测压管，测压管中的脑脊液上升到一定高度不再继续上升，读出脑脊液压力。去掉测压管后，用无菌瓶 3 个，每瓶接 1~2ml 脑脊液分别送检培养、常规、生化（根据情况可多留取脑脊液检测其他项目）。如进针过程中针尖遇到骨质，应将针退至皮下，待纠正角度后再进行穿刺。

穿刺成功后如脑脊液流出速度过快，可用部分针芯堵在针口上，以减慢滴出速度，预防发生脑疝。

怀疑椎管阻塞时可用压腹试验。

（3）拔针：重新插入针芯，拔出穿刺针。穿刺点用无菌纱布压迫片刻，敷以无菌纱布并用胶布固定（或者用一次性敷料粘贴）。

穿刺时如发现患儿突然呼吸、脉搏、面色异常，应停止操作并进行抢救。

（4）鞘内注射：为行鞘内注射治疗所做的腰椎穿刺在穿刺成功后先放出与待注入药液量等量的脑脊液再向椎管内缓慢注入药物，注射完成后接步骤(3)拔针。

6. 穿刺后的观察

（1）嘱患儿去枕平卧 6 小时。

（2）症状上注意观察有无头痛、背痛。

（3）体征上注意检查意识状态，面色，脉搏，双侧瞳孔及其他神经系统体征。

（4）观察穿刺局部是否洁净、干燥。

（5）标本处理：记录标本量与性质，将标本分类并标记，然后根据临床需要进行相应检查，如常规、生化、细菌学、免疫学及细胞形态学等。

7. 及时撰写操作记录。

六、并发症及处理

若严格按操作规程，一般无并发症。可能的并发症如下。

1. 腰椎穿刺后头痛：相对较为常见，多在数小时至 3~4 天消失，少数可持续 1 周。多饮水、尽量用细的穿刺针、穿刺针的针尖斜面与患者身体长轴平行等措施可能有助于预防腰椎穿刺后头痛。

2. 低颅压综合征：通过控制放液量、保持头低位可以减少此并发症的发生。若发生，经休息后可逐渐缓解，多勿需特殊处理。

3. 脑疝形成：术前行眼底检查，必要时行头颅影像学检查。操作时如脑脊液流速过快，将部分针芯堵在针口上减慢低速可以防止脑疝形成。

4. 神经根痛：严格掌握穿刺部位、避免位置过高可避免该并发症。

5. 感染：严格无菌操作有助于减少感染几率。

6. 出血：见于正在抗凝或存在严重凝血障碍的患者。

如必须搬运挪动时，头应低于脊柱。

七、相关知识

1. 正常儿童脊髓末端较成人低，可达第 2 腰椎水平，在 4 岁左右升至第 1 腰椎水平，因此，儿童腰椎穿刺部位切忌过高。

2. 用于检查所放出的脑脊液总量建议不超过 5~10ml。

3. 正常侧卧位脑脊液压力为 70~180mmH$_2$O。

4. Queckenstedt 试验：用于了解蛛网膜下腔有无阻塞。在测量初压后，由助手先压迫一侧颈静脉约 10 秒，再压另一侧，最后同时按压双侧颈静脉。正常时，压迫颈静脉后，脑脊液压力迅速升高 1 倍左右，解除压迫后 10~20 秒，迅速降至原来水平，称为梗阻试验阴性，提示蛛网膜下腔通畅。若压迫颈静脉后，不能使脑脊液压升高，则为梗阻试验阳性，提示蛛网膜下腔完全阻塞。若施压后压力缓慢上升，放松后又缓慢下降，提示有不完全梗阻。凡有颅内压增高者，禁做此试验。

5. 压腹试验：腰椎穿刺时，检查者以拳头用力压迫患者腹部，持续 20 秒。脑脊液在测压管中迅速上升；解除压迫后，脑脊液在测压管中迅速下降至正常水平，说明腰椎穿刺针在穿刺处的蛛网膜下腔。如果压腹试验脑脊液在测压管中液平不上升或十分缓慢上升，说明腰椎穿刺针不在蛛网膜下腔。

6. 穿刺针型号：针的型号在国内用"号"表示针的外径(mm)，如 7# 针即直径为 0.7mm，因此"号"越大，直径越粗；国外针的单位为"G(gauge)"，是厚度单位，"G"越大，针越细。22G 的针外径为 0.7mm，与我国 7 "号"针的外径相同。

7. 损伤后脑脊液如何粗略推算白细胞数及蛋白含量：穿刺损伤可能造成脑脊液呈血性，是因为穿透血管造成所致，可按以下公式粗略推算混入血液前脑脊液白细胞数：白细胞数 = 脑脊液白细胞数 −(血白细胞数 × 脑脊液红细胞计数 ÷ 血红细胞数)。如果病人患者的红细胞计数是正常的,需从总的脑脊液白细胞计数中以每 1000 个红细胞减去 1 个白细胞(每微升)的比例去除红细胞。为了计算真正的蛋白水平,红细胞每 $1000/mm^3$,减去 10mg/L(红细胞数及蛋白量的检测需来源于同一个试管)。

(北京大学第一医院　齐建光　闫辉)

参考文献

1. Clough C,Pearce JM.Procedures in practice.Lumbar puncture.British medical journal,1980,280:297-299.

2. Ellenby MS,Tegtmeyer K,Lai S,et al.Videos in clinical medicine:Lumbar Puncture.N Engl J Med,2006,355:e12.

3. 胡亚美,江载芳.实用儿科学.第 7 版.北京:人民卫生出版社,2002:164.

4. 欧阳钦.临床诊断学.第 2 版.北京:人民卫生出版社,2010:442-443.

5. Longmore M,Wilkinson IB,Rajagopalan S.牛津临床医学手册.第 6 版.刘玉村,主译.北京:人民卫生出版社,2006:800-802.

6. Robertson J,Shilkofski N.The Harriet Lane 儿科学手册.申昆玲,主译.北京:人民卫生出版社,2006:84-86.

测 试 题

1. 下列不适合做腰椎穿刺的是
   A. 中枢神经系统感染　　　　B. 白血病化疗中　　　　C. 腰部外伤
   D. 中枢神经系统白血病　　　E. 抽搐、发热原因待查

2. 下列适合行腰椎穿刺检查的是
   A. 发热、抽搐原因待查
   B. 两侧瞳孔不等大
   C. 呼吸不规则
   D. 腰背部外伤
   E. 虽然监护人拒绝,但高度考虑中枢神经系统感染

3. 腰椎穿刺定位
   A. 第 3、4 腰椎间隙　　　　　B. 小婴儿椎管窄,可以适当向上
   C. 哪个椎间隙宽就选哪个　　D. 年龄越大越需靠骶尾部选择
   E. 不建议第 4、5 腰椎间隙

4. 腰椎穿刺麻醉时
   A. 皮下局部麻醉即可
   B. 边进针边推注麻醉药
   C. 一次进针至遇到阻力,边后退边推注麻醉药
   D. 边进针边回抽,无液体抽出时推注麻醉药
   E. 进针后行扇形麻醉

5. 腰椎穿刺时注意
   A. 右手持腰椎穿刺针,沿第 3 腰椎棘突上方穿刺
   B. 慢慢进针,当有落空感时再进针 1cm 停止进针,拔出针芯

C. 进针过程中针尖遇到骨质,应将针退至皮下,待纠正角度后再进行穿刺

D. 进针过程中针尖遇到骨质,应拔出再进行穿刺

E. 快速进针,当有落空感时停止进针,拔出针芯

6. 腰椎穿刺拔出针芯时有脑脊液快速流出,下列哪项不正确

    A. 说明穿刺角度非常合适,可多留取些送检

    B. 可暂用拇指堵住流出口

    C. 可部分插入针芯,减慢流速

    D. 可能存在颅高压

    E. 需高度警惕放液过快发生脑疝

7. 操作后观察时注意

    A. 去枕平卧 1 天

    B. 去枕平卧 6 小时

    C. 平卧 6 小时,可以枕枕头

    D. 俯卧 6 小时

    E. 腰部制动 6 小时,避免穿刺局部出血

8. 下列哪一项不是腰椎穿刺的并发症

    A. 低颅压综合征   B. 脑疝形成   C. 神经根痛

    D. 感染、出血   E. 腹痛

9. Which interspace is always chosen in lumber puncture in infants

    A. T12~L1   B. L1~L2   C. L2~L3

    D. L4~L5   E. the most wide interspace

10. Normal cerebrospinal fluid pressure is

    A. 150~200mmHg   B. 70~180mmH$_2$O   C. 70~180mmHg

    D. 150~200mmH$_2$O   E. 7~18mmH$_2$O

第 **57** 章

婴儿鼻胃插管术

Baby Nasogastric Intubation

一、目的

1. 诊断作用:抽吸胃液作检查。
2. 治疗作用:洗胃、胃肠减压、鼻胃管喂养。

婴儿鼻胃插管主要用于鼻饲、胃肠减压、洗胃,有诊断需要时抽吸胃液作检查。

二、适应证

1. 抽吸胃液作检查。
2. 消化道梗阻、坏死性小肠结肠炎等外科疾患需行胃肠减压。
3. 食物中毒等患儿洗胃。
4. 对吸吮、吞咽能力差,昏迷,不能经口喂养的患儿需鼻胃插管以鼻饲营养液和药物。

三、禁忌证

1. 鼻咽部或食管狭窄/梗阻。
2. 严重颌面部外伤和(或)基底颅骨骨折。
3. 食管静脉曲张和有其他出血倾向的患儿尽量避免鼻胃插管。

四、操作前准备

1. 患者准备
(1) 评估患儿的身体状况,了解既往有无插管经历。
(2) 检查患儿鼻腔黏膜有无肿胀、炎症,有无鼻中隔偏曲,有无鼻息肉。
(3) 向患儿家长解释操作过程,取得家长的配合。
2. 环境及材料准备
(1) 操作应在洁净的操作室内进行,如无条件可在病室内,但应保持操作区洁净和安静。

根据患儿年龄选择合适型号的一次性胃管。

(2) 治疗车上载有以下物品:一次性胃管、弯盘、镊子、10ml 或 20ml 注射器、小碗、胶布、无菌棉球、无菌液状石蜡、无菌生理盐水、听诊器、一次性无菌手套、治疗巾等。
3. 操作者准备
(1) 了解患儿病情、插管目的。核对患儿姓名、性别、年龄等。

（2）助手协助安抚患儿并摆好体位,固定头部,观察鼻胃插管过程中患儿的面色、呼吸等情况。

（3）操作者洗手,戴帽子、口罩。

五、操作步骤

1. 体位

（1）患儿取仰卧位,头肩部稍垫高,颌下放治疗巾。

（2）由助手协助固定或约束其上肢。

2. 准备

（1）用棉签清洁鼻腔。

（2）打开胃管、注射器包装,放于弯盘内备用。

（3）戴一次性无菌手套。

（4）用注射器检查胃管是否通畅。

3. 测量胃管插入深度

（1）测量方法:①鼻尖 - 耳垂 - 剑突下缘长度;②前额发际至胸骨剑突处。

（2）按测量的长度,在胃管上做标记。

4. 插鼻胃管

（1）无菌液状石蜡润滑胃管前段。

（2）左手扶住患儿头部,右手用镊子持胃管前段插入一侧鼻孔,将胃管缓慢向前推进至预定长度。

（3）小婴儿不能合作吞咽,插管前可将患儿头向后仰,胃管插入会厌部时,以左手将患儿头部托起,使下颌靠近胸骨柄,缓缓插入胃管至预定长度。

5. 判断胃管是否在胃内

（1）注射器接于胃管末端进行抽吸,若有胃液抽出,表明胃管已置入胃内。

（2）用注射器从胃管内注入 1~2ml 空气,置听诊器于胃部,若听到气过水声,表明胃管已置入胃内。

（3）在不咳嗽、安静时将胃管开口端置于小碗内水面之下,应无气泡逸出,如有大量气泡逸出,则证明误入气管。

（4）必要时放射线拍片定位。

6. 固定鼻胃管

（1）用胶布固定胃管于鼻翼两侧。之后也可以用安全别针固定于患儿外衣上。

（2）插管结束后需封闭胃管末端。

六、并发症及处理

1. 鼻翼溃疡或坏死:鼻胃插管后固定不当或者放置的插管型号过大,都会导致鼻翼压迫性溃疡甚至坏死。注意选择型号大小

测量胃管插入深度的方法一般选用第一种方法:鼻尖 - 耳垂 - 剑突下缘长度。

动作轻柔,避免损伤食管黏膜,特别在通过食管3个狭窄时。插入不畅时检查口腔,胃管是否盘在口腔内。

插管中如患儿出现恶心,应暂停片刻,随后迅速将胃管插入以减轻不适。

鼻胃插管完毕后要注意核实位置是否合适。

合适的插管,经常调整插管位置以减轻压迫,可以预防并发症。

> 正确的鼻胃插管有助于减少并发症的发生。

2. 肺部并发症:鼻胃插管能够导致肺部并发症的发生率增加。鼻胃插管的错位会导致肺炎、肺脓肿、气道穿孔和气胸。正确放置鼻胃插管有助于预防并发症的发生。

3. 胃食管反流和反流性食管炎:鼻胃插管能够损伤食管下部括约肌的正常功能,使患儿更容易发生胃食管反流,可以导致反流性食管炎、消化道出血或吸入性肺炎,此时需拔除鼻胃插管。对于需持续插管的患儿,可以用药物抑制胃酸分泌。

4. 胃炎或胃出血:对胃黏膜的抽吸会导致慢性刺激或压迫性坏死,从而发生胃炎或胃出血,此时需立即拔除胃管。

七、相关知识

1. 鼻饲注意事项

(1) 药片应研碎、溶解后灌入。

(2) 鼻饲液温度以 38~40℃为宜,不可过热或过冷。

(3) 若灌入新鲜果汁,应与奶液分别灌入,防止产生凝块。

2. 新生儿鼻饲的方法

> 首次喂食量应少,速度应稍慢,使患儿逐渐适应。

(1) 每次鼻饲前应先抽吸胃内残余量,如大于前次喂入量的 1/4 提示排空不良,应减量或暂停鼻饲。

(2) 鼻饲应按时、按质、按量加入注射器,抬高到离患儿头部 15~20cm 处靠重力作用自行滴入,切勿加压注入。

(3) 鼻饲后使患儿上体抬高及右侧卧位,有助于胃排空。

(4) 长期鼻饲者应每天进行口腔护理 2 次,鼻胃插管每周更换 1~2 次(晚上拔出,次晨由另一只鼻孔插入)。

(北京大学第一医院　齐建光　于果)

(北京大学第一医院　陈永红　齐建光)

参 考 文 献

1. Metheny NA,Meert KL,Clouse RE.Complications related to feeding tube placement.Curr Opin Gastroenterol,2007,23:179.
2. 金汉珍,黄德珉,官希吉.实用新生儿学.第 3 版.北京:人民卫生出版社,2003.
3. 吴希如,李万镇.儿科实习医师手册.第 2 版.北京:人民卫生出版社,2006.
4. 吕淑琴,尚少梅.护理学基础.第 2 版.北京:中国中医药出版社,2006.

测 试 题

1. 婴儿鼻胃插管时测量胃管插入的长度应为
   A. 鼻尖 - 耳垂 - 剑突下缘　　　　B. 前额发际 - 剑突下缘
   C. 耳垂 - 鼻尖 - 剑突与脐中点　　D. 鼻尖 - 剑突与脐中点

E. 鼻尖 - 剑突下缘

2. 不符合婴儿鼻胃插管术适应证的是
   A. 抽吸胃液作检查　　　　　　　　B. 肠梗阻时行胃肠减压
   C. 鼻饲营养液　　　　　　　　　　D. 食管静脉曲张
   E. 食物中毒

3. 婴儿鼻胃插管术可能的并发症不包括
   A. 鼻翼溃疡或坏死　　　　　　　　B. 肺炎、肺脓肿、气道穿孔和气胸
   C. 胃食管反流和反流性食管炎　　　D. 肠穿孔
   E. 胃炎或胃出血

4. 进行鼻饲操作前应评估患者鼻腔状况,内容包括
   A. 鼻腔黏膜有无肿胀、炎症　　　　B. 鼻中隔有无偏曲
   C. 既往有无鼻部疾病　　　　　　　D. 有无鼻息肉
   E. 以上都是

5. 鼻胃管插入过程中,如患者出现呛咳、发绀,应该
   A. 嘱患儿深呼吸　　　　　　　　　B. 嘱患儿做吞咽动作
   C. 托起患儿头部继续插管　　　　　D. 立即拔出,休息片刻后再重新插入
   E. 稍停片刻后继续插入

6. 下列鼻饲时的注意事项中,哪项不妥
   A. 鼻饲后使患儿上体抬高及右侧卧位,有助于胃排空
   B. 鼻饲应按时、按质、按量加入注射器
   C. 鼻饲后可立即平卧
   D. 每次鼻饲前应先抽吸胃内残余量
   E. 药片应研碎、溶解后灌入

7. 鼻饲时,鼻饲液适宜的温度是
   A. 33~35℃　　　B. 41~42℃　　　C. 38~40℃　　　D. 30~32℃　　　E. 43~44℃

8. 长期留置鼻胃管患儿的注意事项中,不包括
   A. 应每天进行口腔护理两次　　　　B. 定期更换胃管
   C. 每次鼻饲前,应确定胃管深度　　D. 鼻饲完毕后,再次注入少量温开水
   E. 新鲜果汁可与奶液同时灌入

9. How long should the nasogastric tube be replaced
   A. 6~8 小时　　　B. 12~18 小时　　　C. 24~48 小时　　　D. 72~168 小时　　　E. 120~240 小时

10. Chronic irritation of the gastrointestinal tract due to the presence of the nasogastric tube can lead to
   A. gastritis and ulcer　　　　　　B. pneumonia
   C. gastroesophageal reflex　　　　D. pulmonary abscess
   E. pancreatitis

第 58 章

小儿头皮静脉穿刺术
Infantile Scalp Vein Puncture

一、目的

应用于新生儿和婴幼儿输液、输血和静脉给药等治疗。

二、适应证

1. 补充水分、电解质,维持水、电解质平衡。
2. 扩充血容量,改善血液循环。
3. 输入药物,维持营养,供给热量。

三、禁忌证

头部外伤或感染。

四、操作前准备

1. 患者准备

(1) 向患儿家长解释操作过程,取得家长的配合。

操作前与家长沟通很重要。

(2) 穿刺前安抚患儿。对不合作者给予适当的约束,必要时使用镇静剂。

2. 材料准备

(1) 治疗车上层:所需药物、治疗盘、备皮刀、消毒用物、输液贴、输液器、一次性头皮针 4.5 号或 5 号、快速手消毒剂。

(2) 治疗车下层:生活垃圾桶、医疗垃圾桶、锐器桶、10‰清洗消毒剂专用桶。

3. 操作者准备

(1) 需要两个人操作。

护士配合,两人操作。必要时三人配合。

(2) 了解患儿病情诊断,评估患儿静脉输液的需求。

(3) 认真核对医嘱及患儿姓名、性别、病历号。

(4) 洗手、戴口罩。

五、操作步骤(图 58-1)

1. 体位

(1) 患儿仰卧位或侧卧位。

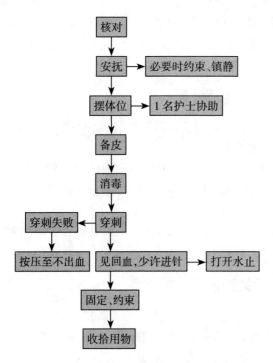

图 58-1 小儿头皮静脉穿刺流程图

（2）助手站于患儿足端,固定其肢体、头部,妥善约束患儿,必要时采用全身约束法。

2. 穿刺静脉选择

（1）选择适宜的静脉血管,常用的血管有额前正中静脉、颞浅静脉、眶上静脉和耳后静脉等。

（2）必要时剃净毛发,以清晰暴露血管。

（3）注意辨别动、静脉,以免误穿动脉。

3. 局部消毒:0.2% 安尔碘常规消毒穿刺处皮肤。

4. 穿刺

（1）准备:一次性头皮针与输液器连接,排气,关闭水止开关。

（2）穿刺

1）去除头皮针针套,以左手拇指、示指绷紧皮肤,右手持针柄在距静脉最清晰点向后移 0.3cm 处,沿静脉走向,与皮肤成 15°~30° 角进针。

2）针尖进皮下后沿静脉向心方向穿刺,有落空感同时有回血后再进针少许,松开水止开关,静脉通畅。

（3）输液贴固定针头:穿刺处固定采用四条胶布固定法:

1）第一条胶布固定针柄。

2）第二条胶布粘贴棉片,固定针眼处。

3）第三条胶布将头皮针盘旋后固定。

4）第四条胶布固定输液静脉通路。

（4）调节滴速,新生儿及婴幼儿一般情况下滴速可调至 20~40

动静脉的辨别方法:将示指放于需穿刺的血管上方,动脉会触及到明显的搏动,静脉触及不到搏动。

血管细小或充盈不全时常无回血,可用注射器轻轻抽吸,见回血时表示穿刺成功。

如用输液贴则只需 1、3、4 条胶布即可。

滴/分,脱水患儿可适当增加滴速至 40~60 滴/分。

（5）穿刺结束后,将患儿置于合适卧位,必要时予以适当约束。再次核对、整理用物。

六、并发症及处理

1. 静脉炎:立即停止该静脉输注,及时进行局部处理,如局部涂抹多磺酸黏多糖乳膏。

2. 误入动脉:如误入动脉,则回血成冲击状,逆流不进,颜色鲜红。一旦误入动脉,应立即拔针,停止输液,穿刺点局部按压,防止血肿。

3. 穿刺部位红肿、感染:停止该静脉输注,局部保持干燥,可涂擦莫匹罗星软膏。

七、相关知识

一次性输液器的有效使用时间为 24 小时。如输液时间大于 24 小时,应及时更换输液器。

普通钢制头皮针在同一穿刺点输液时间不能大于 48 小时。

新生儿、婴幼儿头皮静脉穿刺术常选用额上静脉(滑车上静脉)、颞浅静脉、耳后静脉、眶上静脉等头皮表浅静脉,因其皮下脂肪少,易于穿刺、固定和观察,是输液、输血和给药的途径之一。但由于普通钢制头皮针在使用过程中易出现脱落、液体渗漏等现象,并且同一穿刺点输液时间大于 48 小时易造成静脉炎的发生。所以静脉留置针目前在临床上使用较为广泛。具有操作简单、针管具有良好的柔韧性和独特的弹性功能、易于固定、留置时间长(72~96 小时)、不易穿破血管等特点,为临床的输液治疗和抢救提供了方便。

（北京大学第一医院　陈建军　于果）
（北京大学第一医院　陈永红　陈建军）

参 考 文 献

1. 邵肖梅,叶鸿瑁,丘小汕.实用新生儿学.第 4 版.北京:人民卫生出版社,2011.
2. 徐润华,徐桂荣.现代儿科护理学.北京:人民军医出版社,2003.

测 试 题

1. 头皮静脉穿刺不常选用的静脉是
   A. 额前正中静脉　　B. 颞浅静脉　　　C. 枕后静脉　　　D. 耳后静脉　　　E. 眶上静脉

2. 不能经头皮静脉穿刺输入的是
   A. 0.9% NaCl　　　B. 输血　　　　　C. 脂肪乳　　　　D. 0.5% KCl　　　E. 氨基酸

3. 头皮静脉穿刺的并发症不包括
   A. 静脉炎　　　　　B. 误入动脉　　　C. 穿刺部位出血　D. 损伤局部神经　E. 穿刺部位感染

4. 小儿头皮静脉穿刺如误入动脉,正确的处理为
   A. 继续输液　　　　　　　　　　　　B. 立即拔针,停止输液
   C. 先观察,如无特殊反应可以继续输液　D. 拔针后贴胶布止血
   E. 胶布固定,以备他用

5. 穿刺时的进针角度为
   A. 10°~15°角进针　　　　　　B. 10°~20°角进针　　　　　　C. 15°~30°角进针
   D. 20°~40°角进针　　　　　　E. 25°~35°角进针

6. 应用头皮静脉作为输液、输血和静脉给药等治疗的给药途径的适应范围是
   A. 仅适用于新生儿　　　　　　B. 仅适用于婴幼儿
   C. 适用于新生儿和婴幼儿　　　D. 适用于所有年龄段的儿童
   E. 无特殊适应范围

7. 小儿静脉输液速度不宜过快,一般为
   A. 10~20 滴 / 分　　　　　　B. 20~30 滴 / 分　　　　　　C. 20~40 滴 / 分
   D. 30~50 滴 / 分　　　　　　E. 40~60 滴 / 分

8. 如穿刺部位出现红肿、感染
   A. 继续输完剩余液体
   B. 局部热水湿敷
   C. 局部冷水湿敷
   D. 停止该静脉输注,局部保持干燥,可涂擦多磺酸黏多糖乳膏
   E. 停止该静脉输注,局部保持干燥,可涂擦莫匹罗星软膏

9. How long can the disposable infusion set be used
   A. 6 hours　　　　B. 12 hours　　　　C. 24 hours　　　　D. 36 hours　　　　E. 48 hours

10. How long can the same infusion site be used
    A. 12 hours　　　　B. 24 hours　　　　C. 36 hours　　　　D. 48 hours　　　　E. 72 hours

第 **59** 章

新生儿复苏
Neonatal Resuscitation

一、目的

提高新生儿窒息及早产儿的抢救成功率,尽可能减少和避免并发症的发生,减轻对各脏器的损伤。

二、适应证

适用于所有新生儿,特别是窒息新生儿和早产儿。

三、禁忌证

无。

四、操作前准备

操作前了解患儿情况很重要。

1. 患儿准备:复苏前应充分了解患儿情况,评估发生窒息的危险性。

(1) 胎龄:是否足月。

(2) 单胎或多胎。

(3) 是否胎膜早破,如有胎膜早破了解羊水情况。

(4) 母亲孕期合并症情况。

2. 材料准备

(1) 预热的开放式辐射台、大毛巾、塑料薄膜(保鲜膜)、脉搏血氧检测仪。

检查各种仪器设备完好处于备用状态。

(2) 物品准备

1) 负压吸引器:根据患儿胎龄选择合适型号吸痰管(早产儿选择 8F,足月儿选择 10F)、吸球。

检查球囊:球囊是否完好、减压阀是否开放。

2) 新生儿复苏球囊:根据胎龄选择合适型号面罩。

3) T- 组合复苏器,喉罩、呼气末 CO_2 检测器。

4) 气管内导管、导丝、喉镜(根据胎龄选择喉镜片)、固定胶布。

5) 胎粪吸引管。

6) 氧源、空氧混合器。

7) 肾上腺素、生理盐水。

（3）其他：注射器（1ml、10ml、20ml）、无菌手套2副、新生儿胃管、听诊器

3. 操作者准备

（1）至少需要两个人操作。

（2）操作者洗手，戴口罩；医生负责体位及呼吸，护士负责清理气道、心外按压及给药等。

（3）了解患儿病情。

（4）掌握新生儿复苏相关知识，并发症的诊断与处理。

医护配合，至少两人操作。

五、操作步骤（图 59-1）

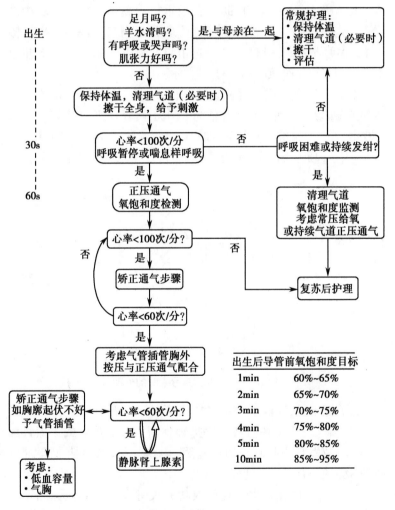

图 59-1　新生儿复苏流程图

出生后导管前氧饱和度目标	
1min	60%~65%
2min	65%~70%
3min	70%~75%
4min	75%~80%
5min	80%~85%
10min	85%~95%

1. 复苏的基本程序：评估 - 决策 - 措施。评估主要基于呼吸、心率、氧饱和度。

2. 快速评估

（1）足月吗？

每30秒评估一次。

（2）羊水清吗？

（3）有哭声或呼吸吗？

（4）肌张力好吗？

3. 初步复苏

（1）保暖：将新生儿放在辐射保暖台上或因地制宜采取保温措施，如用预热的毯子裹住新生儿以减少热量散失等。对体重 < 1000g 的极低出生体重儿，有条件可将其头部以下躯体和四肢放在清洁的塑料袋内，或盖以塑料薄膜置于辐射保暖台上，摆好体位后继续初步复苏的其他步骤。避免高温，以避免引发呼吸抑制。

（2）体位：新生儿头轻度仰伸位（鼻吸气位）。

（3）吸引：肩娩出前，助产者用手挤出新生儿口、咽、鼻中的分泌物。娩出后，用吸球或吸管清理分泌物，先口咽后鼻腔，吸管的深度适当，吸引时间不超过 10 秒，吸引器的负压不应超过 100mmHg（1mmHg=0.133kPa）。

（4）羊水胎粪污染时的处理：当羊水有胎粪污染时，无论胎粪是稠或稀，如新生儿娩出后被评估为有活力（呼吸好、肌张力好、心率 > 100 次/分），则继续初步复苏；如被评估为无活力（呼吸、肌张力及心率三项任一项为否），则采用胎粪吸引管进行气管内吸引（图 59-2）。

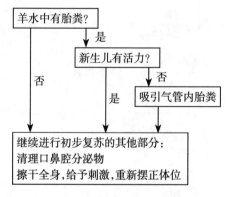

图 59-2　羊水胎粪污染时的处理

（5）擦干：快速擦干全身，拿掉湿毛巾。

（6）刺激：用手拍打或用手指轻弹新生儿的足底或摩擦背部两次，以诱发自主呼吸。如这些努力无效，表明新生儿处于继发性呼吸暂停，需要正压通气。

4. 正压通气：新生儿复苏成功的关键在于建立充分的正压通气。

（1）指征：呼吸暂停或喘息样呼吸；心率 <100 次/分。

（2）气囊面罩正压通气

1）方法：E-C 手法（图 59-3）：左手拇指和示指固定面罩，其余三指抬下颌保证气道通畅；通气频率 40~60 次/分（胸外按压时为 30 次/分）；通气压力需要 20~25cmH$_2$O（1cmH$_2$O=0.098kPa），

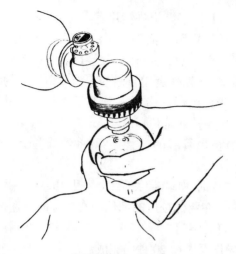

图 59-3　E-C 手法

少数病情严重的新生儿可用 2~3 次 30~40cmH$_2$O,以后维持在 20cmH$_2$O。

2) 评估通气有效性:有效的正压通气应显示心率迅速增快,以心率、胸廓起伏、呼吸音及氧饱和度来评价;如正压通气达不到有效通气,需检查面罩和面部之间的密闭性,是否有气道阻塞(可调整头位,清除分泌物,使新生儿的口张开)或气囊是否漏气。面罩型号应正好封住口鼻,但不能盖住眼睛或超过下颌。

3) 注意事项:持续气囊面罩正压通气(>2 分钟)可产生胃充盈,应常规插入 8F 胃管,用注射器抽气和通过在空气中敞开端口来缓解。自动充气式气囊不能用于常压给氧。

5. 气管插管

(1) 指征:需要气管内吸引清除胎粪;气囊面罩正压通气无效或需要长时间正压通气;胸外按压;经气管注入药物;特殊复苏情况,如先天性膈疝或超低出生体重儿。

(2) 准备:不同型号的气管导管、管芯、喉镜,准备好吸引装置,气管导管型号和插入深度的选择方法见表 59-1。

表 59-1　不同体重气管插管型号和插入深度的选择

新生儿体重(g)	导管内径(mm)	上唇至管端距离(cm)
≤1000	2.5	6~7
~2000	3.0	7~8
~3000	3.5	8~9
>3000	4.0	9~10

(3) 方法

1) 左手持喉镜,将喉镜夹在拇指与前 3 个手指间,镜片朝前。小指靠在新生儿颏部提供稳定性。喉镜镜片应沿着舌面右侧滑

气管插管时切忌操作粗暴,应动作轻柔,避免损伤。

入,将舌头推至口腔左侧,推进镜片直至其顶端达会厌软骨。

2) 暴露声门:采用一抬一压手法,轻轻抬起镜片,上抬时需将整个镜片平行朝镜柄方向移动,使会厌软骨抬起暴露声门和声带。如未完全暴露,操作者用自己的小指或由助手的示指向下稍用力压环状软骨使气管下移,有助于看到声门。在暴露声门时不可上撬镜片顶端来抬起镜片。

3) 插入有金属管芯的气管导管:将管端置于声门与气管隆凸之间。

4) 插入导管时,如声带关闭,可采用 Hemlish 手法。助手用右手示指和中指在胸外按压的部位向脊柱方向快速按压一次,促使呼气产生以打开声门。

5) 整个操作要求在 20 秒内完成。

(4) 确定导管位置正确的方法

1) 胸廓起伏对称。

2) 听诊双肺呼吸音一致,尤其是腋下,且胃部无气过水音,胃部无扩张。

3) 呼气时导管内有雾气。

4) 心率、肤色和新生儿反应好转。

5) 呼出气 CO_2 检测仪可有效确定有自主循环的新生儿气管插管位置是否正确。

(5) 确定导管深度的方法

1) 声带线法:导管声带线标志与声带水平吻合。

2) 胸骨上切迹摸管法:操作者或助手的小指尖垂直置于胸骨上切迹,当导管在气管内前进,小指尖触摸到管端,则表示管端已达气管中点。

3) 体重法:见表 59-1。

4) 胸片定位。

(6) 胎粪吸引管:将胎粪吸引管直接连接气管导管,操作者用右手示指将气管导管固定在新生儿的上腭,左手示指按压胎粪吸引管的手控口使其产生负压,边退气管导管边吸引,3~5 秒将气管导管撤出。必要时可重复插管再吸引。

6. 胸外按压

(1) 指征:充分正压通气 30 秒后心率 <60 次 / 分,在正压通气同时需进行胸外按压。

(2) 方法:按压新生儿两乳头连线中点的下方,即胸骨体下1/3。按压深度约为前后胸直径的 1/3,产生可触及脉搏的效果。按压和放松的比例为按压时间稍短于放松时间,放松时拇指或其余手指不应离开胸壁。

1) 拇指法(图 59-4):双手拇指端压胸骨,根据新生儿体型不同,双拇指重叠或并列,双手环抱胸廓支撑背部。建议使用。

是否需要重复吸引胎粪应取决于患儿状态,如第一次吸引能够吸出胎粪,且评估患儿能够耐受,可再一次重复胎粪吸引。

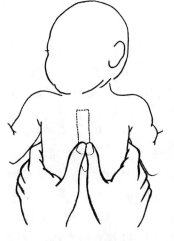

图 59-4 拇指法

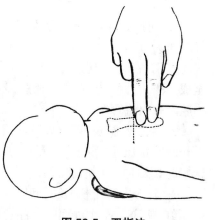

图 59-5 双指法

拇指法不易疲劳，能较好地控制下压深度，并有较好的增强心脏收缩和冠状动脉灌流的效果；双指法在需经脐静脉给药时更便于操作。

2）双指法（图 59-5）：右手示指和中指尖放在胸骨上，左手支撑背部。

3）按压-通气比：按压-通气比为 3∶1，即 90 次/分按压和 30 次/分呼吸，达到每分钟约 120 个动作。因此，每个动作约 0.5 秒，2 秒内 3 次胸外按压加 1 次正压通气。

7. 药物：在积极矫正通气步骤保证有效通气及胸外按压的基础上，有指征时考虑用药。新生儿复苏时，很少需要用药。

（1）肾上腺素

1）指征：30 秒的正压通气和胸外按压后，心率持续 <60 次/分。

2）剂量：1∶10 000 肾上腺素。首选静脉给药，0.1~0.3ml/kg；气管内给药，0.5~1ml/kg。必要时 3~5 分钟重复 1 次。

3）途径：脐静脉导管（或脐静脉）或外周静脉给药，气管内给药。

（2）扩容

1）指征：有低血容量、怀疑失血或休克对其他复苏措施无反应时。

2）液体：等渗晶体溶液，推荐使用生理盐水。大量失血则需要输入与患儿交叉配血阴性的同型血或 O 型红细胞悬液。

新生儿复苏时一般不应用碳酸氢钠。

3）方法：首次剂量为 10ml/kg，经外周静脉或脐静脉缓慢推入（>10 分钟）。可重复注入 1 次。

8. 复苏后监护

（1）新生儿摆好体位，注意保暖。

（2）监护生命体征。

（3）监测血糖、血气及血电解质等，及时对脑、心、肺、肾及胃肠等器官功能进行监测。

六、并发症及处理

1. 气胸：可由以下原因引起：气管插管位置不合适或正压通气时压力过高。少量气胸观察即可，大量气胸需要胸腔穿刺或放置闭式引流管。如患儿需要机械通气，气胸可能会继续发展，甚至成为张力性气胸，应注意观察，必要时应用高频振荡通气、放置胸腔闭式引流管。

2. 吸入性肺炎：可由以下原因引起：气道分泌物清理不彻底或长时间正压通气未放置胃管。应注意及时清理呼吸道，根据临床情况必要时给予抗感染治疗，严重者可能需要机械通气。

3. 局部皮肤压伤：长时间胸外按压时，按压部位可能出现局部压红、瘀斑。操作过程中应注意局部皮肤保护，可在按压部位垫一棉球，动作轻柔。

4. 牙龈或口腔黏膜损伤：气管插管时应注意操作轻柔、规范，一旦出现损伤，对症处理即可。

七、相关知识

1. 氧的应用：建议使用空氧混合仪以及脉搏氧饱和度仪。

(1) 足月儿可用空气复苏，早产儿开始给 30%~40% 的氧，用空氧混合仪根据氧饱和度调整给氧浓度，使氧饱和度达到目标值(表 59-2)。如暂时无空氧混合仪，可用接上氧源的自动充气式气囊去除储氧袋(氧浓度为 40%)进行正压通气。如果有效通气 90 秒心率不增加或氧饱和度增加不满意，应当考虑将氧浓度提高到100%。

表 59-2　出生后导管前氧饱和度标准

出生后时间(min)	氧饱和度范围(%)
1	60~65
2	65~70
3	70~75
4	75~80
5	80~85
6	85~95

(2) 脉搏氧饱和度仪的传感器应放在动脉导管前位置(即右上肢，通常是手腕或手掌的中间表面)。在传感器与仪器连接前，先将传感器与婴儿连接，有助于最迅速地获得信号。氧饱和度标准见表 59-2。

2. 早产儿复苏需关注的问题

(1) 体温管理：将早产儿置于调至中性温度的暖箱中。对出生体重 <1000g 的极低出生体重儿，出生复苏时可采用塑料袋保

温(见初步复苏部分)。

（2）对极不成熟早产儿,因肺不成熟,缺乏肺表面活性物质可发生呼吸窘迫综合征,出生后可经气管内注入肺表面活性物质预防呼吸窘迫综合征。

（3）由于早产儿生发层基质的存在,易造成室管膜下 - 脑室内出血。心肺复苏时要特别注意保温、避免使用高渗药物、操作轻柔、维持颅压稳定。

（北京大学第一医院　冯琪　张欣）

参 考 文 献

1. Kattwinkel J,Perlman JM,AzizPart K,et al.Part 15：Neonatal Resuscitation.2010 American Heart Association Guidelines for Cardiopulmonary Resuscitation and Emergency Cardiovascular Care.Circulation,2010,122(18 Suppl 3)：S909-S919.
2. 中国新生儿复苏项目专家组.新生儿复苏指南(2011 年北京修订).中华围产医学杂志,2011,14(7):415-419.
3. 叶鸿瑁,虞人杰.新生儿复苏教程.北京：人民卫生出版社,2012.

测 试 题

1. 新生儿复苏过程中,下列哪一项是最重要和最有效的措施
   A. 心脏除颤　　　　B. 扩容　　　　C. 建立有效通气
   D. 使用肾上腺素　　E. 胸外按压

2. 下列哪项是胸外按压指征的正确描述
   A. 无论何时心率 <60 次 / 分
   B. 在 30 秒有效人工正压通气后,心率仍 <60 次 / 分
   C. 在 30 秒有效人工正压通气后,心率仍 <80 次 / 分
   D. 只要心率 <100 次 / 分
   E. 在 30 秒有效人工正压通气后,心率仍 <100 次 / 分

3. 给一个胎龄 30 周、体重 1200g 的早产儿气管插管,应选择的气管导管内径(mm)是
   A. 2.0　　　B. 2.5　　　C. 3.0　　　D. 3.5　　　E. 4.0

4. 氧饱和度检测仪的探头应固定于
   A. 左上肢　　B. 右上肢　　C. 左下肢　　D. 右下肢　　E. 左上肢或右上肢

5. 关于心肺复苏的描述,错误的是
   A. 心肺复苏过程中,胸外按压一定要与正压通气相配合,但应避免按压和通气同时进行
   B. 一般每 3 次胸外按压后正压通气 1 次
   C. 每分钟应有 30 次正压通气和 90 次胸外按压
   D. 胸外按压的部位是胸骨下 1/3 处,按压深度是胸廓厚度的 1/3
   E. 每次正压通气时胸外按压间断大约 1 秒

6. 已经有效球囊面罩正压通气和胸外按压 30 秒,新生儿心率仍为 40 次 / 分,下一步措施应该是
   A. 气管插管正压通气,给予肾上腺素
   B. 脐静脉插管,给予肾上腺素
   C. 继续胸外按压 30 秒后再次评估
   D. 继续正压人工通气和胸外按压
   E. 因无效停止胸外按压

7. What are the recommended concentration and dose of epinephrine
   A. 1 : 10 000, 0.1~0.3mg/kg
   B. 1 : 1000, 0.1~0.3ml/kg
   C. 1 : 10 000, 0.01~0.03mg/kg
   D. 1 : 1000, 0.01ml/kg
   E. 1 : 10 000, 0.01mg/kg

8. The clinical indicators of correct endotracheal tube placement are those except
   A. condensation in the endotracheal tube
   B. chest movement
   C. presence of equal breath sounds bilaterally
   D. a prompt increase in heart rate
   E. a negative test result of detection of exhaled CO_2

9. Assisted ventilation should be delivered at a rate of _____ breaths per minute to promptly achieve or maintain a heart rate >100 per minute
   A. 8~10   B. 12~20   C. 20~30   D. 40~60   E. ≥60

10. Once positive pressure ventilation or supplementary oxygen administration is begun, assessment should consist of simultaneous evaluation of 3 vital characteristics
    A. heart rate, respirations, oxygenation
    B. heart rate, respirations, skin color
    C. respiration, skin color, muscle tone
    D. heart rate, oxygenation, muscle tone
    E. oxygenation, skin color, muscle tone

第 60 章

人工喂养(配奶)

Artificial Feeding (Procedure of Milk Preparation)

一、目的

1. 提供清洁卫生的配方奶。

2. 提供生长发育所需的各种营养物质和能量,同时使婴儿在喂养的过程中获得满足感,利于其生理、心理的发育。

二、适应证

母乳不足或不能进行母乳喂养。

三、操作前准备

1. 环境要求

(1) 配奶间宽敞、明亮。

(2) 清洁区(操作台)清洁、干净。

2. 用物准备

(1) 配奶用具:量杯、搅拌小勺、奶粉专用量勺、配方奶粉、已消毒奶瓶、奶嘴、煮沸过的温开水。

(2) 其他:清洁小毛巾。

(3) 喂奶车。

3. 操作者要求

(1) 了解患儿病情、年龄、哺乳时间、奶粉种类。

(2) 计算患儿此次所需奶量。 ◀ 计算方法(详见相关知识)。

(3) 操作者六步洗手法洗手,戴帽子、口罩。

四、操作步骤(图 60-1)

1. 配奶前

(1) 擦拭操作台台面、喂奶车。

(2) 六步洗手法洗手。

(3) 检查奶粉名称、开瓶日期及有效期、奶粉的配置方法、奶 ◀ 配方奶开瓶后有效粉颜色及质量。 期为 3~4 周。

2. 配奶过程

(1) 将适量温水倒入量杯中。

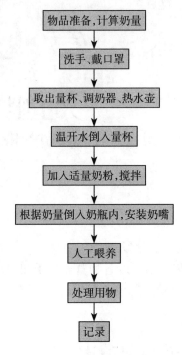

一般配方奶建议使用温凉水，按我国人生活习惯多使用温水，建议水温低于70℃，以免破坏奶粉中的酶类等。

图 60-1 人工喂养流程图

(2) 再将精确分量的奶粉(使用奶粉专用量勺)添加到量杯中。
(3) 用小勺进行搅拌，使其完全溶解。

所有奶液应现配现用。

(4) 将配制好的奶液倒入奶瓶中。
(5) 安装奶嘴。
3. 人工喂养
4. 处理用物
(1) 将奶具用清水清洗，放置污染区，待送高压蒸汽灭菌消毒。

配奶用具使用高压蒸汽灭菌消毒。

(2) 如有传染病需隔离的患儿，进行隔离处理，并使用1000mg/L 浓度的含氯消毒液浸泡，再清洗、送高压蒸汽灭菌消毒灭菌。
5. 记录
(1) 六步洗手法洗手。
(2) 将患儿吃奶情况、奶量记录于病例记录内。

五、相关知识

1. 人工喂养的方式
(1) 配方奶：配方奶以牛乳为基础，其配方设计以母乳的成分为依据，调整了一些重要成分及其比例，使其更适合婴儿的消化吸收及肾脏功能，如降低酪蛋白、增加不饱和脂肪酸、强化微量元素，但母乳的活性免疫物质仍难以添加，所以母乳是婴儿喂养的首选，但不能母乳喂养时则应优选配方奶粉。配方奶粉还有早产儿奶粉、乳糖不耐受奶粉、深度水解奶粉、完全水解奶粉，以及对特殊疾病如苯丙酮尿症的配方奶粉，不但对患儿营养有益，对疾病治疗也起到重要作用。

（2）牛乳：在不能使用配方奶粉的情况下，牛乳也比较普遍，但牛乳中蛋白含量较高，饱和脂肪酸多等，不利于婴儿消化和肾脏功能，应进行煮沸、加糖（一般加 5%~8% 的糖）、稀释（奶和水的比例可由 2∶1 逐渐增加至 4∶1）。

（3）全脂奶粉：是以鲜牛奶加热蒸发喷雾成干粉而得，按 1∶8 或 1∶4 加水稀释，在无法使用配方奶粉和鲜奶的地区使用。

2. 计算奶量：6 个月以内的婴儿一般按每天所需的总热量和总液量来计算奶量。但婴儿每日奶量需求个体差异较大，可根据具体情况增减。

（1）第一种：根据总能量计算（一般按奶粉的量计算，有利于计算摄入的蛋白质、脂肪、碳水化合物的量）。

婴儿每日能量需要量为 418kJ（100kcal）/kg。

举例：体重 6kg 的 3 月龄婴儿。

1）每日需要总能量为：100kcal/kg×6kg=600kcal。

2）一般 3 月龄的婴儿每日喂养 6 次，故每次所需能量为 600÷6=100kcal。

3）1g 奶粉约提供 5kcal 能量，故每次奶粉用量为 20g。

4）1 小量勺 =4.4g 奶粉，故每次加 5 小量勺奶粉。

5）30ml 水加 1 小量勺奶粉，故如需 100kcal 能量的奶粉时配置方法为 150ml 水加 5 小量勺奶粉（涨奶量忽略不计）。

（2）第二种：按液量算（涨奶量忽略不计）。

婴儿每日所需液量约 150ml/kg。

举例：体重 6kg 的 3 月龄婴儿。

1）每日需要总液体量为：150ml/kg×6kg=900ml。

2）一般 3 月龄的婴儿每日喂养次数 6 次，故每次奶量为 900÷6=150ml。

3）以小量勺为例，30ml 水内加 1 小量勺奶粉，故如需 150ml 奶液配置方法为 150ml 水加 5 小量勺奶粉（涨奶量忽略不计）。

3. 配奶注意事项

（1）奶粉量不应过多或过少，1 量勺是指 1 平口量匙，没有压实的奶粉分量，务使冲调后的配方奶保持合适浓度，以免发生婴儿消化障碍或营养不足。

（2）奶嘴孔径以倒置奶瓶时，液体连续滴出为宜。奶嘴孔太小，吸吮费力，太大，易引起呛咳。

（3）注意奶具的消毒、保存，以防受病原菌污染。

（北京大学第一医院 张大华 于果）

人工喂养：一般初生婴儿每昼夜 8 次，以后逐渐改为 7 次，减去夜间 1 次，2~3 个月时每日 6 次，4~6 个月时，每日 5 次，晚间可不喂乳。

目前使用的奶粉专用量勺一般有两种，小量勺配 30ml 水，大量勺配 60ml 水，但不同品牌奶粉稍有差别。

参 考 文 献

1. 王心语.最新新生儿临床护理精细化操作与优质护理服务规范化管理及考评指南.北京:人民卫生出版社,2013.
2. 毛萌.儿科学.北京:高等教育出版社,2006.

测 试 题

1. 医院奶瓶应选用何种消毒方式
   A. 洗洁精浸泡后冲洗晾干备用　　　　B. 高压蒸汽灭菌消毒
   C. 用 500mg/L 含氯消毒液浸泡　　　　D. 环氧乙烷灭菌消毒
   E. 清水清洁

2. 关于配奶过程的描述,正确的是
   A. 清洗双手,戴口罩　　　　　　　　B. 先加奶粉再加水
   C. 先加水再加奶粉　　　　　　　　　D. 可用饮水机中的水配奶
   E. 配制完成的奶可在室温下保存 24 小时

3. 关于配奶相关知识,错误的是
   A. 保证婴儿精确、足够的热量　　　　B. 提供清洁、卫生的配方奶
   C. 适用于无法进行母乳喂养的婴儿　　D. 所有奶液应现配现用
   E. 可用微波炉加热奶液

4. 冲奶的水温应大于多少度
   A. 30℃　　　　B. 40℃　　　　C. 80℃　　　　D. 90℃　　　　E. 100℃

5. 某婴儿体重 6kg,如按每 4 小时喂养一次,每顿奶需配制多少毫升
   A. 120ml　　　B. 110ml　　　C. 90ml　　　D. 100ml　　　E. 150ml

6. 关于奶嘴的描述,正确的是
   A. 取用奶嘴时应注意无菌　　　　B. 奶嘴孔的大小以倒置奶瓶时,瓶内液体连续滴出为合适
   C. 奶嘴孔太小吸吮费力　　　　　D. 奶嘴孔太大易引起呛咳
   E. 以上都正确

7. 关于人工喂养的说法正确的是
   A. 改变喂养方法勿宜太多太勤
   B. 人工喂养奶量不宜过多或过少
   C. 必须随时注意配方奶及奶具的消毒,以防受病原菌污染
   D. 配奶时奶粉量不应过多或过少
   E. 以上均是

8. 关于配奶原则,正确的是
   A. 奶粉开瓶后可保存 3~4 周
   B. 冲奶时奶粉越多越好
   C. 配方奶配制完成后,可用此量杯直接冲泡免乳糖奶
   D. 配奶水温越高越好

E. 以上均不对

9. 配奶前应检查奶粉,正确的是
   A. 奶粉名称　　　　　　　　　B. 生产日期、有效期　　　　　　C. 开瓶后日期
   D. 奶粉颜色、质量　　　　　　E. 以上均是

10. 8 月龄 8kg 的健康婴儿,24 小时需要热量和液量约为
    A. 800kcal,1200ml　　　　　B. 800kcal,1100ml　　　　　C. 640kcal,1200ml
    D. 640kcal,1100ml　　　　　E. 560kcal,900ml

测试题答案

第1章　胸腔穿刺术（液体）

1. D　2. B　3. D　4. A　5. B　6. C　7. C　8. E　9. A　10. E

第2章　腰椎穿刺术

1. E　2. E　3. C　4. A　5. D　6. A　7. C　8. B　9. D　10. C

第3章　骨髓穿刺术

1. D　2. A　3. B　4. C　5. A　6. C　7. D　8. A　9. B　10. A

第4章　腹腔穿刺术

1. D　2. D　3. B　4. C　5. C　6. E　7. C　8. D　9. A　10. B

第5章　三腔二囊管

1. B　2. D　3. D　4. C　5. A　6. D　7. A　8. C　9. E　10. A

第6章　胃管置入

1. D　2. C　3. B　4. B　5. E　6. A　7. E　8. C　9. D　10. A

第7章　成人基础生命支持

1. D　2. D　3. B　4. B　5. D　6. C　7. D　8. A　9. D　10. D

第8章　电除颤/电转复

1. E　2. B　3. A　4. B　5. C　6. B　7. B　8. B　9. A　10. E

第9章　吸痰法

1. E　2. E　3. B　4. D　5. D　6. B　7. D　8. A　9. A　10. D

第10章　皮下注射法

1. B　2. C　3. B　4. D　5. D　6. D　7. C　8. E　9. E　10. C

第11章　肌内注射法

1. C　2. D　3. E　4. C　5. C　6. C　7. E　8. C　9. B　10. B

第12章　动脉穿刺（血气分析）

1. B　2. A　3. A　4. E　5. C　6. C　7. B　8. A　9. A　10. D

第13章　静脉穿刺

1. A　2. D　3. C　4. A　5. D　6. D　7. D　8. B　9. A　10. C

第14章　穿脱隔离衣

1. C　2. B　3. D　4. B　5. C　6. B　7. A　8. D　9. E　10. A

第15章　心电图操作

1. A　2. D　3. C　4. B　5. B　6. D　7. D　8 .C　9 .C　10. D

第 16 章　刷手

1. E　　2. C　　3. D　　4. D　　5. A　　6. E　　7. A　　8. E　　9. D　　10. E

第 17 章　手术区消毒

1. D　　2. D　　3. E　　4. C　　5. D　　6. D　　7. E　　8. C　　9. B　　10. D

第 18 章　铺单（铺巾）

1. D　　2. B　　3. A　　4. E　　5. E　　6. B　　7. A　　8. D　　9. A　　10. C

第 19 章　穿脱手术衣与戴无菌手套

1. D　　2. B　　3. E　　4. B　　5. B　　6. B　　7. A　　8. C　　9. B　　10. A

第 20 章　手术基本操作

1. C　　2. A　　3. A　　4. D　　5. C　　6. D　　7. B　　8. E　　9. D　　10. A

第 21 章　换药

1. C　　2. D　　3. A　　4. C　　5. C　　6. C　　7. B　　8. B　　9. E　　10. C

第 22 章　拆线

1. C　　2. A　　3. B　　4. D　　5. C　　6. E　　7. B　　8. C　　9. A　　10. B

第 23 章　体表肿物切除术

1. E　　2. C　　3. D　　4. E　　5. E　　6. A　　7. D　　8. B　　9. B　　10. B

第 24 章　体表脓肿切开引流

1. E　　2. A　　3. E　　4. E　　5. A　　6. E　　7. C　　8. A　　9. C　　10. E

第 25 章　清创术

1. D　　2. C　　3. B　　4. B　　5. B　　6. C　　7. A　　8. C　　9. A　　10. C

第 26 章　局部封闭技术

1. E　　2. D　　3. E　　4. E　　5. D　　6. D　　7. C　　8. E　　9. A　　10. E

第 27 章　手法复位技术

1. A　　2. D　　3. C　　4. C　　5. C　　6. C　　7. D　　8. A　　9. E　　10. C

第 28 章　石膏绷带固定技术

1. D　　2. C　　3. B　　4. E　　5. A　　6. C　　7. D　　8. B　　9. E　　10. E

第 29 章　牵引术

1. B　　2. C　　3. A　　4. C　　5. E　　6. E　　7. E　　8. D　　9. E　　10. D

第 30 章　创伤急救四大技术

1. B　　2. D　　3. C　　4. B　　5. C　　6. C　　7. E　　8. B　　9. B　　10. C

第 31 章　导尿术

1. C　　2. B　　3. E　　4. D　　5. E　　6. B　　7. C　　8. D　　9. B　　10. E

第 32 章　耻骨上膀胱穿刺造瘘术

1. E　　2. C　　3. C　　4. C　　5. D　　6. E　　7. B　　8. B　　9. C　　10. E

第 33 章　胸腔闭式引流术及胸腔闭式引流管拔除

1. B　　2. C　　3. C　　4. A　　5. B　　6. B　　7. D　　8. A　　9. A　　10. C

第 34 章　气管内插管（经口）

1. D　　2. B　　3. A　　4. C　　5. D　　6. B　　7. C　　8. B　　9. C　　10. E

第 35 章　中心静脉穿刺置管

1. B　　2. C　　3. A　　4. B　　5. B　　6. C　　7. B　　8. E　　9. D　　10. D

第 36 章　环甲膜穿刺术

1. C　　2. C　　3. E　　4. B　　　5. C　　　6. D　　　7. A　　　8. E　　　9. E　　　10. B

第 37 章　盆腔检查

1. D　　2. C　　3. D　　4. E　　　5. B　　　6. B　　　7. D　　　8. B　　　9. C　　　10. E

第 38 章　经阴道后穹隆穿刺术

1. E　　2. C　　3. B　　4. D　　　5. E　　　6. B　　　7. E　　　8. A　　　9. B　　　10. D

第 39 章　阴道分泌物检查

1. A　　2. A　　3. D　　4. B　　　5. C　　　6. C　　　7. D　　　8. C　　　9. A　　　10. C

第 40 章　宫颈细胞学检查

1. C　　2. B　　3. E　　4. D　　　5. B　　　6. A　　　7. A　　　8. A　　　9. D　　　10. D

第 41 章　处女膜切开术

1. E　　2. A　　3. D　　4. E　　　5. C　　　6. C　　　7. E　　　8. C　　　9. E　　　10. D

第 42 章　外阴肿物切除术

1. B　　2. B　　3. C　　4. D　　　5. C　　　6. E　　　7. D　　　8. B　　　9. B　　　10. A

第 43 章　宫颈手术

1. D　　2. D　　3. B　　4. C　　　5. A　　　6. E　　　7. C　　　8. A　　　9. A　　　10. C

第 44 章　女性骨盆内、外测量

1. E　　2. C　　3. E　　4. B　　　5. D　　　6. C　　　7. B　　　8. E　　　9. C　　　10. A

第 45 章　妊娠腹部四步触诊检查法

1. B　　2. E　　3. C　　4. C　　　5. D　　　6. D　　　7. D　　　8. B　　　9. D　　　10. B

第 46 章　(孕妇)肛门与阴道检查法

1. C　　2. A　　3. C　　4. C　　　5. B　　　6. B　　　7. A　　　8. C　　　9. A　　　10. A

第 47 章　妊娠图

1. A　　2. B　　3. C　　4. A　　　5. C　　　6. A　　　7. D　　　8. B　　　9. D　　　10. C

第 48 章　产程图(表)

1. E　　2. C　　3. B　　4. D　　　5. B　　　6. D　　　7. D　　　8. B　　　9. B　　　10. C

第 49 章　会阴切开及缝合

1. D　　2. C　　3. C　　4. C　　　5. B　　　6. A　　　7. D　　　8. A　　　9. C　　　10. D

第 50 章　人工胎盘剥离术

1. A　　2. E　　3. B　　4. E　　　5. B　　　6. A　　　7. D　　　8. C　　　9. B　　　10. A

第 51 章　宫内节育器放置术与取出术

1. A　　2. B　　3. C　　4. D　　　5. D　　　6. D　　　7. C　　　8. C　　　9. A　　　10. D

第 52 章　刮宫术

1. E　　2. D　　3. A　　4. C　　　5. D　　　6. B　　　7. C　　　8. A　　　9. A　　　10. E

第 53 章　人工流产术

1. A　　2. E　　3. B　　4. A　　　5. C　　　6. C　　　7. B　　　8. A　　　9. D　　　10. C

第 54 章　体格生长指标的测量

1. E　　2. A　　3. A　　4. B　　　5. D　　　6. E　　　7. E　　　8. E　　　9. C　　　10. A

第 55 章　小儿骨髓穿刺术(胫骨)

1. E　　2. D　　3. A　　4. A　　　5. B　　　6. D　　　7. C　　　8. C　　　9. B　　　10. D

第 56 章　小儿腰椎穿刺术

1. C　　2. A　　3. A　　4. D　　5. C　　6. A　　7. B　　8. E　　9. D　　10. B

第 57 章　婴儿鼻胃插管术

1. A　　2. D　　3. D　　4. E　　5. D　　6. C　　7. C　　8. E　　9. D　　10. A

第 58 章　小儿头皮静脉穿刺术

1. C　　2. D　　3. D　　4. B　　5. C　　6. C　　7. C　　8. E　　9. C　　10. D

第 59 章　新生儿复苏

1. C　　2. B　　3. C　　4. B　　5. E　　6. A　　7. C　　8. E　　9. D　　10. A

第 60 章　人工喂养(配奶)

1. B　　2. C　　3. E　　4. B　　5. E　　6. E　　7. E　　8. A　　9. E　　10. A